2판

인 체 생 리 학

박영현 김미지 김정연
이승교 이승림 한인화

창지사

머리말

인체생리학이란 인체와 인체를 구성하는 조직과 기관의 생명활동을 유지하기 위해서 체내에서 정상적으로 작동되는 과정과 수행되는 기능에 대해 다루는 학문으로, 영양학의 한 축이 되는 필수적인 기초 영역이다.

음식물 섭취를 통해 공급되는 영양으로 생명을 유지하고 성장, 발육하며 에너지를 생성하는 메카니즘의 연구는 우리가 보다 건강한 삶을 영위하는 데 기여한다.

이 책은 식품영양 및 조리학 분야를 전공하는 학생뿐만 아니라, 보건의료 분야에 종사하는 사람들, 그리고 급속히 진행되는 고령화 사회 속에서 좀 더 건강하고 안녕된 삶을 영위하고자 학문적 배경이 없는 사람도 건강문제와 관련하여 인체에 관심을 갖는 경우가 증가함에 따라 기초적 해부지식 없이도 인체를 좀 더 잘 이해할 수 있도록 인체를 구성하는 기관별로 설명하였고, 인체생리학의 개념을 설명하는 데 있어 기초적 내용과 전문적 의학용어를 적절하게 실어 알기 쉽게 구성하였다.

따라서 식품영양학을 공부하는 학생과 보건의료 종사자, 그리고 건강에 관심 있는 모든 분들께 이 책이 모쪼록 도움이 되길 기대한다.

이 책이 출간되기까지 도움을 주신 분들께 감사드리며, 미흡한 부분에 대한 독자들의 애정어린 충고를 기다린다. 그리고 이 책의 출판에 애써주신 창지사 임직원 여러분께 감사드린다.

2022. 2

저자 일동

차 례

1. 인체의 구성과 세포

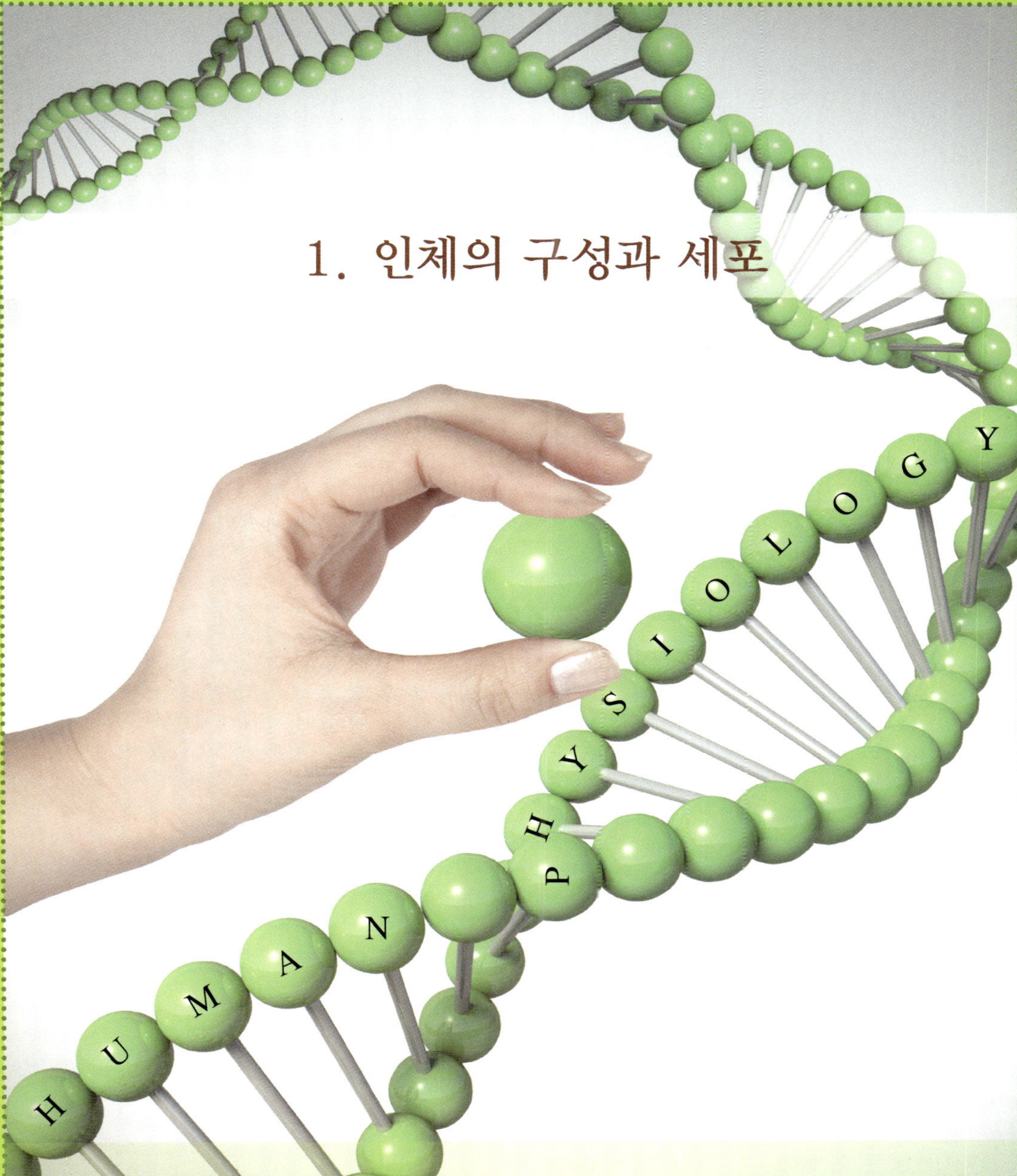

생리학(physiology)이라는 말은 라틴어에서 유래된 것으로 'physio-'는 자연(nature), logy는 학문(study)이라는 뜻이다. 따라서 생리학은 자연을 공부하는 학문으로서, 각 생물체의 기본 단위인 세포로부터 조직, 기관 등이 생명활동을 정상적으로 유지하기 위해 어떻게 작용하는지에 대해서 통합적으로 다루는 학문이다. 생리학은 세포, 기관, 그리고 시스템의 정상적인 기능이 어떻게 이루어지는가를 이해하는 것이다.

1. 인체의 구성

인체생리학(human physiology)이란 인체에서 일어나는 모든 생명현상을 세포, 조직, 기관, 기관계 또는 개체 수준에서 물리적, 화학적, 생화학적으로 연구하는 학문이다. 인체생리학은 먼저 신체 전반에 대한 현상을 이해하고, 다음에 각 신체 구성요소별 구조와 기능을 이해하여야 한다. 그 후 다시 신체가 전체적으로 어떻게 기능이 통합되고 상호 관련되는지를 이해할 수 있어야 한다. 이와 관련된 학문인 **병태생리학**(pathophysiology)은 질병이나 상해가 일어났을 때 생리과정이 어떻게 변하는가를 연구하는 학문이다.

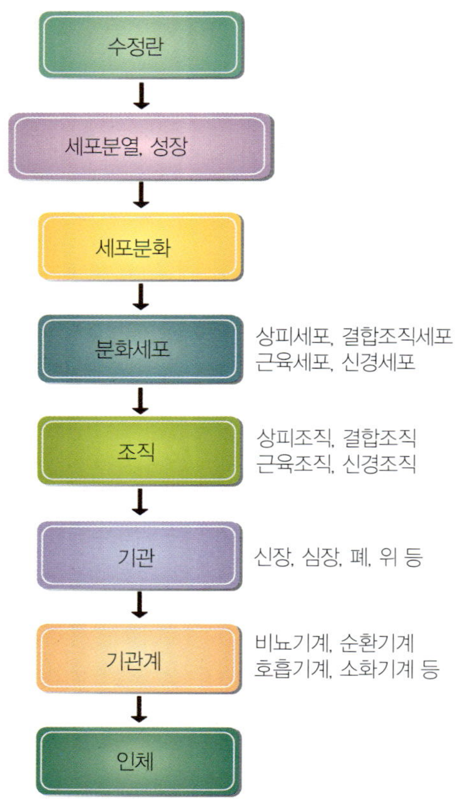

그림 1-1 인체의 구성체계

인체는 매우 복잡한 다세포 생물체이며, 구조적으로나 기능적으로 서로 다른 특성을 나타내는 수많은 세포들로 이루어져 있다. 또 유사한 기능을 하는 세포들의 집합체로 **조직**(tissue)을 구성하여 각각 고유의 기능을 수행한다. 인체를 구성하는 조직은 크게 상피조직, 근육조직, 결합조직, 신경조직의 4가지로 분류된다. 조직은 구조적 또는 기능적인 단위를 형성하여 다른 조직들과 연합하여 **기관**(organ)을 형성한다. 공통적인 기능을 갖는 기관들이 집합하여 **기관계**(organ system)를 구성한다. 이 기관계들은 질서정연하게 배치되어 전체적으로 조화·통일된 개체로서 생명체인 인체를 형성한다.

1) 세포

세포(cell)는 살아 있는 생명체(living organism)를 구성하는 구조적, 기능적으로 기본이 되는 단위로서 생명현상, 즉 생장과 생식을 하는 특성을 지닌다. 인체는 단일세포인 수정란에서 시작되어 분열과 분화, 성숙과정을 거듭하여 형성된 수십 조 개의 세포로 구성되어 있다. 세포들은 그 모양과 크기, 조성이 모두 다르며, 그에 따라 기능도 각기 다르다.

세포는 구조적·기능적 기본단위일 뿐 아니라 세포분열의 단위이며, 유전정보를 전달하는 유전의 단위이기도 하다. 고유기능에 따라 **근육세포**(muscle cell), **신경세포**(nerve cell), **상피세포**(epithelial cell), **결합조직세포**(connective tissue cell)가 있다.

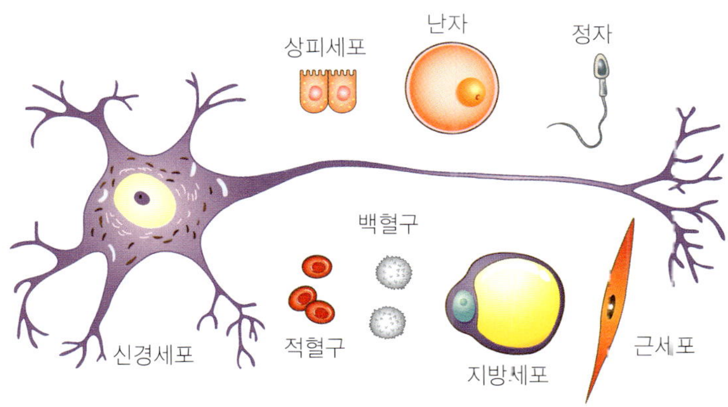

그림 1-2 여러 가지 세포의 모양

2) 조직

체내의 세포들은 유기적인 구조의 체계를 형성하며 다양한 조합으로 배열되는

데, 대부분 동일한 기능을 수행하기 위해 비슷한 형태의 세포들이 모여 조직을 형성한다.

각각의 세포와 세포 사이에는 세포간질액(interstitial fluid)이 존재한다. 세포간질액은 세포와 세포 사이에 존재하는데, 세포를 지지해주고 기능적으로 세포가 신진대사를 하는 데 필요한 여러 환경을 제공해 준다.

인체의 조직은 상피조직, 근육조직, 지지조직, 신경조직으로 나눌 수 있다.

- 상피조직(epithelial tissue)은 인체의 외부나 내부에 있는 공간의 표면을 덮는 조직으로 서로 밀착되어 있으며, 세포간질은 거의 없고 세포성분이 대부분이다. 상피조직은 규칙적으로 탈락되고 다시 재생되고 있으며, 손상되더라도 상흔(scar)이 남지 않고 혈관분포가 없는 것이 특징이다. 주 기능은 보호, 흡수, 분비이다. 그 밖에 운반, 배출, 감각수용 및 방광의 용적변화 등이 있다.

- 근육조직(muscular tissue)은 근육세포로 이루어져 있으며 운동 및 내장장기의 운동이 근수축에 의해 이루어진다. 구조에 따라 가로무늬인 횡문근(striated muscle), 민무늬인 평활근(smooth muscle)으로 나눈다. 또한 위치에 따라 횡문근을 골격근(skeletal muscle)과 심장근(cardiac muscle)으로, 평활근을 내장근으로 분류한다. 그리고 지배하는 신경계에 따라 골격근을 수의근이라고 하고, 내장근과 심장근을 불수의근이라고 한다.

- 지지조직(supporting tissue)은 결합조직, 연골조직, 골격조직으로 분류된다. 결합조직(connective tissue)은 조직과 조직 사이를 기계적으로 연결하고 결합시키는 것을 주된 기능으로 하는 조직들을 말한다. 뼈나 기관의 피막, 인대, 힘줄 등을 형성한다. 연골조직(cartilage tissue)은 연골세포와 세포간질로 구성되며, 단단하면서도 약간 신축성이 있는 구조로 지주와 보호의 역할을 한다. 골격조직(bone tissue)의 골은 골세포(osteocyte)와 세포간질로 구성되며, 간질성분은 칼슘염이 침전하여 석회화되어 견고한 성질을 갖는다.

- 신경조직(nervous tissue)은 신체의 내적 혹은 외적 자극을 받아들여서 이를 통합하고 다시 신체반응으로 연결시켜 주는 회로망으로 흥분성(excitability)과 전도성(conductive)을 가지며, 신체생리기능을 조절한다.

3) 기관

두 가지 이상이 조직이 모여서 특별한 기능을 수행하게 된 조직의 집단을 기관(organ)이라고 한다. 예를 들면, 소화기관인 위(stomach)는 기본적으로 소화효소 및 위액을 분비하는 상피조직과 운동을 담당하는 근육조직으로 이루어져 있으며, 이 두 조직은 결합조직에 의해 연결되어 있다. 또한 위에는 전체적으로 신경조직이 고루 분포되어 있으며, 이 모든 조직의 기능이 협력함으로써 위의 소화기능이 원활하게 이루어지는 것이다.

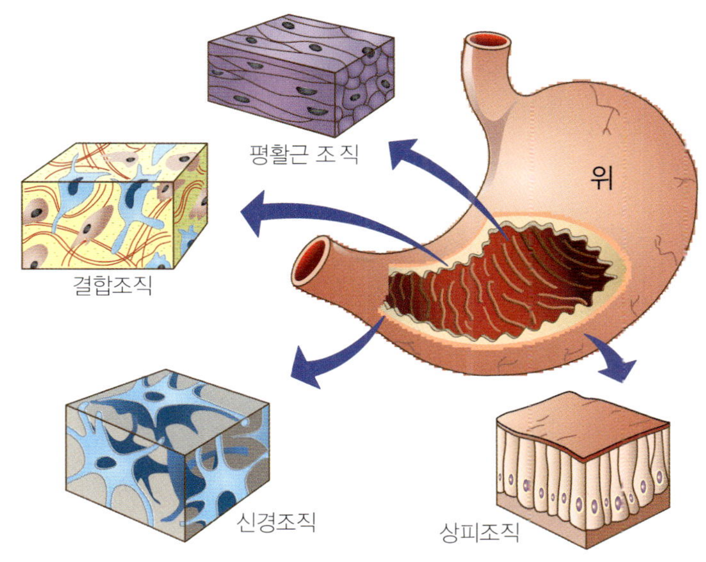

그림 1-3 위(stomach)의 구성 조직

4) 기관계

인체를 구성하는 다양한 기관들 중 상호 관련이 있는 생리기능을 담당하는 기관들은 기관계(organ system)를 이루어 더욱 효율적으로 유기체(organism)의 기능이 유지되도록 한다. 예를 들면, 콩팥(신장)에서 방광으로 이어지는 요관과 방광에서 외부로 이어지는 요도가 모여 비뇨기계(urinary system)를 형성한다. 비뇨기계는 이처럼 각각의 기관들이 혈액으로부터 노폐물을 운반하고 인체로부터 노폐물들을 제거하기 위한 공동의 목적을 수행하는 기능을 한다. 이와 같이 기관계들은 독립적으로 각각의 기능을 담당하고 있지만, 완전히 독립적인 것은 아니고 이들의 기능은 결국 인체의 생명현상을 효율적으로 유지하기 위해 서로 통합되고 조절된다. 인체는 일반적으로 10개의 기관계로 분류된다.

표 1-1 인체를 구성하는 기관계의 기능

기관계	주요기관 또는 조직	주요기능
호흡기계	코, 인두, 후두, 기관, 기관지, 폐	산소 및 이산화탄소의 교환, 수소이온 농도의 조절
순환기계	심장, 혈관, 혈액	신체 각 부분에 영양소와 산소운반, 신체 각 부분으로부터 노폐물과 이산화탄소 제거
소화기계	입, 식도, 위, 장, 췌장, 간, 담낭	영양소의 소화와 흡수
비뇨기계	콩팥, 요관, 방광, 요도	혈액의 조성 조절, 요의 생성과 배설
근골격계	뼈, 연골, 골격근	신체지지, 운동
신경계	뇌, 척수, 말초신경계	신체의 모든 활동 조절, 학습과 기억의 중추
내분비계	뇌하수체, 갑상샘, 부신 등 호르몬을 분비하는 모든 샘 또는 기관	항상성 유지와 화학적 조절을 위한 호르몬 분비
림프 및 면역계	백혈구, 림프관, 비장, 흉샘	면역, 지방 운반, 체액의 배출
생식계	생식소, 생식계	정자와 난자의 생성, 임신
피부계	피부, 머리털, 손톱	외부 환경으로부터 신체를 지지하고 보호, 체온조절

2. 세포의 구조와 기능

세포(cell)는 하나의 생명체이며, 세포막(cell membrane)에 둘러싸여 있다. 세포의 많은 기능은 세포소기관(organelle)에 의해 일어난다. 일반적으로 세포는 내부환경과의 물질교환, 영양소로부터의 에너지 획득과 조절, 복잡한 물질의 합성과 분해, 생식과 성장, 외부환경의 자극에 대한 반응 등 생명의 기본적인 속성을 가지고 있다. 이때 당질, 지질, 단백질 등은 세포의 고유한 형태를 유지하고 세포가 갖는 기능을 수행하는 데 필수적으로 필요하다. 세포의 고유세포가 생명활동을 하기 위해서는 필요한 물질이나 적합한 환경을 확보하는 것이 필수적이다.

세포는 세포막에 의해 서로 분리되며, 세포외액(extracellula fluid)과도 구분된다. 세포 내부는 핵(nucleus)과 세포질(cytoplasm)로 나누어진다. 세포질 내는 다수의 세포소기관과 세포기질(cytosol)로 구분된다. 세포소기관은 막으로 둘러싸여 있는 막성 소기관(membranous organelles)인 미토콘드리아(mitochondria), 골지체(golgi apparatus), 소포체(endoplasmic reticulum), 리소좀(lysosome), 퍼옥시좀(peroxisome)과 비막성 소기관(nonmembranous organelles)인 세포골격(cytoskeleton), 중심체(centrosome), 섬모(cilium), 편모(flagellum), 리보솜(ribosome) 등으로 구성되어 있다.

세포들은 세포막을 통해 필요한 영양물질이나 염류를 세포 내로 통과시키고, 노폐물을 세포 밖으로 내보낸다. 각 세포에 필요한 물질을 얻기 위해서 세포막을 통해 세포 내 구획과 세포 외 구획 사이의 물질이동은 특이적이고 선택적으로 일어나야 한다.

우리 몸은 다양한 세포로 구성되어 있으며, 크기나 모양은 그 세포의 기능과 밀접한 관계가 있다. 근육세포와 같이 수축이나 이완을 주 기능으로 하는 세포는 막대 모양으로 길고, 지방저장기능을 맡아서 하는 세포는 그 기능을 위해 속이 텅 비어 있고, 영양소 흡수기능을 맡은 장세포는 융모에 의해 주름을 많이 만들어서 표면적을 넓히고 있다. 크기도 다양하고 모양도 원반, 막대, 공 등으로 여러 가지이다.

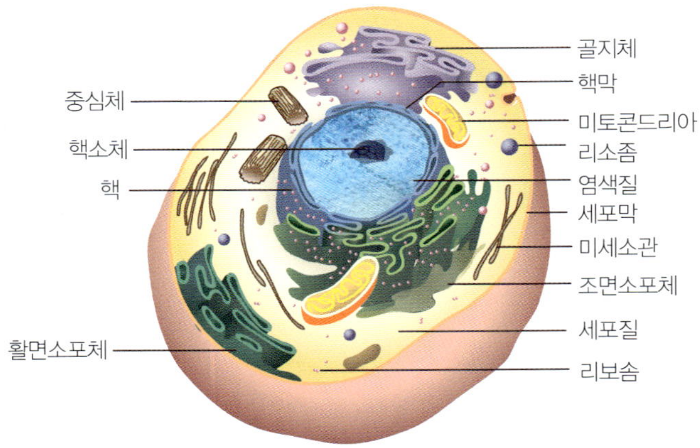

그림 1-4 세포의 일반적 구조

1) 세포소기관의 구조와 기능

세포들은 여러 가지 크기, 모양, 내부 구조를 가지게 되는데, 모든 세포는 세포소기관을 가지고 있다. 각 세포소기관은 전체 세포의 기능과 생존에 기여하는 특수한 기능을 한다.

세포소기관의 구조적 특성과 주요기능은 표 1-2와 같다.

표 1-2 세포소기관의 구조적 특성과 주요기능

세포소기관	구조적 특성	주요 기능
세포막	인지질 이중층 구조와 단백질	세포 형태 유지와 물질 이동
핵	이중 핵막을 가진 원형구조 DNA, RNA, 단백질 함유	유전정보를 포함하고 있는 DNA 함유, 리보솜 RNA 합성
리보솜	단백질과 RNA로 구성	단백질 합성
미토콘드리아	이중막, 주름 잡힌 내막	ATP 생성

세포소기관	구조적 특성	주요 기능
소포체	막성 그물망 구조, 조면소포체는 리보솜이 부착되어 있음	활면소포체: 지질과 스테로이드 합성, 조면소포체: 리보솜에서 합성된 단백질 운반
골지체	납작한 막주머니	단백질의 수송과 분비
리소좀	소화효소를 함유한 막성주머니	섭취물질의 소화, 이물질 분해
퍼옥시좀	산화효소를 함유한 막성주머니	과산화수소 분해
중심체	미세소관 다발	세포분열에 관여
미세소관과 미세섬유	얇고 빈 관	세포질 지지

(1) 핵

핵(nucleus)은 유전정보를 가지고 있으며 일반적으로 세포는 한 개의 핵을 가지고 있으나 두 개 혹은 그 이상인 경우도 있다. 핵은 성숙한 적혈구와 혈소판을 제외한 모든 세포에서 관찰되고, 대부분 세포 중앙에 구형, 타원형 혹은 디스크형으로 존재한다.

핵의 주요기능은 ① 대사를 조절하고, ② 세포분열의 주도적 역할을 하며, ③ 성장 및 단백질 합성에 관여하고, ④ 유전물질인 DNA(deoxyribonucleic acid)와 RNA(ribonucleic acid)를 가지고 있다.

핵은 핵막(nuclear envelope), 핵소체(핵인, nucleolus), 염색질(chromatin)로 구성되어 있다.

- 핵막(nuclear envelope)은 세포질과 경계를 이루는 이중막으로 핵막 표면을 따라 일정한 간격으로 2개의 막이 서로 융합되어 구멍을 단드는데 이를 핵공(nuclear pore)이라고 한다. 이곳을 통하여 핵과 세포질 사이에 물질교환이 이루어진다. 세포분열 전기에 일시적으로 핵막이 소실되지만 세포분열 말기에 다시 형성된다.

- 핵소체(nucleolus)는 리보솜을 합성하는 장소로 1개 또는 여러 개가 존재하는데 염기성 단백질, RNA, DNA로 구성되어 있다. 단백질 합성이 왕성하게 이루어지고 있는 상태에서는 핵소체가 상당히 커진다. DNA가 RNA를 합성하면 이것이 핵소체에 일단 저장되었다가 다시 세포질로 나가서 단백질 합성 기능을 조절하게 된다.

- 염색질(chromatin)은 DNA와 염기성 핵단백질인 히스톤(histone) 그리고 소량의 RNA로 구성되어 있고, 진정염색질(euchromatin)과 이질염색질(hetero chromatin)로 나뉜다. 진정염색질은 드문드문 꼬여 있고 유전적으로 활성형이며 DNA의 전사가 활발하게 일어나는 부분이다. 이질염색질은 염색질이 심하게 꼬여 있고 유전적으로 비활성형이며 DNA의 전사가 잘 일어나지 않는다. 염색질은 세포분열기에 실 모양으로 응축되어 염색체(chromosome)가 되는데, 염색체에는 유전형질의 발현을 조절하는 유전자가 들어 있어 생명현상을 조절한다. 핵에서 전사(transcription)를 통해 만들어진 mRNA 분자는 핵막을 통해 세포질로 나가서 단백질 합성에 사용된다.

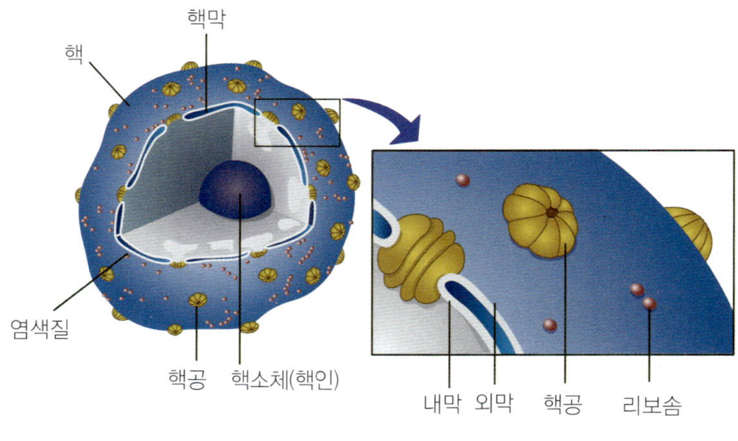

그림 1-5 핵의 구조

(2) 미토콘드리아

미토콘드리아(mitochondria)의 모양은 구형이나 관상이며, 세포의 종류에 따라 형태와 수는 각각 다르다. 미토콘드리아는 외막과 내막으로 구성되어 있으며, 내막은 크리스테(cristae)라 불리는 주름을 가지고 있다. 내막 안쪽에는 호흡에 관여하는 각종 효소를 가지고 있는 기질(matrix)이 있다. 혐기적 반응인 해당과정은 세포질 내에서 일어나고, 산소가 존재하면 TCA cycle과 전자전달계는 미토콘드리아 안에서 일어난다. 미토콘드리아의 기능은 유기영양물을 효소로 산화시켜 CO_2와 H_2O를 생성한다. 이 산화반응이 일어날 때 다량의 화학에너지가 유리되면서 세포의 주된 에너지인 ATP(adenosine triphosphate)가 생성되기 때문에 세포 내 발전소라고 한다. 에너지를 많이 사용하는 세포 내에는 천여 개의 미토콘드리아가 존재하지만, 활동이 적은 세포에는 그 수가 적다.

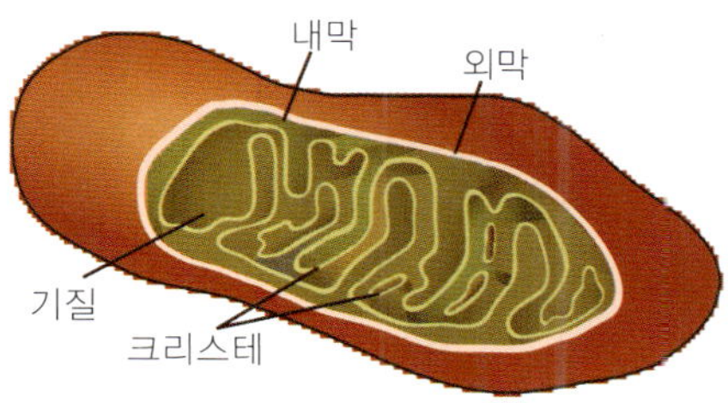

그림 1-6 미토콘드리아의 구조

(3) 리보솜

리보솜(ribosome)은 직경이 약 20nm 정도의 입자로 RNA와 단백질로 이루어져 있고 핵 속에 있는 DNA로부터 mRNA의 유전정보에 따라 아미노산을 이용하여 단백질 분자를 합성한다. 세포 내 소포체에 붙어 있기도 하고(membrane-bound ribosome), 자유롭게 떨어져 있는 것(free ribosome)도 있다. 유리된 리보솜에서 합성된 단백질은 세포기질로 방출되며, 조면소포체에 붙어 있는 리보솜에서 형성된 단백질은 소포체 내강으로 이동되어 다른 세포소기관인 골지체에 전달된다.

(4) 소포체

소포체(endoplasmic reticulum)는 세포 내 망상구조라고도 하며, 조면소포체와 활면소포체가 있다. 리소좀에서 합성된 단백질을 세포 내 다른 곳으로 수송하거나 골지체를 통하여 세포 밖으로 분비하는 기능을 한다. 조면소포체는 편평한 주머니 모양의 막성 네트워크로 넓게 퍼져 있고 핵막에 연결되어 있으며 리보솜 분자들이 세포질 쪽 표면에 붙어 있다. 활면소포체는 리보솜이 붙어 있지 않으며 많은 가지를 친 튜브 모양으로 구성되어 있다.

조면소포체는 리보솜에서 합성된 단백질의 변형 및 합성, 생성된 단백질을 다른 부위로 운반하는 역할을 하고, 활면소포체는 지질과 스테로이드의 합성, 근육세포에서 Ca^{2+}를 저장하고 방출하는 역할을 한다.

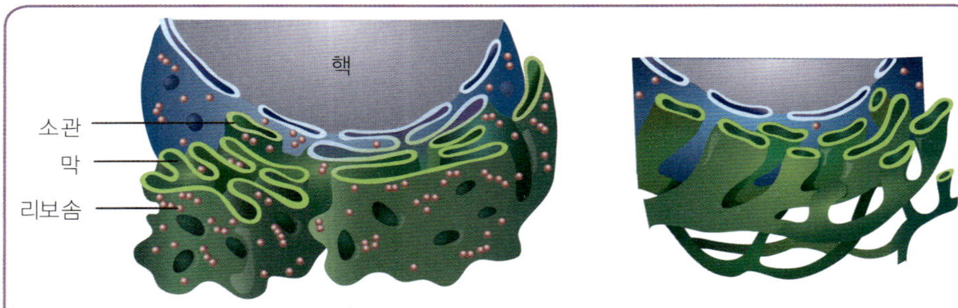

(a) 조면소포체(리보솜이 있음)

(b) 활면소포체(리보솜이 없음)

그림 1-7 소포체의 구조

(5) 골지체

골지체(golgi apparatus)는 굴곡이 진 납작한 막 구조의 주머니 모양이 여러 겹으로 촘촘히 있는 구조로 되어 있으며, 막으로 둘러싸인 소포(vesicle)들이 많이 존재한다. 골지체는 세포소기관에서 합성된 물질을 분류, 농축, 포장, 분비하는 역할을 한다. 조면소포체에서 만들어진 단백질을 농축하고 변형시킨 후 소포로 분비하여 다른 소기관으로 이동시키거나 밖으로 내보내는 일을 한다.

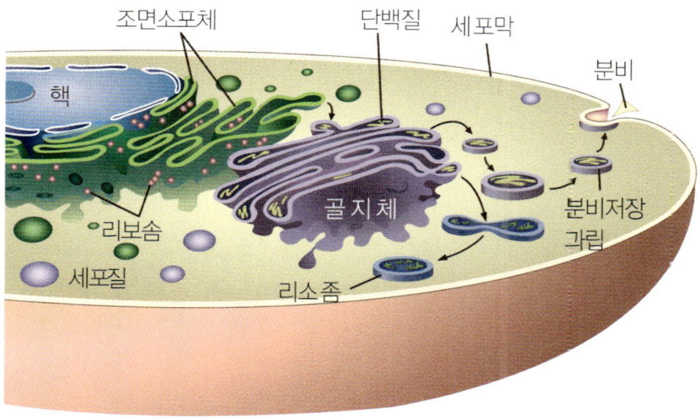

그림 1-8 골지체의 구조

(6) 리소좀

리소좀(lysosome)은 막으로 둘러싸인 구형 또는 타원형으로 전형적인 세포에는 수백 개가 존재한다. 리소좀 내의 용액은 산성이며 다양한 가수분해 효소를 가지고 있어서 세포 내 소화기관이라고 한다.

죽은 세포의 파편이나 박테리아뿐 아니라 기능을 상실한 세포소기관을 분해하는 역할을 한다. 리소좀 막이 파괴되면 그 속에 있는 소화효소들이 세포질로 나와 세포를 파괴하게 된다.

(7) 퍼옥시좀

퍼옥시좀(peroxisome)은 단일막으로 싸여 있는 구형으르 간과 콩팥의 세포에 많이 존재한다. 과산화효소(peroxidase)를 가지고 있어 부산물로 과산화수소(H_2O_2)를 만들어내는 대사반응을 촉진시킨다. 또 카탈라아제(catalase)라는 효소가 있는데, 세포에 독성이 강한 과산화수소를 물과 산소로 분해시킨다.

(8) 중심체

중심체(centrosome)는 핵 가까이에 있고 세포분열 시에만 볼 수 있다. 세포분열 시 염색체 한 쌍이 복제되어 양극으로 이동하게 되는데, 이때 방추사를 형성하여 염색체를 양극으로 끌어당기는 역할을 한다.

(9) 미세사와 미세소관

세포질 내에서 볼 수 있는 가느다란 실과 같은 구조의 2가지 형태가 **미세사**(microfilament)와 **미세소관**(microtubule)이다. 둘 다 단백질로 구성된 세포질 내 골격(cytoskeleton)을 형성하여 세포의 형태나 각 부분을 유지시키는 세포 내 뼈와 같은 역할을 한다.

2) 세포막의 구조와 기능

(1) 세포막의 구조

세포막(cell membrane)은 탄력성이 있는 얇은 막으로 두께가 6~10nm 정도이다. 세포 내용물인 세포질을 둘러싸고 지탱해 주며, 세포 내외로 움직임을 결정해 주는 선택적인 경계(barrier)이기도 하다. 세포막의 구조는 기본적으로 이중층의 인지질(phospholipid)과 단백질로 구성되어 있고, 한쪽에 탄수화물이 부착되어 있는 단위막(unit membrane)이다.

인지질은 친수성 부분(머리)과 소수성 부분(꼬리)을 둘 다 가지고 있는 양친매성(amphiphatic) 물질이다. 세포막에서 인지질은 이중으로 배열해 세포막을 이루는데, 안쪽으로 비극성(소수성)인 지방산 사슬을 배치하고, 바깥쪽으로는 극성(친수성) 부위를 위치시켜 세포 밖으로는 세포외액과 접하고 세포 안으로는 세포기질에 접하고 있다. 이 인지질 이중층은 생체막이 가장 기본이 되는 구조로서 대다수의 수용성 물질의 투과를 제한하는 울타리 역할을 한다. 이러한 인지질 이중층에 단백질의 구조가 여러 모양으로 부착되어 있는데, 지질 분자나 단백질 분자도 고정되어 있지 않다. 즉, 막 구조는 지질 바다에 단백질이 떠 있는 것과 같다고 하여 세포막을 **유동성 모자이크 모델**(fluid mosaic model)이라고도 한다.

콜레스테롤은 또 하나의 세포막의 지질 성분으로 물질이 세포막을 지나 이동되는 속도를 결정하는 특성인 유동성(fluidity)을 조절한다.

일반적으로 막은 유동성과 투과성(permeability)을 갖는데, 이 성질은 막의 구성요소에 따라 달라진다. 막의 인지질에 불포화지방산이 많을수록 막의 유동성과 투과성은 증가되며, 반대로 포화지방산은 막의 유동성과 투과성을 감소시킨다.

세포막단백질은 막의 통로(channels)이자 운반체(barrier) 역할을 하며, 반응을 촉매하는 효소역할을 하기도 하고 세포 환경에서 비롯되는 화학적 신호를 받아들여 전환시키는 수용체로도 작용한다.

탄수화물은 당단백질과 당지질로 세포의 외층에 주로 위치하면서, 세포를 인식하고 다른 세포와 서로 접촉하는 데 중요한 역할을 하며 적혈구 막에 있는 혈액형을 결정하는 면역반응인 적혈구 응집반응에서 항원(antigen) 역할을 하기도 하고, 같은 종류(self)의 세포인지 또는 다른 종류(non-self)의 세포인지를 인식하는 과정에도 관여한다.

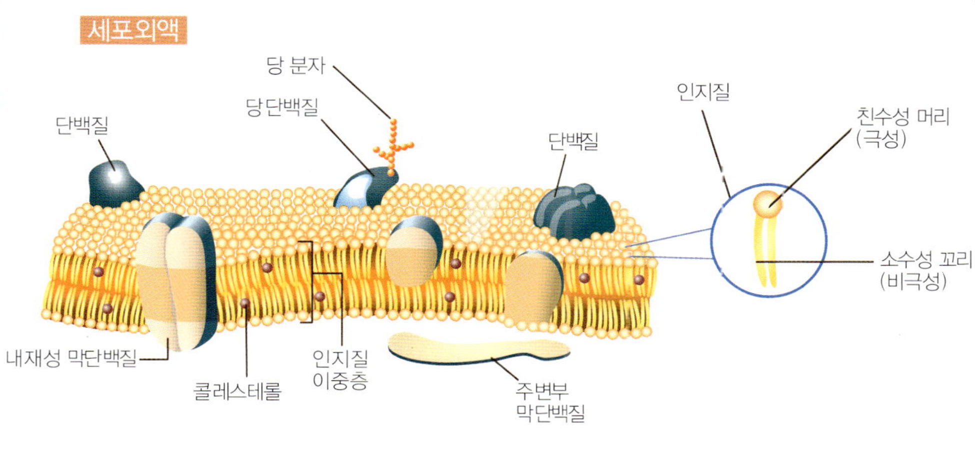

그림 1-9 세포막의 구조

(2) 세포막의 기능

세포막의 중요한 기능은 다음과 같다.

① 세포 또는 구조물과 그 외부환경 사이를 구분해 준다.

② 세포막을 통한 물질의 이동 시 통과하는 물질의 종류에 따라 통과 여부를 결정한다. 즉, 세포막이 세포활동에 필요한 모든 정보를 간직하고 막을 통과하는 물질 운반작용인 확산(diffusion), 여과(filtration), 삼투(osmosis), 능동적 운반(active transport) 및 음세포작용(pinocytosis) 등을 조절하고 있다. 세포막 내에는 여러 가지 에너지 운반계가 있어 생물체와 외부 환경 사이에 경계를 이루고 외부 환경의 변동에 대응하여 내부 환경을 일정하게 유지하는 항상성 유지 기능도 있다.

③ 여러 가지 효소들이 세포막에 결합되어 있어 화학반응에 관여한다. 예를 들면 ATP 분해효소인 아데노신트리포스파타아제(adenosin triphosphatase)가 있어 세포막에서 Na^+와 K^+의 능동적 운반에 관여한다.

④ 세포에 접촉되는 다른 세포가 동종세포인지 여부를 식별하는 일을 한다. 인접세포가 동종세포이면 결합이 이루어질 수 있으나 이종세포이면 거부현상이 일어날 수 있는데, 기관 이식 시 이식 거부반응이 일어나는 것이 그 예이다.

⑤ 세포막에는 특정물질과 결합하는 수용체(receptor)가 있어 호르몬의 작용이나 신경의 흥분과 같은 정보를 세포 밖으로부터 받아들인다. 예를 들면 신경섬유말단에서 방출되는 신경전달물질인 아세틸콜린(acetylcholin), 노르에피네프린(norepinephrine), 세로토닌(serotonin), 감마아미노뷰티르산(γ−aminobutyric acid: GABA) 등과 결합하는 수용체이다.

3) 세포막을 통한 물질이동

세포의 생명유지 및 활동을 위하여 세포막을 통하여 영양소를 흡수하고 노폐물은 밖으로 내보낸다. 이러한 물질이동 외에도 산소와 이산화탄소 이동, 소화관에서의 분비, 영양소와 전해질의 흡수, 세뇨관에서의 물질 분비와 재흡수, 신경과 근육세포에서의 자극 전달 등이 있다. 세포막은 모든 분자를 통과시키는 것이 아니라 각 분자에 대한 선택적 투과성으로 수송 과정을 조절한다. 일반적으로 지질과 친한 물질은 인지질 이중층을 통과하지만, 그렇지 못한 이온이나 극성분자들은 내재성 단백질 내에 형성된 통로를 이용하여 통과한다. 세포는 막을 통한 물질 이동을 이용하여 세포 내 조성과 pH를 알맞게 유지하며 세포의 부피를 조절한다. 세포막을 통해 이동되는 물질은 물, 영양소, 가스, 노폐물, 전해질, 이온 등의 분자이고 세포막을 통과하는 기전은 수동적 운반과 능동적 운반으로 구분된다.

(1) 수동적 운반

수동적 운반(passive transport)은 세포막을 통한 가장 기본적인 과정으로 확산, 삼투, 여과 등이며 세포 내에서 에너지 공급 없이 농도, 압력, 전위의 경사도에 따라 높은 곳에서 낮은 곳으로 이동하는 것을 말한다.

① 확산

확산(passive diffusion)은 물질을 구성하는 분자들이 무질서한 브라운운동에 의해서 물질의 농도가 높은 곳에서 낮은 곳으로 농도 차에 따라 평형에 도달할 때까지 용질이 이동하는 것을 말한다. 확산에 의해 물질이 막을 통과할 때는 에너지가 필요하지 않으므로 확산에 의해 물질이 생물학적 막을 투과하는 것을 수동적 운반이라고 한다. 세포막이 용질과 용매를 모두 투과시킬 수 있을 때 세포내액과 세포외액 용질의 농도 차에 의해서 물질이동이 일어난다.

물질의 이동속도는 물질의 농도 차가 클수록, 온도가 높을수록, 확산이 일어날 수 있는 세포막의 면적이 넓을수록, 세포막의 투과도가 클수록 빠르다. 세포막의 투과도는 비전해질의 경우 지방용해도가 클수록, 분자량이 작을수록 크며, 전해질의 경우 수화된 이온의 크기가 작을수록 크다.

인체 내에서 대표적인 확산의 예는 호흡 시 폐포의 가스교환으로 폐포 공기의 산소분압(PO_2)과 탄산가스 분압(PCO_2), 그리고 폐포 주위의 모세혈관의 산소분압과 탄산가스 분압이 서로 차이가 있기 때문에 산소는 산소 분압이 높은 폐포로부터 낮은 혈액 쪽으로 이동하고, 반대로 이산화탄소는 이산화탄소 분압이 높은 혈액으로부터 낮은 폐포 쪽으로 이동한다.

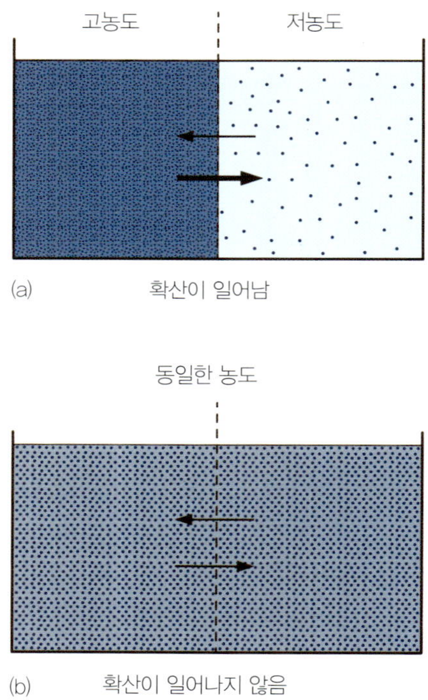

그림 1-10 확산

② 촉진확산

촉진확산(facilitated diffusion)은 보통의 확산과 마찬가지로 물질의 농도 차에 의해서 높은 곳에서 낮은 곳으로 물질이동이 일어난다. 그러나 세포막 내에 운반체(carrier)가 존재하므로 보통의 확산보다 이동 속도가 빠르지만, 촉진확산은 세포막에 있는 운반체의 숫자에 의해 제한받게 된다.

예를 들면, 수용성인 포도당은 세포막의 구멍을 통과하기에는 너무 크고 지질에 용해되지 못하여 세포막 내의 특수한 운반체와 결합한 후 확산에 의해 세포 내로 이동하고 운반체는 다시 세포 밖으로 되돌아온다. 이때 인슐린의 작용으로 세포막을 통한 포도당의 촉진확산을 10배까지 증가시킨다.

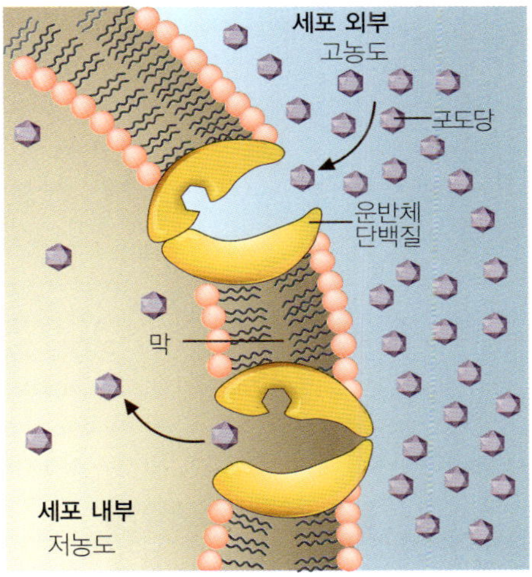

촉진확산은 운반체 단백질이 필요함. 포도당이 고농도에서 저농도로 이동하므로 수동적 운반이라고 하고, 주로 근육과 간 및 지방세포에서 일어남.

그림 1-11 촉진확산

③ 여과

여과(filtration)는 막의 양측에 압력의 차이가 있을 때 압력이 높은 곳에서부터 낮은 곳으로 액체가 이동하는 현상을 말한다. 생체 내에서도 여과에 의해서 물질이동이 일어나는데, 혈압에 의한 모세혈관과 조직 사이의 물질교환과 콩팥에서의 사구체 여과가 대표적인 예이다.

④ 삼투

삼투(osmosis)란 용질은 투과하지 않고 용매만 투과시키는 반투막(semipermeable membrane)을 통한 물의 확산을 말한다. 물의 농도가 높은 용액 쪽에서 낮은 쪽으로 물 분자가 확산하는 현상이다. 삼투압은 용매에 용해되어 있는 용질의 농도에 비례하므로 물 분자는 삼투압이 낮은 쪽에서 높은 쪽으로 이동한다.

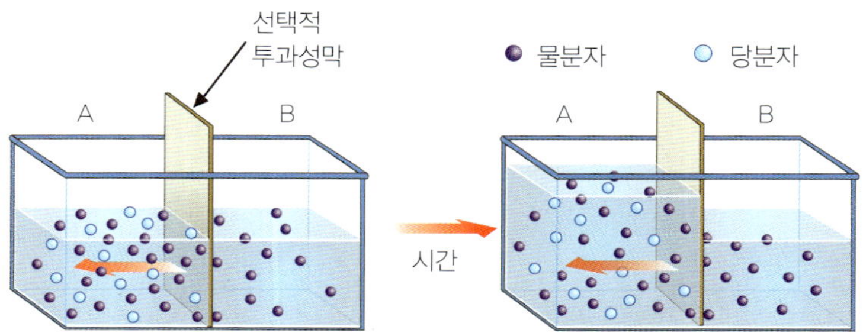

용질분자는 투과시키지 못하고 물분자만 투과시키는 반투막을 사이에 두고,
용질의 농도가 낮은 곳으로부터 높은 곳으로 같아질 때까지 물분자가 이동함.
삼투에 의한 수분의 이동은 부피의 변화를 초래하여 정수압(hydrostatic pressure)이 증가함.

그림 1-12 삼투

인체의 세포와 삼투압이 같은 용액(300mOsm)을 등장성 용액(isotonic solution)이라 하고 삼투압이 낮으면 저장성 용액(hypotonic solution), 삼투압이 높으면 고장성 용액(hypertonic solution)이라고 한다. 적혈구를 저장성 용액에 넣으면 삼투압의 차이에 의해 수분이 적혈구 내로 이동하여 적혈구의 부피가 증가하며 용혈(hemolysis) 현상이 일어나고, 고장성 용액에 넣으면 세포 안의 수분이 밖으로 빠져나가서 적혈구 용적이 감소하여 쭈글쭈글하게 된다. 이와 같이 삼투 현상은 수분의 이동을 결정해 주는 원동력이 된다.

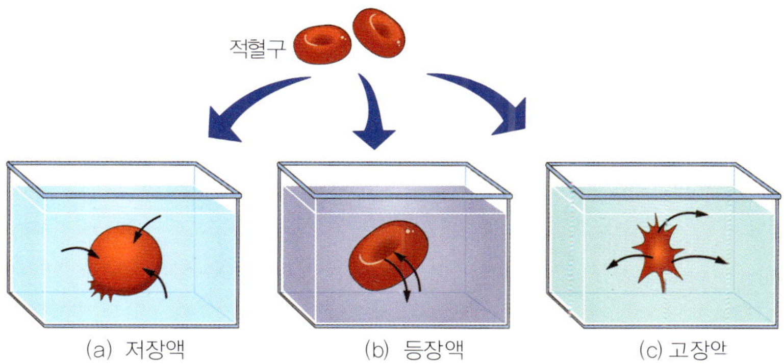

그림 1-13 삼투에 의한 적혈 모양의 변화

(2) 능동적 운반

능동적 운반(active transport)은 분자 또는 이온이 세포막을 통하여 에너지를 소모하며 물질의 전기적, 화학적 농도의 기울기에 역행하여 이동하는 현상이다. 물질의 농도가 낮은 곳에서 높은 곳으로 역행하여 물질 이동이 일어나는 현상으로 펌프와 같다. 능동적 운반은 운반체 단백질에 의해 일어난다. 지방에 불용성인 물질이 세포막을 통과하려면 일시적으로 지방에 용해된 상태로 세포막을 효과적으로 통과시켜 주는 물질인 운반체의 도움이 필요하다. 능동적 운반의 특징은 다음과 같다.

① 포화현상

세포막에는 한정된 수의 운반체가 존재하므로 단위시간에 최대로 운반될 수 있는 양이 한정되어 있으므로 촉진확산의 경우처럼 포화현상이 일어난다.

② 에너지(ATP) 필요

능동적 수송은 에너지를 이용하는 이동이므로 주위 온도를 낮추거나 대사억제물질을 투여하면 그 이동이 억제된다.

③ 운반체 특이성

운반체의 종류는 운반되는 물질에 따라 특이성(specificity)을 가지며, 화학적으로 비슷한 구조를 갖는 물질은 동일한 운반체를 사용한다.

④ 경쟁적 저해

이동되는 물질끼리 서로 운반체를 차지하기 위해 경쟁하기 때문에 어떤 이동물질이 단독으로 존재할 때보다 경쟁물질이 있으면 이동 속도가 저하된다. 이러한 현상을 경쟁적 저해(competitive inhibition)라고 한다.

(3) 내세포작용과 외세포작용

세포는 막의 변형을 일으켜 다량의 분자나 거대분자를 능동적으로 세포 안팎으로 이동시킨다. 세포막의 일부가 외부물질을 둘러싼 후 막의 양끝이 융합되는 함입에 의해 물질을 세포 안으로 끌어들이는 현상을 **내세포작용(endocytosis)**이라 하며, 운반시키는 물질의 상태에 따라 **식세포작용(phagocytosis)**과 **음세포작용(pinocytosis)**으로 구분한다. 식세포작용은 박테리아나 손상된 세포조직과 같이 커다란 입자가 세포에 의해 먹히는 과정으로, 주로 백혈구와 같이 면역계에 작용하는 특수 세포에서 일어난다. 음세포작용은 액체 물질을 세포내로 받아들이는 것으로, 모세혈관 벽의 세포에서 흔히 볼 수 있으며 혈장단백질, 호르몬, 항체 등 큰 분자들이 이동하는 주요 경로이다. 내세포작용으로 함입된 물질은 세포 안에서 소포(vesicle)로 만들어져 세포 내부로 이동한다(세포 내 유입). 내세포작용과 반대로 **외세포작용(exocytosis)**은 대사 노폐물을 배출하거나 세포가 합성한 호르몬이나 신경전달물질 등을 세포 밖으로 분비하는 것을 말한다(세포 외 유출).

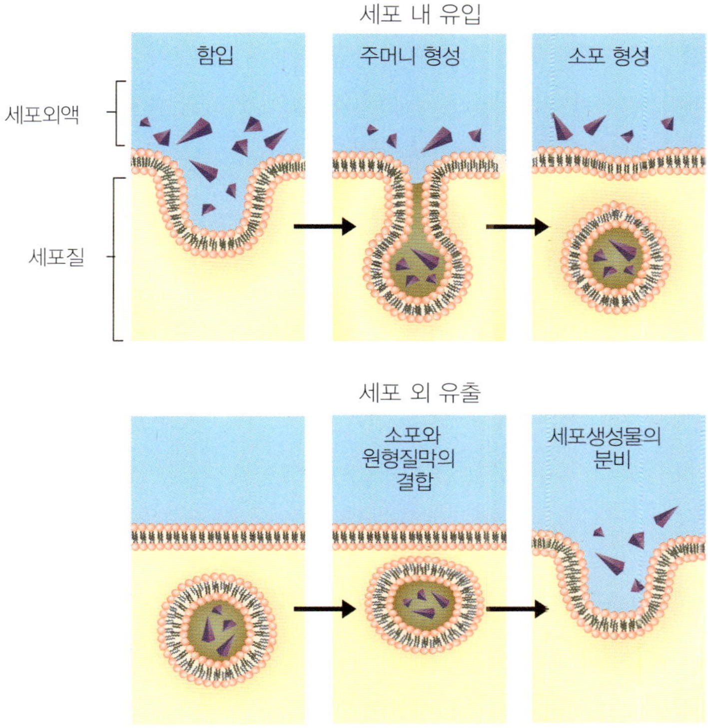

그림 1-14 내세포작용과 외세포작용

3. 생명의 균형: 항상성

1) 항상성

인간은 계속적으로 변화하는 외부 환경에 노출되어 있으나 이러한 환경의 변화를 받아들이고, 이에 적절히 적응할 수 있는 능력이 있다. 다시 말해 인간은 외부 환경이 변하더라도 내부(체내) 환경은 정상 범위 내에서 그 기능을 유지하는 능력을 가지고 있는데, 이를 항상성(homeostasis)이라 한다. 항상성은 그리스어로 '같은 또는 유사한(similar)'의 뜻을 지닌 'homeo'와 '정지하다'의 뜻을 지닌 'stasis'가 합성된 단어로, '동일하게 유지하다'는 의미를 지닌다. 이때 체내 환경이 일정하게 유지된다는 것은 변화가 전혀 없다는 것이 아니라, 외부의 변화를 계속 감지하고 이에 대응하여 변화하면서 내부 환경을 일정한 상태로 유지하는 것을 의미한다.

혈당의 항상성 유지 과정을 보면, 식사 후 포도당이 흡수되어 혈당 농도가 정상 범위보다 높아지면 이는 췌장을 자극하여 인슐린 분비를 촉진함으로써 혈당을 감소시켜 정상을 유지시킨다. 반대로 단식으로 인해 혈당 농도가 정상 범위보다 감소하면 이는 췌장을 자극하여 글루카곤 분비를 촉진하고, 글루카곤은 저장되어 있는 글리코겐을 포도당으로 분해하여 혈당을 상승시켜 정상을 유지한다.

2) 항상성 유지 기전

항상성은 신경계와 내분비계에 의해 유지된다. 신경계에 의한 조절은 비교적 짧은 시간에 이루어지나, 내분비계에 의한 조절은 호르몬의 분비를 통해 이루어지므로 신경계에 의한 조절보다는 시간이 걸리는 조절 기전이다.

음성 되먹임(negative feedback) 기전은 정상에서 벗어난 결과물이 이 결과를 초래한 반응을 저지하거나 촉진하여 정상으로 되돌리려는 신체의 조절 기전을 말한다. 반면 **양성 되먹임(positive feedback)** 기전은 정상에서 벗어난 변화를 수정하지 않고 그 변화는 더욱 강화시키는 기전이다. 양성 되먹임 기전의 예는 분만과정을 들 수 있다. 자궁이 수축되면 자궁경부가 확장되고 이때 분비되는 옥시토신(oxytocin)은 자궁을 더욱 강하게 수축시켜 자궁경부가 더욱 늘어나게 된다.

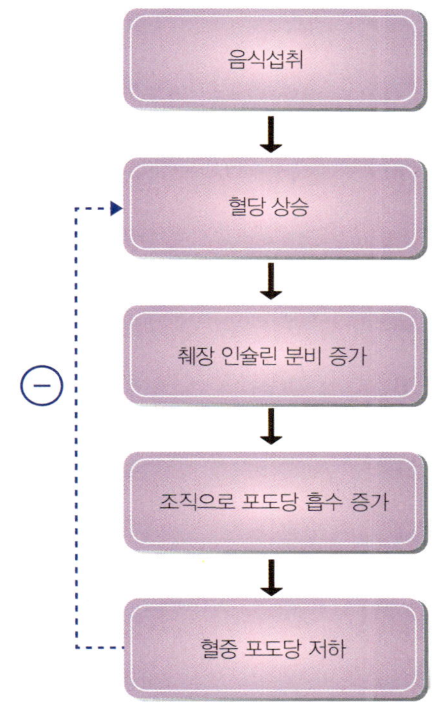

그림 1-15 인슐린 분비의 음성 되먹임 기전

HUMAN PHYSIOLOGY

2. 근골격계

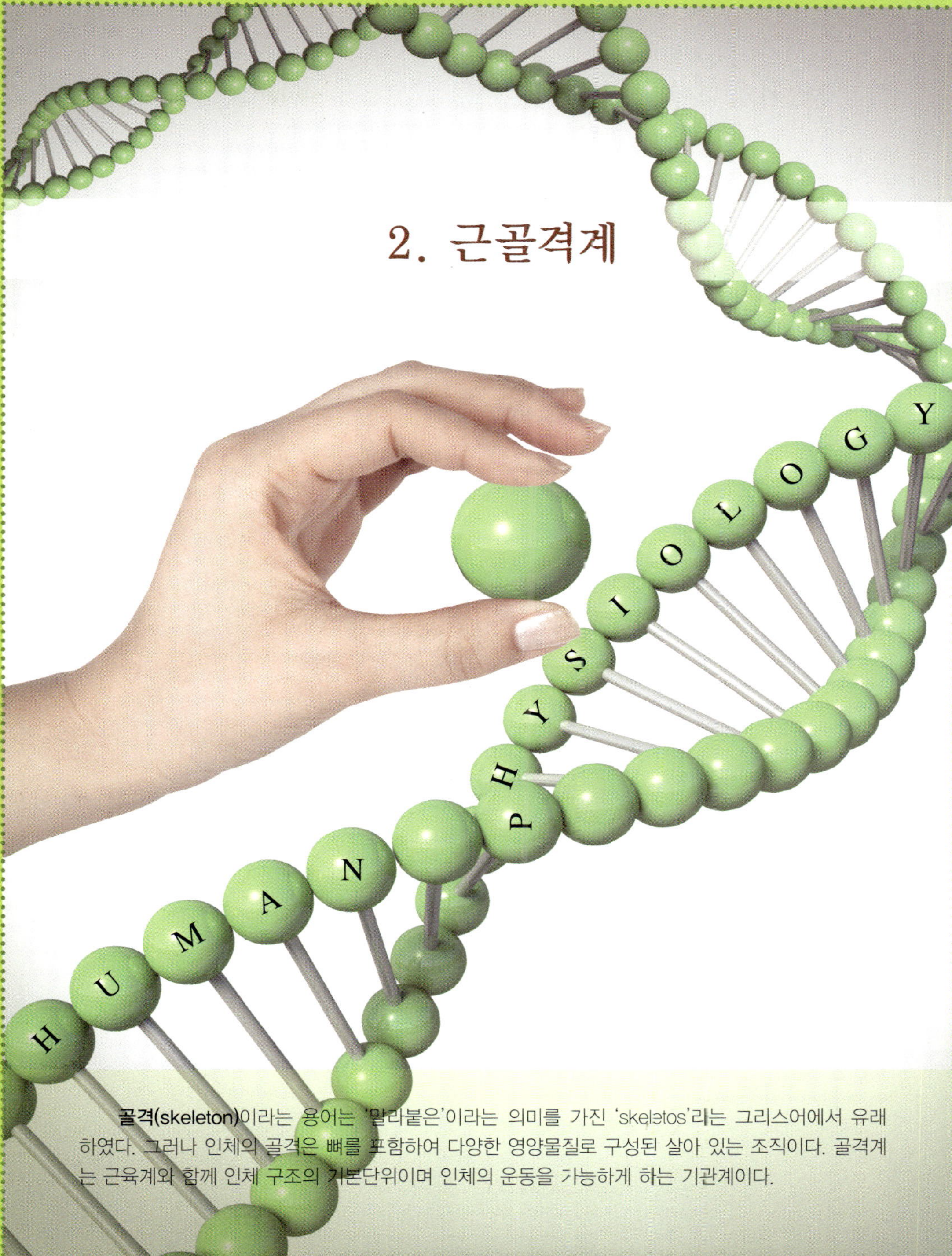

골격(skeleton)이라는 용어는 '말라붙은'이라는 의미를 가진 'skeletos'라는 그리스어에서 유래하였다. 그러나 인체의 골격은 뼈를 포함하여 다양한 영양물질로 구성된 살아 있는 조직이다. 골격계는 근육계와 함께 인체 구조의 기본단위이며 인체의 운동을 가능하게 하는 기관계이다.

1. 뼈의 구성과 기능

골격계를 구성하는 조직은 뼈를 포함해 연골, 관절, 인대 등이다. 인체는 206개의 뼈로 구성되어 있으며 연골을 사이에 두고 뼈들이 연결되어 있다. 뼈를 모양에 따라 구분하면 넓이보다 길이가 긴 **장골**, 길이와 넓이가 유사한 **단골**, **두개골**과 같이 넓은 모양을 가진 **편평골**, 위치에 따라 다양한 형태의 **불규칙골** 등이 있다.

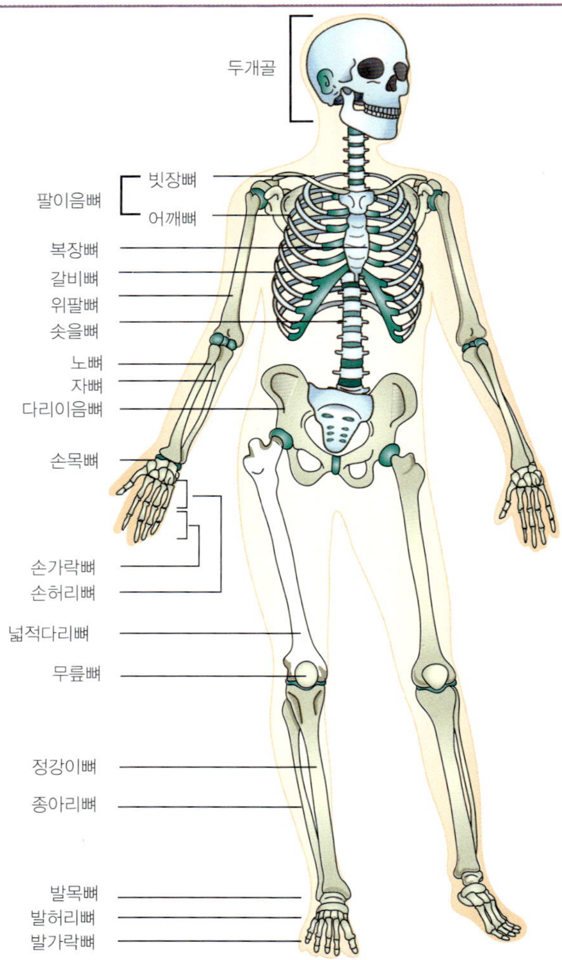

그림 2-1 인체의 골격계

출처: Campbell et. al.(2006).

1) 뼈의 구조

뼈의 구조는 해면골(spongy bone)과 치밀골(compact bone)로 구성된다. 해면골은 뼈 막대들이 서로 연결되어 뼈 사이에 수많은 골강이 나타나는 구조로 치밀골에 비해 밀도가 낮은 편이다. 해면골은 장골의 중심부에 위치한 골수강 주위와 뼈 끝부분인 골단(shaft) 부위, 편평골의 중심부에 주로 분포하며 치밀골에 의해 둘러싸여 있다. 치밀골은 주로 장골의 중간부분인 골간(epiphysis) 부위를 구성하고 골강이 없는 단단한 구조로 뼈의 표면층에 존재한다. 치밀골 주위는 다시 섬유성 결합조직인 골막이 둘러싸고 있으며 이 골막은 뼈를 고정하는 인대와 건으로 연결된다.

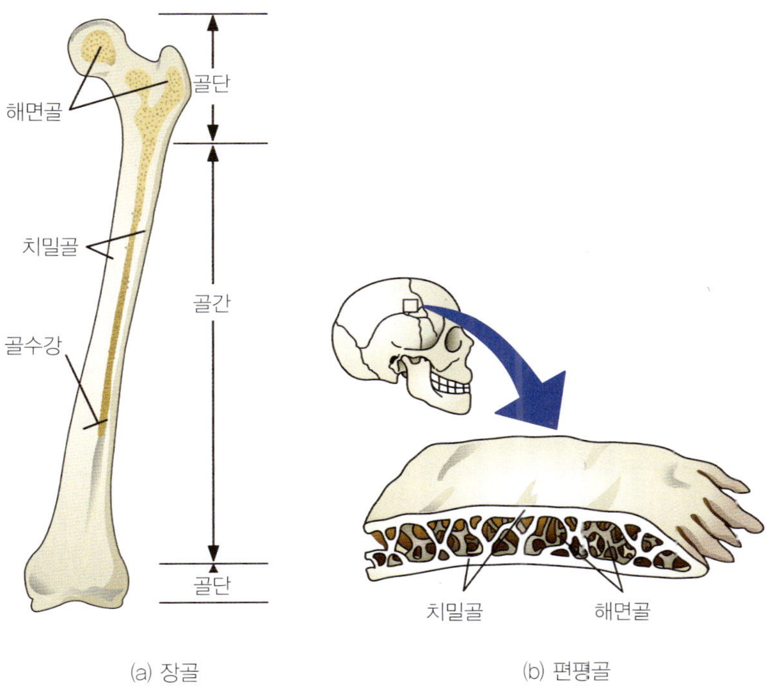

그림 2-2 뼈의 구조

치밀골을 구성하고 있는 단위구조는 골원(osteon)이며 골원의 중심부에는 중심관(haversian canal)이 있으며 중심관 주위로 치밀층이 존재하고 치밀층 사이로 골소강과 골소강에 연결된 소관들이 존재한다. 골원 사이의 빈 공간은 개재층판(interstitial lamella)에 의해 채워진다. 골원의 중심관을 통해 작은 혈관과 신경이 지나고 있다. 치밀층 사이에 존재하는 골소강에는 치밀층이 형성되면서 밀려난 골세포가 존재한다.

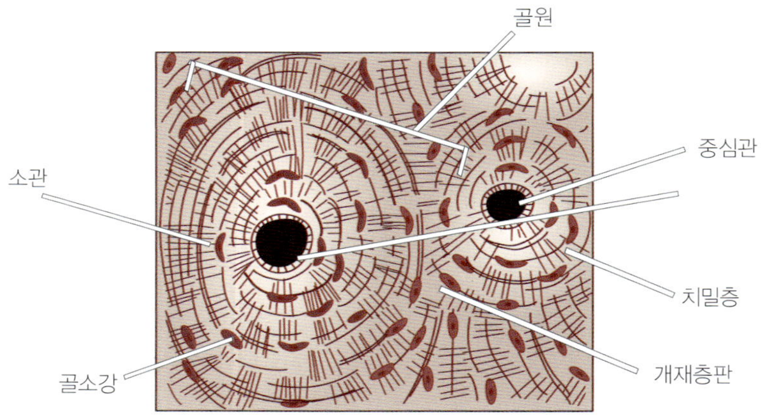

그림 2-3 치밀골의 구조

뼈를 구성하는 세포로는 뼈형성전구세포(osteoprogenitor cell), 조골세포(osteoblast), 골세포(osteocyte), 파골세포(osteoclast)가 존재한다. 뼈형성전구세포는 뼈의 줄기세포로 세포분열을 통해 조골세포를 형성한다. 조골세포는 골 생성(osteogenesis) 과정을 통해 유기질과 무기질을 결합하여 뼈를 생성하는데 세포간질 성분을 분비하고 골세포를 생성한다. 세포간질 성분이 쌓여 석회화되어 치밀층을 형성하고 치밀층 사이의 골소강으로 골세포는 모이게 된다. 조골세포는 골막이나 유기질이 풍부한 석회화되지 않은 골상 공간 경계 부위 등에 풍부하다. 조골세포로부터 생성되는 골세포는 뼈를 구성하는 세포로 가장 많이 분포되어 있다. 파골세포는 뼈의 기질을 분해하는 산과 효소를 분비하는 다핵세포로서 기존의 뼈를 용해시키는 기능을 한다. 파골세포의 기능을 통해 노화된 뼈를 분해하고 새로운 뼈세포를 구성하는 과정이 반복될 수 있다.

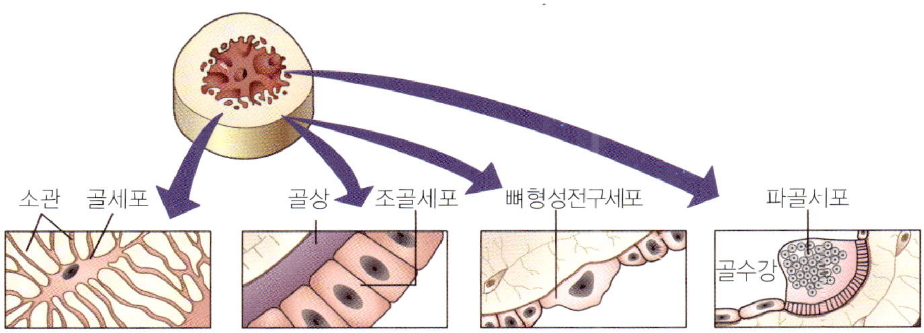

그림 2-4 뼈세포의 종류

출처: Marin et al.(2004).

2) 뼈의 구성성분

뼈의 구성성분은 무기질과 함께 단백질, 탄수화물, 지질 등의 유기질로 구성되는데 유아기의 경우 유기질의 함량이 비교적 많으며 성장함에 따라 뼈가 단단해지는 골화작용(ossification)을 통해 무기질의 함량이 증가하게 된다. 수분을 제외하면 성인의 경우 무기질이 55~60%를 구성하고 유기질이 나머지를 구성한다. 유기질의 경우 단백질이 2/3를 차지하며 나머지를 지질과 탄수화물인 뮤코다당류가 차지한다. 뼈를 구성하는 무기질은 칼슘이 가장 많아 무기질 중 84% 정도를 차지하며 그 외에 인산, 마그네슘 등이 구성 무기질이다.

3) 골격계의 기능

골격계의 가장 기본적인 기능은 운동기능이라 할 수 있다. 근육과 함께 인체가 걷고 달리고 앉을 수 있도록 우리 몸의 기능을 담당하고 있다. 운동기능 외에도 골격계는 신체를 지지·보호하고 무기질, 지질과 같은 영양소의 저장고 역할을 하며 혈액세포 생성에 관여하고 있다. 운동기능을 제외한 골격계의 중요한 기능 4가지를 알아보자.

(1) 인체의 지지기능

골격계는 몸 전체의 기본적인 구조를 형성하고 있다. 각각의 뼈는 신체의 각 부위에서 근육과 연결되어 있어 운동을 가능하게 하며 인체의 지지기능을 담당하고 있다.

(2) 보호 기능

인체의 여러 조직과 기관은 골격계에 의해 둘러싸여 있어 보호를 받는다. 갈비뼈는 심장과 폐를 둘러싸 보호하고 있으며 두개골은 뇌를 감싸 외부로부터의 충격으로부터 보호한다.

(3) 무기질과 지질의 저장

무기질은 인체에서 체액의 삼투압 유지, 대사 과정의 조효소 등 다양한 기능을 담당하고 있다. 이러한 무기질의 저장고로서 뼈는 특히 칼슘과 인의 체액 농도를 조절하는 데 중요한 기능을 하고 있다. 또한 황색 골수로 구성된 뼈의 조직은 지질과 같은 에너지 영양소의 저장고 기능을 갖고 있다.

(4) 혈액 세포 생성

혈액의 줄기세포는 골수 안에 존재한다. 이는 뼈의 골수가 혈액 세포를 생성할 수 있는 줄기세포와 함께 혈액 생성의 주요 장소임을 의미한다.

2. 근육계의 구성과 기능

근육은 인체 중량의 40~50%를 차지하고 휴식기에 인체가 소모하는 산소량의 약 25%를 근육이 사용하고 있다. 근육은 자각적인 움직임의 가능 여부에 따라 수의근과 불수의근으로 나눌 수 있고 근육을 구성하는 세포의 종류는 가로무늬근과 민무늬근으로 구분된다. 인체를 구성하는 근육은 3가지로 구분되는데 가로무늬근이면서 수의근인 **골격근**, 가로무늬근이나 불수의근인 **심근**, **민무늬근**이면서 불수의근인 **평활근**으로 구분된다.

1) 골격근

골격근은 골격에 부착되어 운동을 담당하는 근육으로 인지적인 수축과 이완이 가능한 수의근에 해당한다. 골격근은 근원섬유(근세포)로 구성되며 이 근원섬유들은 다발(근속)을 형성하고 있다. 근섬유는 근세포막으로 둘러싸여 있으며 이 근세포막은 힘줄(tendon)과 연결되어 있다. 근세포막의 일부는 근섬유 내부로 연장되어 물질의 이동통로 역할을 하는 **T-세관**(횡단세관)을 구성한다. 또한 근원섬유를 둘러싸고 있는 **근형질세망**(근세포질세망)도 물질을 이동시키는 통로 역할을 한다.

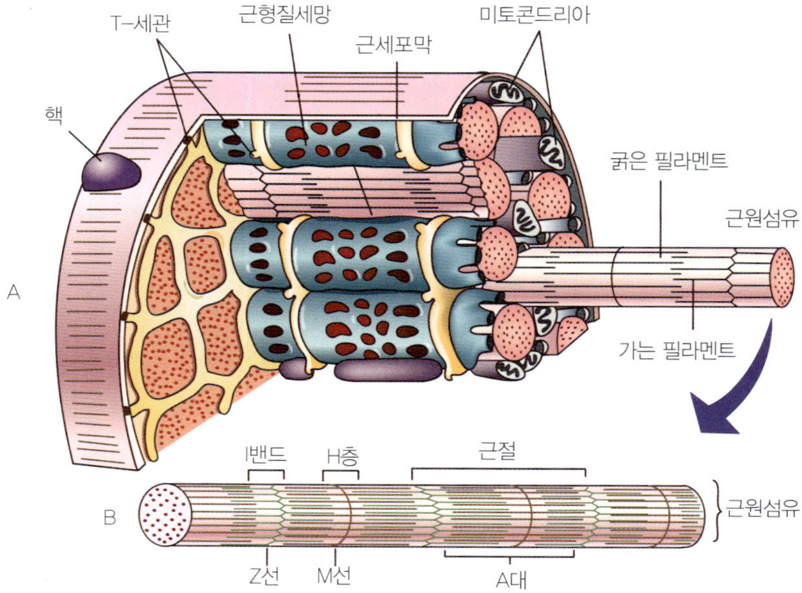

그림 2-5 골격근의 구조

근원섬유는 미오신으로 이루어진 굵은 필라멘트와 액틴, 트로포미오신, 트로포닌으로 구성된 가는 필라멘트로 이루어져 있다. 미오신은 사슬구조의 미오신 분자 여러 개가 결합한 구조이며 각 미오신 분자는 머리 부분과 꼬리 부분으로 나뉜다. 머리 부분에는 액틴결합 부위와 ATP 분해효소가 존재하고 근육의 수축 시 액틴과 결합하는 부위가 된다.

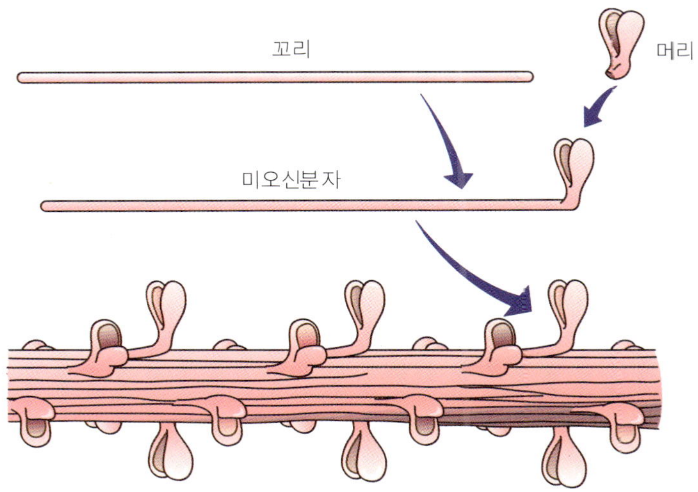

그림 2-6 미오신의 구조

액틴은 구형의 단백질이 2개의 사슬을 이루어 나선 구조를 이루고 그 위를 트로포미오신이 감싸고 있는 형태이다. 트로포닌은 트로포미오신 위에 일정 간격으로 위치해 있으며 근육 이완 시 액틴에 있는 미오신과의 결합 부위를 막고 있다.

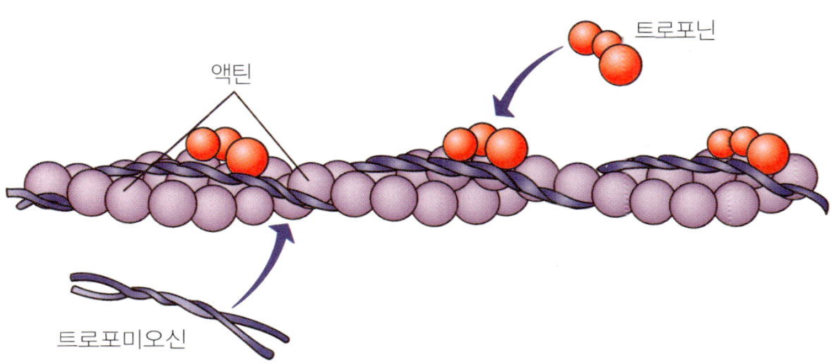

그림 2-7 액틴의 구조

액틴과 미오신으로 구성된 가는 필라멘트와 굵은 필라멘트의 규칙적인 배열은 골격근의 가로무늬를 형성하고 있다. 가로무늬의 한 단위를 **근절(sarcomere)**이라고 하며 하나의 Z선(Z disk)부터 다음 Z선까지가 이에 해당한다. Z선은 가는 필라멘트 사이에 지그재그로 나타나는 구조이며 Z선부터 가는 필라멘트가 홀로 존재하는 영역을 I밴드(I band), I밴드 이후 굵은 필라멘트가 차지하는 영역을 A밴드(A band)라고 한다. A밴드 중 굵은 필라멘트가 홀로 존재하는 영역을 H층(H zone)이라 하고 H층 가운데에 나타나는 선을 M선(M line)이라고 한다.

2) 심근

심근은 골결근과 마찬가지로 가로무늬근으로 구성되어 있으나 인지적인 수축과 이완은 불가능한 불수의근이다. 심근의 구조는 골격근과 기본적인 구조가 동일하여 근원섬유는 가는 필라멘트와 굵은 필라멘트로 구성되며 근섬유는 근형질세망과 T−세관을 가지고 있다.

다만 심근의 경우 골격근섬유와는 다르게 분지 구조를 가지고 있으며 각 분지는 개재판(intercalated disc)이라는 구조에 의해 연결되어 있다. 개재판은 다시 세포들을 결합시키는 데스모솜(desmosone)과 이온의 통로 역할을 하는 틈새이음(gap junction)으로 구성되어 있다.

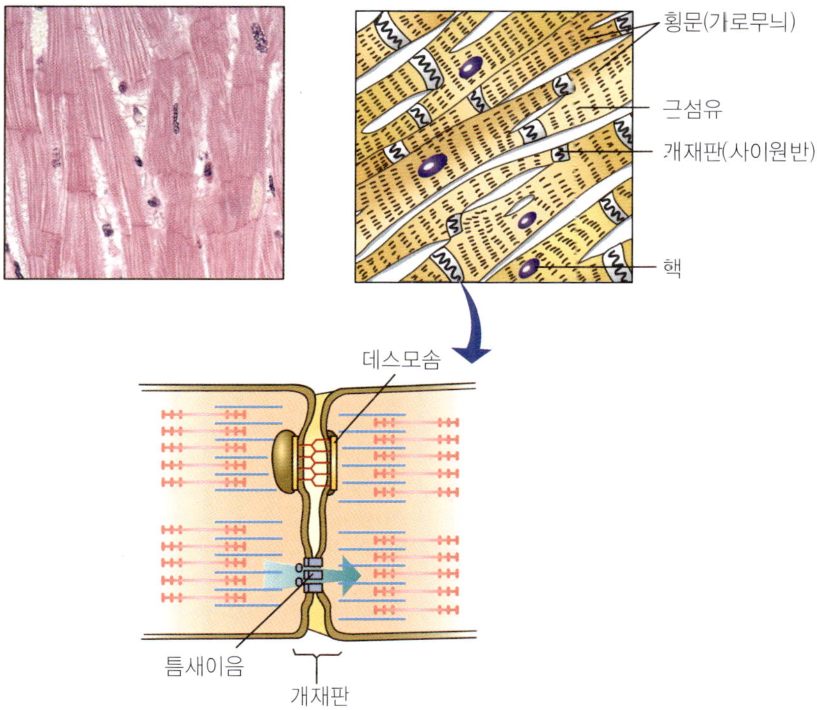

그림 2-8 심근의 구조

3) 평활근

가로무늬가 없는 민무늬근으로 구성된 평활근은 위, 소장, 대장, 모세혈관을 제외한 혈관 등을 구성하는 불수의근이다. 민무늬근 세포는 길이가 긴 골격근 세포와 달리 작은 마름모 모양이다.

민무늬근 역시 굵은 필라멘트와 가는 필라멘트로 구성되나 트로포닌은 존재하지 않고 칼슘 결합 단백질인 칼모듈린을 가지고 있다. 민므늬근의 가는 필라멘트는 세포막이나 치밀소체(dense body)에 부착된 구조를 가지고 있다.

평활근은 골격근에 비해 수축이 느리고 에너지 소모가 적어 쉽게 피로해지지 않는다. 평활근이 평상시 유지하는 근육의 수축 정도(smooth muscle tone)는 인체의 항상성 유지에 이바지한다.

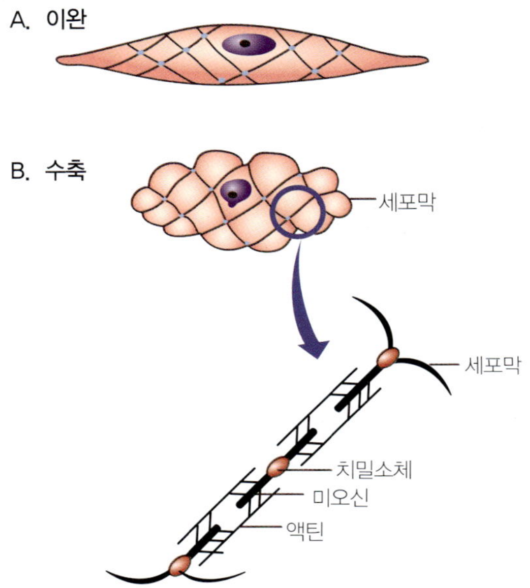

그림 2-9 평활근의 구조

3. 골격근의 수축

1) 골격근의 수축과정

근육의 수축과 이완은 신경근육이음부(neuromuscular junction)에서 신경세포로부터 근세포에 활동전위가 전달되고 그 자극에 의해 발생하는 근원섬유의 구성단백질인 액틴과 미오신의 결합과 분리에 의해 이루어진다.

(1) 활동전위의 전달

근육의 수축을 유도하기 위해서는 자극이 전달되어야 하는데 신경세포로부터 근세포로 활동전위가 전달되어 자극을 발생시키는 과정을 살펴보자. 활동전위가 운동뉴런의 축삭말단에 도달하면 Ca^{2+}가 신경말단으로 유입되고 신경말단에 소포형태로 저장되어 있던 아세틸콜린이 신경근육이음부로 분비되어 근세포막의 아세틸콜린수용체와 결합하게 된다. 이 결합은 근세포막의 이온 통로를 열어 나트륨 이온이 근세포 안으로 유입되면서 근세포에 활동전위를 발생시킨다. 이러한 과정을 통해 근세포에 전달된 활동전위는 T-세관을 따라 전도되어 근형질세망에 저장되어 있던 Ca^{2+}이온을 근세포로 이동하게 하여 액틴과 미오신의 결합을 유도한다.

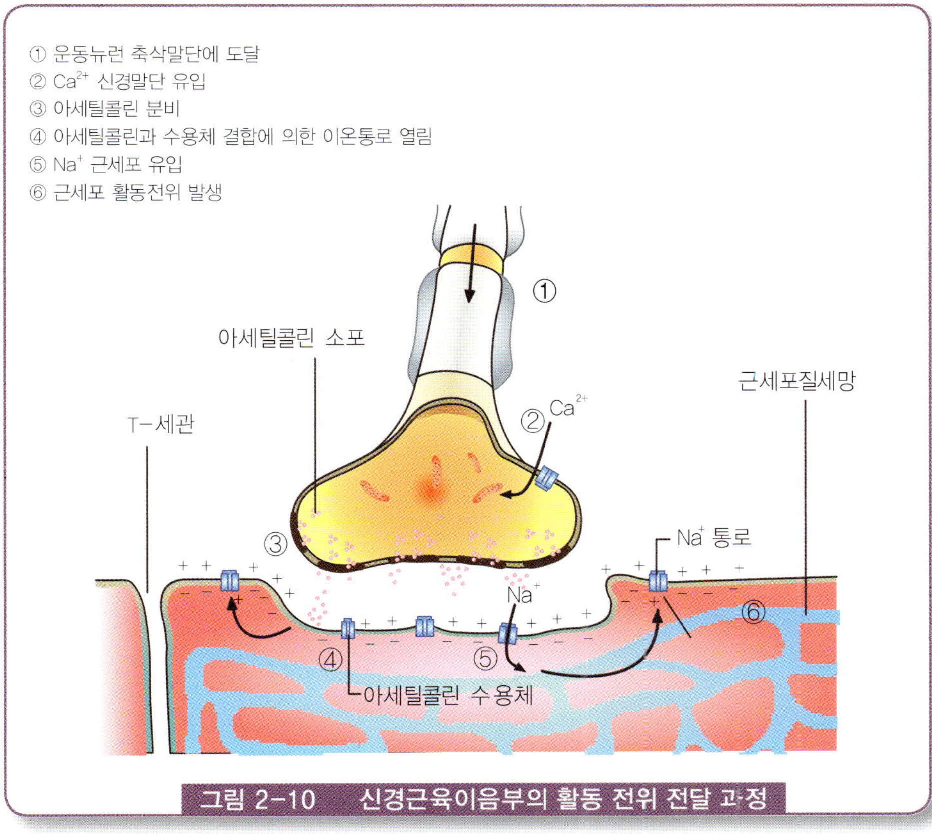

그림 2-10 신경근육이음부의 활동 전위 전달 과정

(2) 근육의 수축과 이완

액틴과 미오신이 결합하기 위해서는 먼저 액틴에 존재하는 미오신 결합부위가 노출되어야 하는데 이 결합부위는 트로포미오신에 의해 가려져 있고 트로포미오신은 트로포닌에 의해 고정되어 있는 형태이다. 그러나 활동전위의 전달 결과 액틴 주위의 Ca^{2+}의 농도가 증가하면 트로포닌은 Ca^{2+}와 결합하고 트로포미오신은 원래의 자리에서 이동하게 되어 미오신과의 결합 부위가 노출된다.

노출된 액틴의 미오신 결합 부위로 미오신의 머리 부분이 결합하여 **교차다리(cross-bridge)**를 형성하고 미오신의 머리는 기울어지는 형태를 띠며 액틴과 미오신이 교차하는 부위가 길어지게 된다. 이후에는 미오신 머리는 새로운 ATP와 결합하게 되고 액틴과 분리되었다가 수축이 더 진행될 수 있는 위치에서 액틴과 다시 교차다리를 형성하게 된다. 이와 같이 교차다리의 형성과 분리가 반복되며 근육의 수축은 진행된다. 이러한 액틴과 미오신의 연결다리 형성과 분리 과정은 **활주 필라멘트 이론**으로 설명된다. 액틴과 미오신이 결합하면 액틴과 미오신의 길이는 그대로 유지되나 액틴과 미오신이 교차되는 범위가 넓어지게 되고 I밴드가 짧아져 근절이 짧아지게 되고 그 결과 근육 전체의 길이 짧아지는 수축이 발생하게 된다.

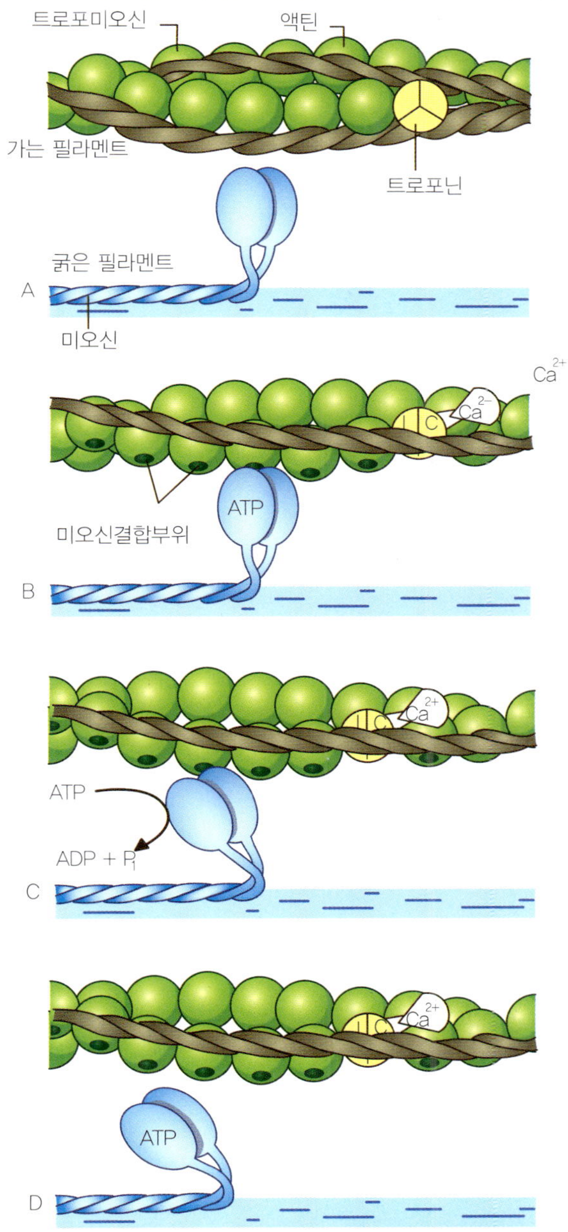

그림 2-11 액틴과 미오신의 결합과 분리: 활주필라멘트 이론

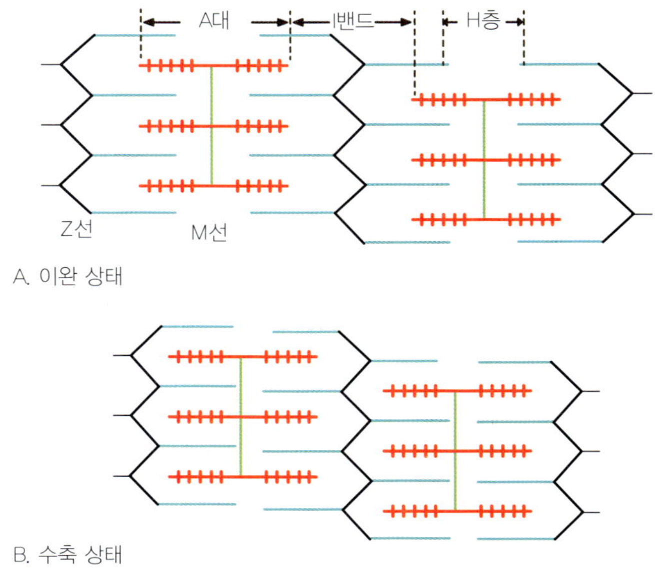

그림 2-12 근수축에 따른 근절의 길이변화

활동전위가 사라지면 Ca^{2+}는 능동적 이동에 의해 근형질세망으로 이동하고 액틴 주위의 Ca^{2+} 농도는 낮아져 트로포닌과 Ca^{2+}의 결합도 이루어지지 않는다. 그 결과 트로포미오신은 제자리로 돌아가게 되고 액틴과 미오신의 결합은 더 이상 진행되지 않아 근육은 이완상태를 유지하게 된다.

(3) 근수축의 에너지원

근육이 수축되기 위해서는 생체에너지를 저장하고 있는 ATP로부터 에너지를 공급받아야 한다. 미오신 머리에 존재하는 아데노신삼인산효소(ATPase)가 ATP를 분해하여 ADP를 생산하는 과정에서 발생되는 에너지를 근수축의 에너지로 사용한다.

ATP를 생산하기 위해서 근육은 포도당이나 아미노산, 지방산의 에너지 대사를 진행한다. 호기적 환경에서 포도당 한 분자는 산화적 인산화 과정을 통해

30~32개의 ATP를 생산하여 근수축의 에너지원으로 제공한다. 그러나 혐기적 환경에서는 해당과정에서 생성된 피루브산이 젖산 발효 과정을 통해 젖산을 생산함과 동시에 2개의 ATP만이 생성된다. 혐기적 환경에서 생성된 젖산은 간에서 포도당으로 전환되어 다시 근육에서 글리코겐으로 저장될 수 있다. ATP를 생산하는 또 다른 과정은 근육에 존재하는 크레아틴-인산과 ADP의 반응에 의해 ATP를 재생하는 과정이 있다.

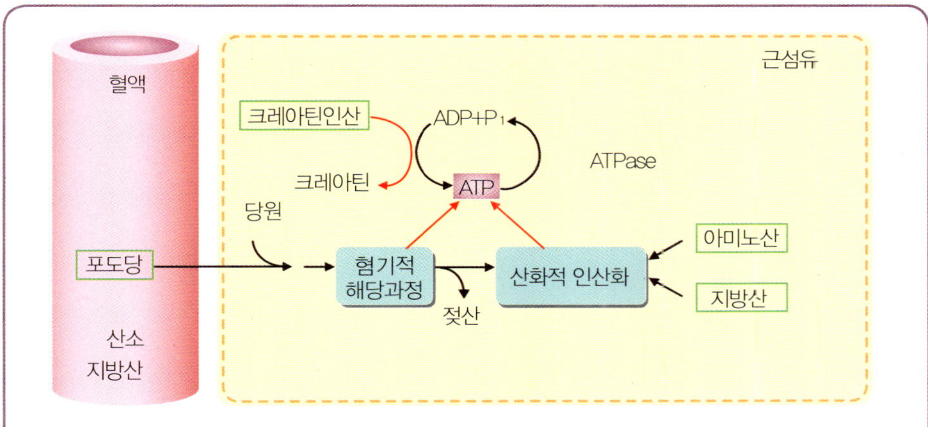

그림 2-13 근수축을 위한 ATP 생성 과정

2) 근수축의 종류

(1) 자극에 따른 분류

근육에 주어지는 자극이 역치 이상일 경우 근섬유는 수축을 일으키게 된다. 단일 자극에 의해 일어나는 근수축을 **연축**이라 한다. 즉, 1회의 자극이 주어지면 잠복기를 거쳐 수축이 일어나고 뒤이어 이완이 이루어지는 근수축이다. 그러나 자극이 지속적으로 반복되어 전달되면 자극의 가중으로 근육의 수축이 연장되는데 이를 **강축**이라 한다. 근육의 이완이 시작된 직후 자극이 가해지면 짧은 이완과 수축을 반복하면서 근육의 수축도가 증가하는 불완전강축이 일어나고 근육이 이완되기 전 자극이 지속적으로 주어지면 근육의 수축상태가 지속되는 완전강축이 일어난다.

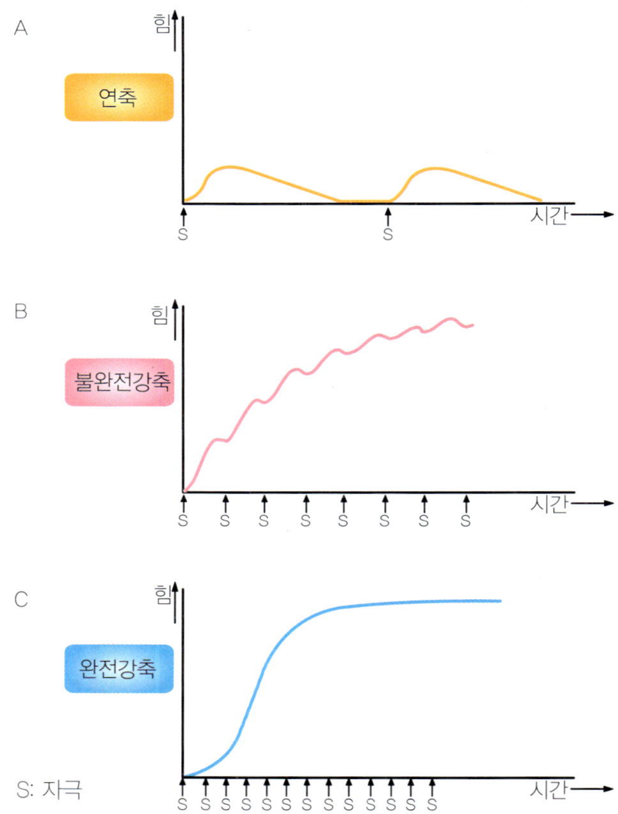

그림 2-14 연축과 강축

(2) 근육길이와 장력의 변화에 따른 분류

근육의 수축은 근육길이와 장력의 변화 유무에 따라 **등장성 수축**(isotonic contraction)과 **등척성 수축**(isometric contraction)으로 구분된다. 등장성 수축은 근육의 길이는 짧아지나 주어진 장력에는 변화가 없는 경우로 걷는 동안 다리를 움직이거나 수직으로 물건을 드는 경우에 나타난다. 등척성 수축은 근육의 길이는 변하지 않으나 장력에 변화가 나타나는 경우로 무거운 물건을 같은 자세로 들고 있는 경우에 나타난다.

HUMAN PHYSIOLOGY

3. 신경계

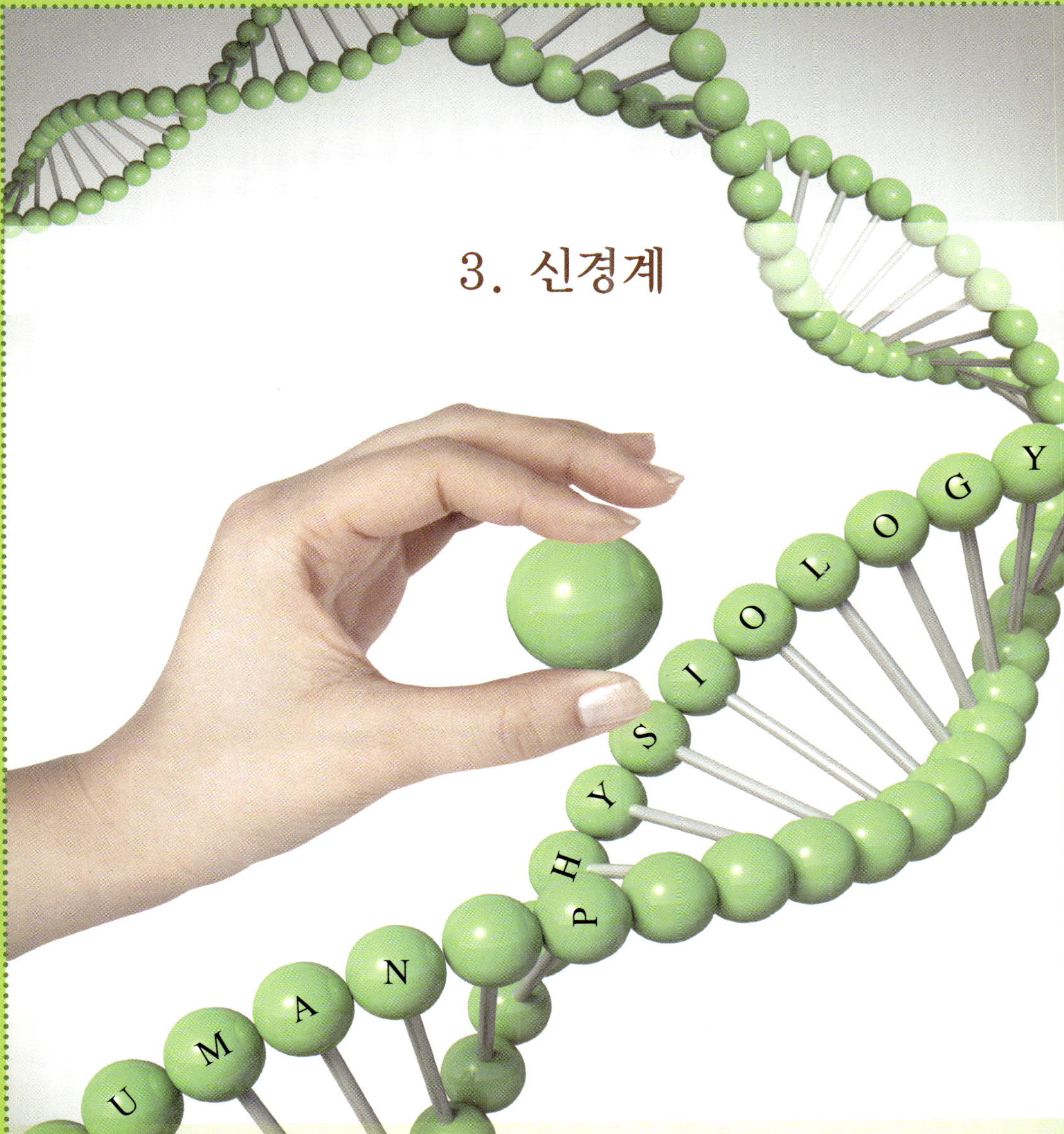

신경계(nerve)는 내분비계와 함께 우리 몸 내부와 외부에서의 환경변화를 지속적으로 감지하고 이에 대한 반응을 일으켜 우리 몸을 가장 적합한 상태로 유지할 수 있도록 조정한다.

신경계 기능은 우리 몸 내부환경을 일정하게 유지하기 위해서 내분비계의 호르몬을 통해서 느린 속도와 다르게 전기적 방법을 통해 빠른 속도로 항상성을 조절하는 것이다.

신경계는 실질세포와 버팀질세포로 구성되어 구조적 또는 기능적으로 매우 놀라운 기관으로 이루어져 있어 우리가 심장과 호흡기능을 잘 유지하고, 보고 들은 것을 이해할 수 있으며 손이나 발의 작은 움직임을 조정할 수 있는 것은 우리 몸에 350억 개 이상의 이러한 세포가 존재하는 덕분이다.

구조적으로 말초신경과 중추신경으로 나누고, 기능적으로 구심성, 원심성, 그리고 통합 신경으로 나눈다.

1. 신경세포, 신경아교세포, 시냅스

신경세포는 신경계의 실질세포로 다양한 크기와 형태로 발생되며 대부분은 세포체(cell body)와 3가지 돌기(process)로 수상돌기, 축삭, 축삭말단을 가지고 있다.

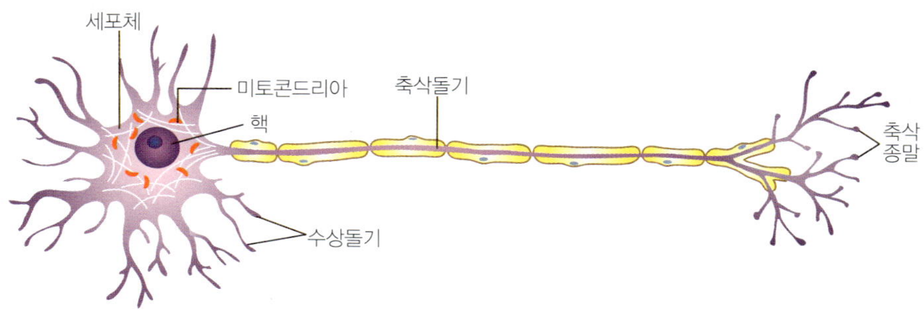

그림 3-1 신경세포

세포체에는 하나의 핵(nucleus)을 포함하여 세포분열을 하지 못하기 때문에 중심소체(centriole)는 없지만 다양한 소기관으로 에너지를 생산하는 사립체(mitochondria), 유기화합물을 합성하는 리보솜(ribosome)과 과립세포질세망(rough endoplasmic reticulum)이 풍부하여 굵은 과립이 많이 관찰되는 집단을 호색소체(nissl body)의 형태를 갖고 척수나 뇌의 **회색질**(gray matter) 영역에 많이 존재한다.

수상돌기(dendrite)는 세포체로부터 아주 많은 가지치기로 세포의 표면적을 증가시키고 다른 신경으로부터 유입되는 신호를 받아들이는 중요한 역할을 한다.

축삭(axon)은 세포체로부터 하나의 굵은 돌기로 길이가 마이크로미터에서 미터까지 매우 길며, 신경섬유다발의 신경축삭들은 척수나 뇌의 **백색질**(white matter) 영역에 많이 존재하며, **축삭말단**(axon terminal)은 긴 축삭이 진행 중에 곁가지들이 끝나는 부분으로 신경전달물질을 분비하여 다른 세포와 정보를 교환한다.

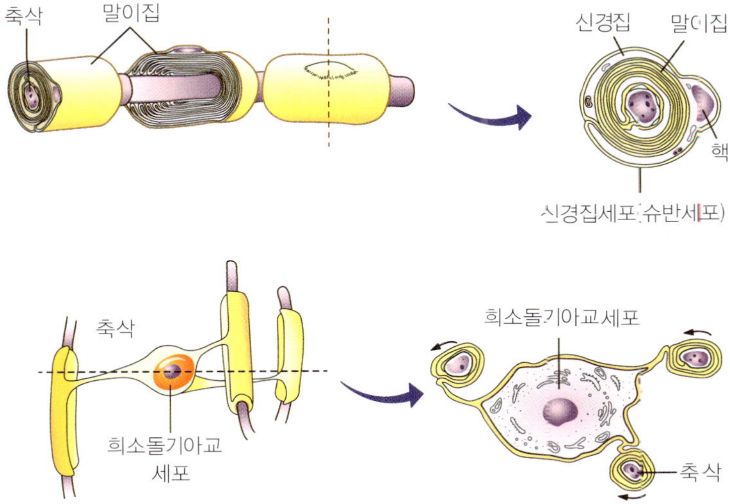

그림 3-2 신경아교세포의 종류

신경아교세포는 신경세포를 보조하는 버팀질세포로 신경세포(세포체, 축삭, 그리고 수상돌기)를 둘러싸며 기능적이고 대사적으로 신경세포의 회로를 지지한다. 대부분 신경세포의 축삭은 수십~수백 겹으로 둘러싼 말이집(myelin)으로 덮여 있다. 이러한 말이집을 형성하는 세포는 말초신경계에서 신경집세포(Schwann cell), 중추신경계에서 희소돌기아교세포(oligodendrocyte)이며 말이집으로 둘러싸인 축삭은 말이집축삭(myelinated axon)이라 부른다. 말이집축삭은 세포외액에 노출된 부분을 말이집 사이의 간격으로 신경섬유마디(node of Ranvier)라고 부른다. 말이집으로 둘러싸인 축삭은 빠른 속도로 전기적 에너지를 유지하면서 활동전위를 전도하기 때문에 전파 속도가 말이집이 없는 축삭보다 매우 빠르다. 이와 같이 신경세포를 지지하는 신경아교세포는 매우 다양하여 말초신경계에서 신경집세포와 신경절아교세포가 분포하고 중추신경계에서 희소돌기아고세포, 별모양아교세포, 미세아교세포, 뇌실막세포 등으로 뇌와 척수의 전체 용량에 약 50% 정도로 신경세포를 보조하는 신경아교세포가 차지하고 있다.

2. 신경세포의 연결

신경세포와 다른 신경세포 간에 제대로 연결되기 위해서 축삭성장과 축삭말단에 생성된 접합부를 통해 표적이 되는 기능 세포와 연결되고 수많은 시냅스를 통해 축삭과 연결됨으로 신경계의 다양한 기능적 역할을 수행한다.

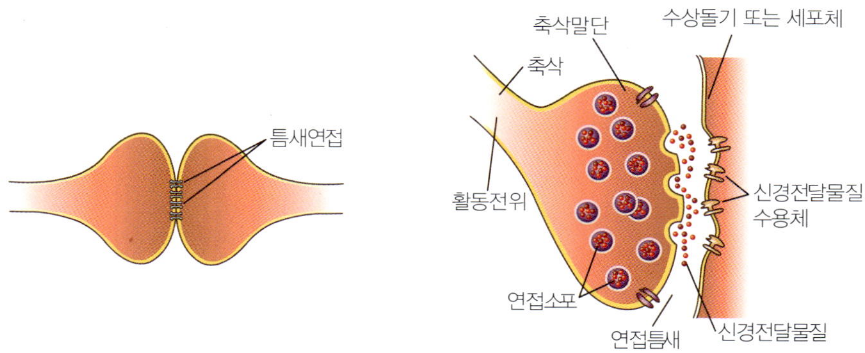

그림 3-3 신경세포 접합부(시냅스)

시냅스(연접, 신경세포 접합부, synapse)는 신경세포와 다른 신경세포 사이 축삭 말단 간격이 떨어져 있는 신경세포 접합부분으로 그 틈새를 정보전달이 일어나도록 연접하는 곳이다. 시냅스은 전기적 시냅스(electrical synapse)와 화학적 시냅스(chemical synapse)가 있다. 전기적 시냅스는 활동전위를 두 신경세포 사이의 세포막이 직접 연결된 이온 통로로 활동전압이 전파되어 세포간 정보 전달을 매우 빠르게 이동한다. 화학적 시냅스는 해부학적으로 두 신경세포의 세포막 사이에 연접틈새(synaptic cleft)라는 좁은 간격이 존재한다. 연접전 신경세포(presynaptic neuron)의 연접종말에는 사립체, 연접소포, 세포질세망 등 소기관이 풍부하고 신경자극이 전달되면 연접소포에서 다양한 신경전달물질(neurotransmtter)을 연접틈새로 방출한다. 방출된 신경전달물질은 간격사이로 확산되어 반대편 연접후 신경세포(postsynaptic neuron)의 세포막 수용체와 결합한다.

신경전달물질은 신경계에서 50개 이상 다양한 종류가 확인되고 있지만 대표적인 물질로 아세틸콜린(actylcholine), 아드레날린(adrenaline), 도파민(dopamine), 세로토닌(ertonin), GABA(r-aminobutyric acid) 등이 있고 세포막 수용체의 종류는 매우 다양하며 표적세포 종류에 따라서 아세틸콜린은 뮤슈카린 수용체(muscarine receptor)와 니코틴 수용체(nicotine receptor), 아드레날린은 알파수용체, 베타수용체 등으로 이루어져있다.

신경세포의 성장, 분화, 발달 등을 통해서, 신경세포와 다른 신경세포 간에 제대로 연결되어 신경계 기능 수행 등을 도와주는 단백질인 뉴로트로핀(neurotrophin)은 신경성장인자(NGF, nerve growth factor), 뇌신경영양인자(BDNF, brain-derived neutrophic factor), 뉴트로핀-3, 뉴트로핀-4 등으로 4종류가 알려져 있다.

뇌신경세포들의 다양한 연결은 중추적인 통합 및 연합 기능을 증가시키고 말초신경계의 감각 및 운동 기능으로 연결되는 매우 중요한 과정으로 뇌 유연성 및 가소성(brain plasticity)이라고 한다.

신경세포 가소성 과정은 수많은 뇌신경세포간의 시냅스 연결그리가 새로운 학습과 행동을 통해서 뇌신경 발달을 촉진하도록 뇌에서 아미노산 119개로 이루어진 뇌신경영양인자 단백질을 생성하여 뇌신경의 손상 억제와 재생으르 중추신경 기능 유지와 능력을 회복시킨다.

뇌신경영양인자 생성이 감소하면 우울증, 조현증, 강박장애, 치매, 알츠하이머병, 신경성 식욕 부진증, 폭식증 등의 행동으로 나타내고 이 인자가 많이 생성되는 경우 공포 반응이 나타낸 된다고 한다. 이러한 가소성은 규칙적인 운동이나 감각적 자극으로 뇌신경영양인자의 생성을 촉진하고 뇌의 만족감을 느끼게 하는 결정적 요인으로 ①뇌에 유입되는 산소의 증가 ②균형잡힌 뇌파활동성 증가 ③뇌혈류량 증가 ④뇌신경영양인자 단백질 농도 증가 등이 있다

3. 신경계의 구성

신경계는 해부학적으로 2개의 신경계로 나누어진다. 뇌와 척수로 이루어진 **중추신경계**(central nervous system: CNS)와 뇌와 척수를 제외한 나머지 모든 신경을 포함하는 말초신경계(peripheral nervous system: PNS)으로 구분된다. **말초신경계**는 CNS에서 나오거나 들어가는 신경으로, 12쌍의 뇌신경과 31쌍의 척수신경이 연결되어 있다.

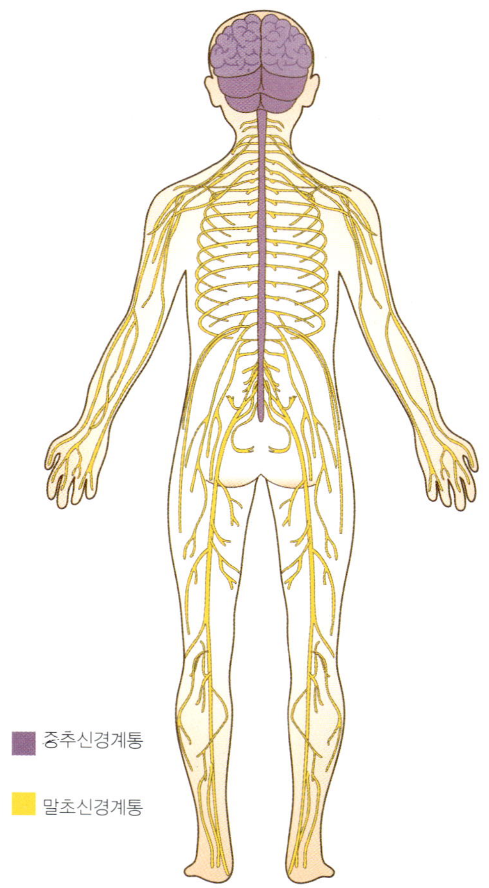

그림 3-4 중추신경계와 말초신경계

또한 신경계를 다시 기능적으로 구분하려면 생리작용을 포함해야 한다. 신경계는 구심성 신경세포, 원심성 신경세포, 그리고 연합 신경세포 등 세 집단으로 각 기능을 구별하고 있다.

첫째, 구심성 신경세포는 감각기능이다. 이는 우리 몸 외부와 내부환경을 감지하고 이 정보를 전달하는 기능이다. 우리 몸에는 몸 내부와 외부환경의 변화를 받아들이는 다양한 감각수용기(sensory receptor)를 가지고 있다. 감각수용기에서 받아들인 정보는 이를 해석할 수 있는 부위로 전달되어야만 한다. 즉, 구심성 신경(afferent neuron)으로 외부 및 내부환경을 감지하는 조직과 기관의 감각수용기로부터 정보를 받아서 중추신경계로 전달하는 감각신경(sensory neuron)이다.

둘째, 원심성 신경세포는 운동기능이다. 우리가 환경변화를 잘 감지하고 그것에 대해 잘 적응할 수 있는 결정을 중추로부터 내려 환경변화에 대한 반응을 수행할 수 있는 효과기(effector)로 정보를 보내는 것이다. 원심성신경(efferent neuron)은 중추신경계로부터 지시하는 정보를 조직과 기관의 말초에 위치하는 표적 효과기(effector)까지 전달하는 운동신경(motor neuron)이다.

셋째, 연합신경세포는 정보를 통합하는 기능이다. 통합기능은 감각기능을 통해 모아진 정보를 해석하는 것이다. 이러한 해석과정에서 '진행(go)'과 '멈춤(stop)'을 결정하게 된다.

이와 같이 신경계 기능은 감각수용기(sensory receptor)로부터 정보를 받는 약 천만 개의 구심성 신경을 통해 뇌와 척수에 무려 200억 개나 분포되어 있는 연합신경세포에 연결하여 기억, 계획, 학습 등 복잡한 기능에 따라서 50만 개의 원심성신경을 통해서 모든 조직 또는 기관의 표적 효과기(골격근, 심장근, 내장근, 분비샘 등)에 전달하여 모든 기능을 지배한다.

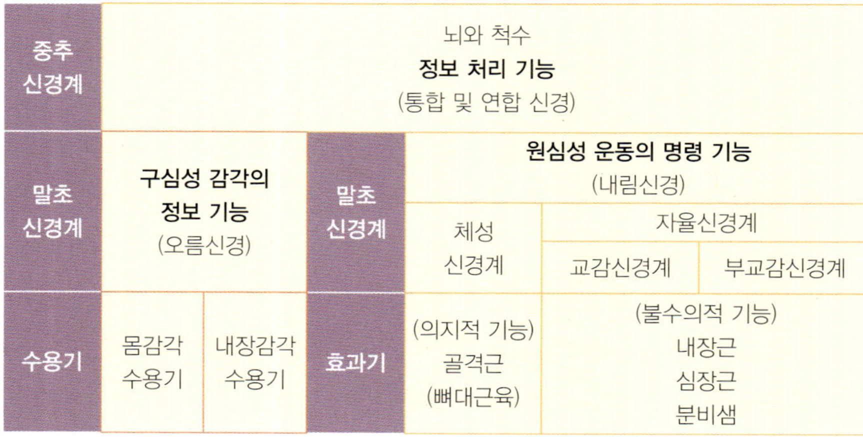

그림 3-5 신경계의 기능 집단

위에서 말한 신경계의 생리기능 집단들을 해부학적으로 구성해 보면, 뇌와 척수로 구성되어 있는 중추신경계는 통합기능을 수행하고, 말초신경계는 기능적으로 둘로 나눌 수 있는데, 이는 감각수용기에서 정보를 받아들이고 이를 중추신경계로 전달하는 감각신경계 그리고 중추신경계에서 나오는 신호를 효과기로 전달하는 운동신경계이다. 운동신경계는 다시 체성신경계(somatic motor nervous system)와 자율신경계(autonomic nervous system)로 나눌 수 있다. 체성신경계는 보행에 필수적인 뼈대근육을 효과기로 사용하는 신경계이다. 뼈대근육의 수축은 무의식적인 반사작용(reflex)에 의해 일어나는 경우도 있지만 일반적으로 의지에 따라 조절할 수 있다. 반면 자율신경계는 무의식적으로 매일 신체기능에 필요한 요구를 조절하는 불수의적 기능을 수행한다.

4. 말초신경계

뇌신경과 척수신경은 뇌와 척수로부터 중추신경계를 떠나는 므든 신경에 의해 몸의 모든 기관과 교신한다. 이 신경들은 중추신경계 바깥쪽에 위치한 세포체들과 함께 말초신경계(peripheral nervous system: PNS)를 구축한다. 말초신경계는 신경(축삭의 집합)과 신경절(세포체의 집합)로 구성된다. 중추신경계는 말초신경계가 없이는 모든 기관을 기능적으로 작용할 수 없다.

뇌신경(cranial nerve)은 12쌍으로, 2쌍은 대뇌와 시상에 위치한 신경세포에서 생기고 10쌍은 중간뇌, 다리뇌, 그리고 숨뇌로부터 생긴다. 뇌신경은 로마숫자와 그 이름으로 표시한다. 로마숫자는 신경이 뇌의 위에서부터 아래까지 위치한 순서를 나타낸다. 그리고 명칭은 이들 신경에 의해 자극받는 기관 또는 신경의 주요한 기능을 의미한다. 대부분의 뇌신경은 혼합신경으로 분류되는데, 그 이유는 뇌신경이 감각신경섬유와 운동신경섬유를 모두 갖고 있기 때문이다. 그러나 특수한 감각(예: 후각, 시각)에 관련된 뇌신경들은 감각신경섬유만으로 구성되어 있다. 이 감각신경세포의 세포체들은 뇌에 있지 않고 감각기관 근처의 신경절에 있다.

표 3-1 뇌신경의 위치와 주요한 기능

뇌신경	나오는 위치	신경분포 기관	기능
I. 후각신경	대뇌	후각상피	• 특수감각: 후각기능
II. 시각신경	시상	망막	• 특수감각: 시각기능
III. 눈돌림신경	중간뇌	눈근육	• 운동: 눈, 초점 및 동공크기 조절
IV. 도드래신경	중간뇌	눈근육(위빗근)	• 운동: 눈
V. 삼차신경	다리뇌	눈, 코, 피부, 입술, 잇몸, 이, 혀	• 감각: 머리, 얼굴, 입 • 운동: 씹기
VI. 갓돌림신경	다리뇌	눈근육(가쪽 곧은근)	• 운동: 눈

뇌신경	나오는 위치	신경분포 기관	기능
Ⅶ. 얼굴신경	다리뇌	혀 앞부분, 얼굴근육, 눈물샘, 침샘	• 감각: 혀 앞부분 미각 • 운동: 얼굴표정, 눈물 및 침 분비
Ⅷ. 속귀신경	다리뇌, 숨뇌	달팽이관	• 특수감각: 청각, 균형 및 평형 감각
Ⅸ. 혀인두신경	숨뇌	혀 뒷부분, 인두, 귀밑샘	• 감각: 혀 뒷부분 미각, 혈압, 혈액 내 가스농도 • 운동: 인두, 침 분비
Ⅹ. 미주신경	숨뇌	귓바퀴, 인두, 가로막, 가슴과 배 내장	• 감각 및 운동: 귀, 가로막, 인두, 호흡관, 위장관
Ⅺ. 더부신경	숨뇌	입천장, 인두, 후두의 수의근	• 운동: 머리운동, 의지적 삼킴, 성주름 조절
Ⅻ. 혀밑신경	숨뇌	혀근육	• 운동: 의지적 혀운동, 말하기, 삼킴

척수신경(spinal nerve)은 31쌍으로, 8쌍의 목신경(cervical), 12쌍의 가슴신경(thoracic), 5쌍의 허리신경(lumbar), 5쌍의 엉치신경(sarcral)과 1쌍의 꼬리신경(coccygeal) 등으로 나뉜다. 척수신경은 감각섬유와 운동섬유로 된 혼합신경이다. 이 섬유들은 신경 속에 함께 포함되어 있으나 신경이 척수에 부착하는 부근에서 분리되어 척수의 회색질(gray matter) H자 모양의 네 끝부분 뿔(horn)로, 이는 각 신경에 2개의 뿌리를 만든다. 뒤뿌리(후근, dorsal root)는 감각섬유로 구성되고 앞뿌리(전근, ventral root)는 운동섬유로 구성된다. 뒤뿌리 신경절(후근 신경절, dorsal root ganglion), 즉 뒤뿌리의 팽대부는 감각신경세포의 세포체를 포함한다.

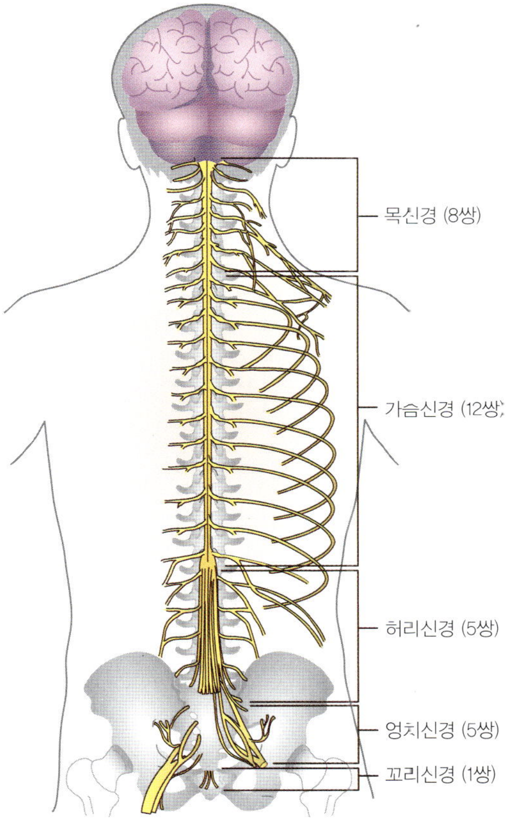

그림 3-6 척수신경

5. 자율신경계

자율신경계는 내분비계와 함께 우리 몸의 기능을 무의식적으로 조절하고 통합한다. 몸에서 자율적으로 일어나는 운동이 신경계의 조절에 의한 것이 아니거나 신경계통의 조절을 받는다고 하더라도 신경과는 무관하게 이루어지는 것으로 생각하였다. 그래서 무의식적인 운동은 자율신경계의 조절을 받고 있으며, 또한 체성신경계와 상호작용하고 있다고 한다. 우리가 마음대로 조절하는 의식적인 체성신경계는 중추신경계에서 내보낸 하나의 운동신경섬유에서 골격근육을 직접 지배하지만 자율신경계는 약간 다르고 복잡하다. 중추신경계에서 첫 번째 운동신경세포가 신경섬유를 내보내면 이 신경섬유는 **자율신경절(ganglion)**에서 두 번째 운동신경세포와 시냅스를 이루고, 두 번째 운동신경세포는 민무늬근육, 심장근육 또는 분비샘과 같은 효과기의 운동을 조절한다. 따라서 첫 번째 운동신경세포를 **신경절전신경세포(preganglionic neuron)**라고 하고, 두 번째 운동신경세포는 **신경절후신경세포(postganglionic neuron)**라고 한다. 이와 같이 자율신경계는 신경절과 2개의 운동신경세포를 갖는 것이 다른 점이다.

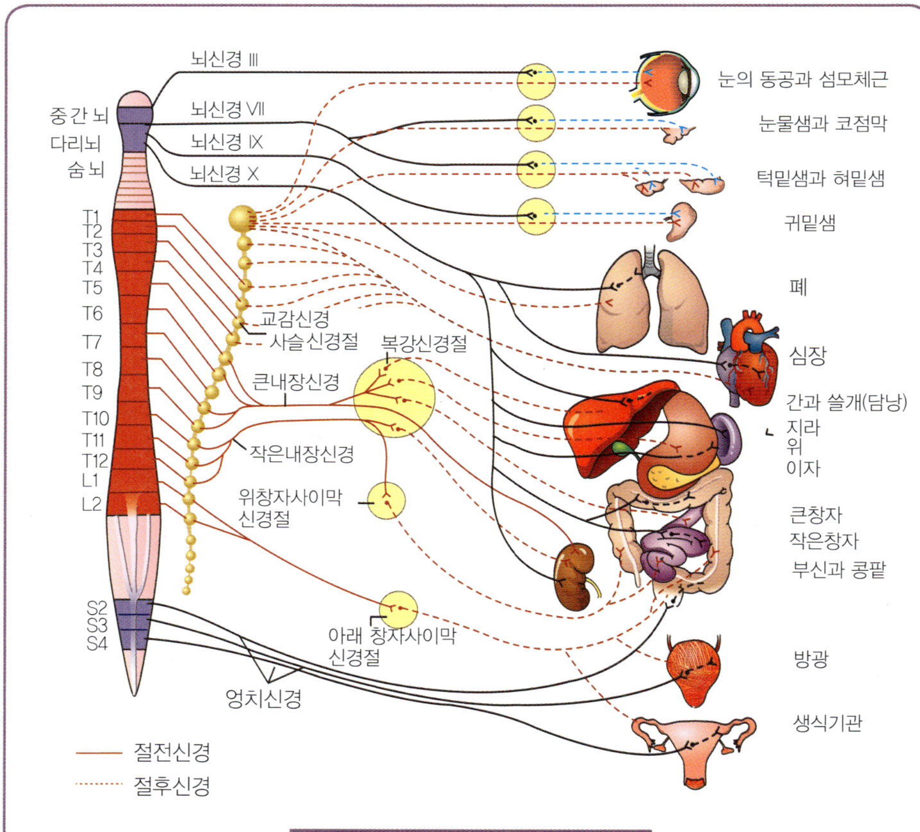

그림 3-7 자율신경계의 분포

자율신경계의 지배를 받는 효과기에는 서로 길항적으로 작용하는 **교감신경계**(sympathetic nervous system)와 **부교감신경계**(parasympathetic nervcus system)로 나눌 수 있다.

예를 들면, 자동차의 속도를 조절하는 가속기와 브레이크와 같다. 가속기를 밟으면 자동차의 속도가 빨라지고 브레이크를 밟으면 자동차의 속도가 떨어진다. 이와 같이 우리가 마음대로 조절할 수 없는 효과기(민무늬근육, 심장근육 또는 분비샘)의 기능은 자율신경계통의 두 가지 길항적인 신경의 균형에 의해 조절된다.

표 3-2 자율신경계의 기능

분포	교감신경의 기능	부교감신경의 기능
• 눈 • 눈물샘	• 동공 확대 • 신경분포 없음	• 동공 수축 • 눈물 분비
• 땀샘	• 땀 분비 증가	• 신경분포 없음
• 혈관 • 심장	• 혈관 수축 및 확장 • 심박동수 및 수축력 증가, 혈압 상승	• 신경분포 없음 • 심박동수 및 수축력 감소 혈압 감소
• 기관 • 호흡	• 기관지 확장 • 호흡수 증가	• 기관지 수축 • 호흡수 감소
• 소화 • 간	• 활동 감소 • 글리코겐 분해	• 활동 증가 • 글리코겐 합성
• 골격근	• 수축력 증가, 글리코겐 분해	• 신경분도 없음
• 지방조직	• 지질 분해, 지방산 유리	• 신경분도 없음
• 콩팥 • 방광	• 소변 감소 • 방광 이완	• 소변 증가 • 방광 수축

교감신경계는 해부학적으로 척수신경 중에서 가슴신경(T1~T12)과 허리신경(L1~L2)에서 나와서 척수의 양옆에 척수와 평행하게 위치한 두 개의 사슬신경절에서 연접한다. 절전섬유(교감신경 절전신경세포, sympathetic preganglionic neuron)는 길이가 짧고 절후섬유(교감신경 절후신경세포, sympathetic post-ganglionic neuron)는 길게 뻗어 효과기 또는 지배장기를 조절한다. 교감신경계를

자극하거나 흥분작용이 일어나면 심박동수와 혈압을 증대시키며 몸에 저장된 에너지를 사용하고 골격근 및 심장의 혈류를 증가시키는 반면에 피부와 내부 장기로 혈류가 감소한다. 또한 동공 및 세기관지 확장을 일으키며 위장관운동 및 방광과 생식기관의 기능도 저하된다. 이러한 반응은 심한 스트레스 또는 응급상황 시 겪는 신체의 변화로 **'싸움과 도주'** 반응이라고 한다.

부교감신경계는 해부학적으로 뇌신경(III, VII, IX 및 X 신경)과 엉치신경(S2~S4) 부위에서 나와 효과기 또는 장기 근처의 자율신경절에서 연접한다. 따라서 교감신경계와 달리 절전섬유는 길게 뻗어 신경절이 지배장기에 가까이 있거나 장기 내에서 연접되어 있어서 절후섬유는 짧다. 부교감신경계는 소화과정과 노폐물 제거와 같은 필수적인 신체기능을 유지하거나 생명유지에 필수적이다. 교감신경계와 반대로 작용하거나 균형을 맞추려는 작용을 하며 **'휴식과 소화'** 상태에서 교감신경계보다 우수하다. 대부분의 기관들은 이중지배를 받지만 부신수질, 땀샘과 대부분의 혈관들은 교감신경의 지배를 받는다.

6. 중추신경계

신경계는 구조적으로 중추신경계(central nervous system: CNS)와 말초신경계(peripheral nervous system: PNS)로 나눌 수 있다. 신경계의 통합적인 중추신경계는 기능적 중추로 뇌(brain)와 척수(spinal cord)로 구성되어 있다.

뇌와 척수의 기능이 잘 유지되도록 단단한 머리뼈와 척주뼈에 의해 외부 충격으로부터 보호되며 이러한 뼈의 바로 밑에는 3개 층의 두꺼운 **뇌척수막**으로 둘러싸여 있고 **뇌척수액**에 뇌와 척수가 약간 뜨도록 담겨 있다.

뇌척수액(cerebrospinal fluid)은 뇌와 척수의 주위를 순환하는 맑고 무색의 액체로 뇌의 완충작용을 비롯하여 영양공급, 신진대사의 노폐물 제거 및 영양분을 제공한다. 뇌척수액 상당량은 뇌실이라는 공간에 들어 있고 양쪽 대뇌에 놓여 있는 두 개의 가쪽 뇌실(lateral ventricle), 사이뇌의 중앙에 위치하고 있는 **셋째 뇌실**

(third ventricle), 작은뇌와 숨뇌 사이에 좁은 넷째 뇌실(fourth ventricle), 척수의 중심관(central canal)이 서로 연결되어 흐르고 있다. 뇌척수액은 뇌실막세포의 맥락얼기(chroid plexus)라는 모세혈관들로 구성된 얼기에서 하루에 500mℓ 정도 생산하며 뇌실의 용적은 약 150mℓ이다.

뇌는 약 350억 개의 신경세포들과 수백 개의 신경세포집단으로 복잡한 입체 구조를 각 부위별로 보면 대뇌와 사이뇌(간뇌)로 구성되고 뇌줄기(뇌간)는 뇌와 척수를 연결하는 부분으로 중간뇌, 다리뇌, 숨뇌로 구성되어 있다. 중간뇌는 사이뇌 아래에 위치하고 있으며 다리뇌(교뇌), 숨뇌(연수) 및 소뇌로 연결되어 있다. 뇌의 각 부위에서 뇌신경 12쌍이 연결되어 있다.

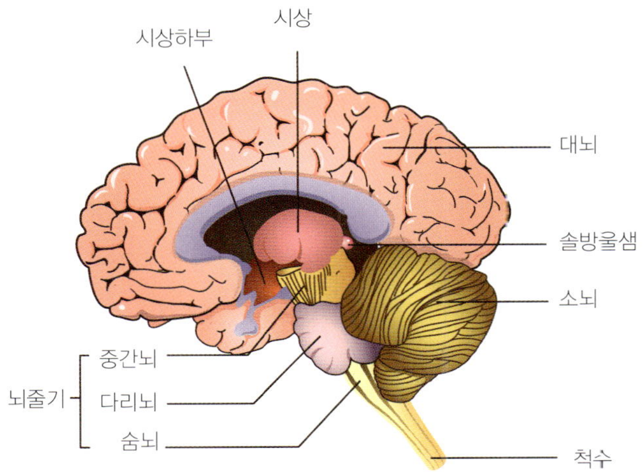

그림 3-8 중추신경계

대뇌는 뇌의 80%를 차지하며, 표면에 많은 주름으로 틈새, 이랑, 고랑을 형성하고 표면층은 2~4mm 두께의 대뇌회색질로 이루어진 피질과 그 아래에 대뇌백색질로 구성되어 있다. 대뇌는 주로 의식적 사고와 지적 기능이 시작되는 곳으로 대부분의 감각정보를 받아 의식적 또는 무의식적으로 운동신경세포를 조절하는 명령에 관여한다.

사이뇌는 뇌줄기의 위쪽에 위치하여 의식 및 무의식 수준의 감각 및 운동을 통합하는 정보교환 및 중계중추로 시상, 시상하부, 솔방울샘과 뇌하수체의 일부분으로 구성된다. 시상은 사이뇌 중 가장 큰 부분으로 셋째 뇌실에 둘러싸여 있으며 양쪽에 시상핵들로 이루어진 둥근 회색질 덩어리로 냄새를 제외한 모든 감각정보를 대뇌에 전달하기 전에 시냅스를 이루어 여러 감각의 통합이 이루어진다. 따라서 감각 및 운동신경의 중계소이며 그 밖에도 원시적 감각인 통각, 온도각, 압각과 같은 생존에 필수적인 지각을 중계한다. 시상하부는 커다란 시상 아래에 위치하여 시상보다 크기가 작지만 자율신경계의 중추로서 모든 내장운동(소화, 호흡, 박동)을 조절할 뿐만 아니라 뇌하수체 일부분이 부착되어 있어 내분비와도 관련이 깊으며 무의식적 인체운동과 항상성에 영향을 미치는 신경세포체를 포함하고 있다. 또한, 시상하부는 몸의 체온을 조절하거나 배고픔과 갈증, 각성과 수면상태를 조절하며 분노, 공격, 성적욕구, 감정적 스트레스와 같은 본능과도 밀접한 관련이 있다.

중간뇌는 사이뇌와 다리뇌 사이에 위치하여 신경핵들과 오름신경 및 내림신경 섬유다발들이 있다. 앞부분의 덩어리 모양은 오름신경 및 내림신경 섬유다발들로 구성된 대뇌다리(cerebral peduncle)로 대뇌와 소뇌를 연결하는 주된 운동신경로의 역할을 한다. 뒷부분에 돌출된 위와 아래 덩어리 모양은 빛이 번쩍하면 반사적으로 눈, 머리, 목 등을 돌리는 시각반사운동을 조절하는 위둔덕(superior colliculus)과 굉음과 같은 소리반사운동을 조절하는 아래둔덕(inferior colliculus)이 있어 눈과 머리 몸통의 빠른 운동과 관련된 반사중추에 관여하는 뇌신경 III, IV의 신경세포체로 이루어진 신경핵 덩어리를 포함하고 있다.

다리뇌는 중뇌 바로 아래에 위치하고 소뇌를 중간뇌, 사이뇌, 대뇌, 척수와 연결하는 소뇌다리와 같이 뇌와 척수를 종과 횡으로 주행하는 신경섬유다발과 뇌신경 V~VIII의 신경핵이 있다. 그 밖의 중요한 신경핵은 호흡조정중추와 무호흡중추로 숨뇌의 호흡리듬중추와 함께 호흡의 속도와 깊이를 무의식적으로 조절한다.

숨뇌(연수)는 뇌줄기의 가장 아랫부분으로 척수와 연결되어 주로 백색질로, 안쪽은 회색질로 되어 있으며 뇌와 척수 사이를 연결하는 오름신경(상행성: 지각성)과 내림신경(하행성: 운동성) 섬유다발로 구성되어 있다. 대뇌 양쪽에서 내려오는 가장 큰 운동신경로는 이곳에서 서로 피라미드(pyramid) 교차하여 반대쪽의 운동을 지배한다.

숨뇌에는 뇌신경 VIII~XII의 중요한 신경핵들이 들어 있고 생명 기능에 중요한 자율신경기능을 조절하는 많은 신경핵 집단과 생명중추들이 포함되어 있다. 생명중추는 음식을 삼키거나, 기침, 재채기 또는 구토에 관여하는 내장반사중추를 비롯하여 심장조절중추, 혈관운동중추 및 호흡리듬중추가 있다. 심장중추는 심장박동수와 심장의 수축강도를 조절하고 혈관운동중추는 혈관긴장도를 조절하여 혈액의 흐름을 조절하고 호흡리듬중추는 다리뇌와 함께 호흡을 조절한다. 이러한 부분이 손상되면 곧 생명을 잃게 된다.

소뇌는 나뭇가지 모양으로 백색질의 소뇌나무와 대뇌에서와 같이 표면층이 회색질로 이루어진 소뇌잎새로 구별하고 앞부분이 둥글게 튀어나온 모양은 가지며 뇌로 하여금 섬유다발인 소뇌다리를 통해서 의지적인 운동과 평행, 그리고 균형을 위해 결정할 수 있도록 도와준다. 소뇌는 음식이나 물컵을 잡거나 만지거나 입에 가져가도록 의도한 대로 근육들을 세밀하게 조절하여 균형을 유지하도록 하며 또한 뼈대근육의 협동과 수축에 대한 운동충동을 전해주며 자율적인 운동반응의 기능이 있어 뼈대근육으로 하여금 민무늬근육의 협동운동조절과 자세유지의 조절에 있어서도 매우 중요한 역할을 한다. 알코올 중독, 외상이나 뇌졸중으로 소뇌가 손상되면 운동의 속도, 힘과 방향 감각을 조정하지 못하는 운동실조(ataxia)가 일어난다.

척수(spinal cord)는 척추뼈, 뇌척수액 그리고 뇌척수막에 의해 보호되며 대뇌와 소뇌와는 다르게 척수회색질은 중심부에 H자 모양으로 그 끝부분의 뿔과 주변부에 이를 에워싸는 척수백색질로 구성되어 있으며 척수신경 31쌍이 연결되어 있다. 회색질에 위치하고 있는 앞뿔은 운동신경세포체를 가지고 있으며 뒤뿔은 척수신경의 지각신경원의 종말이 있어 피부나 근육, 내장기관 및 척수신경절(spinal ganglia)의 바로 바깥에 있는 세포체에 가지를 내고 있다. 가쪽 뿔은 자율신경계통의 운동신경원을 가지고 있다. 대부분 말이집신경섬유로 구성되어 있는 백색질은 위로 올라가거나 내려가는 감각이나 운동신경다발의 신경축삭들로 이루어 있고 회색질에는 감각이나 운동신경다발의 신경핵 집단이다.

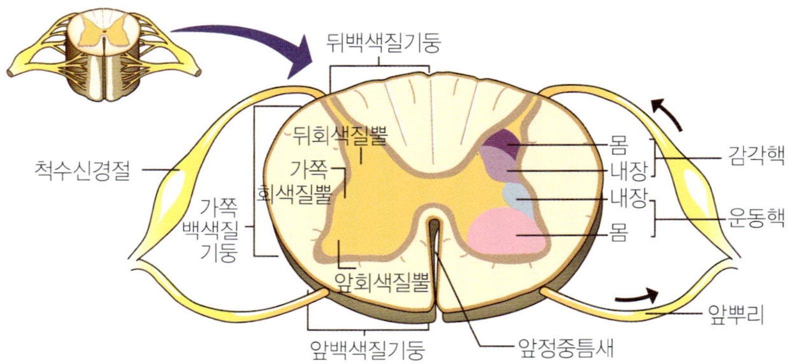

그림 3-9 척수의 단면

척수는 뇌와 말초신경 사이를 올라가고 내려가는 전도로와 반사중추의 두 가지 기능이 있다. 척수는 수용기 자극에서 감각신경, 뇌에서 통합 및 연합신경, 운동신경에서 수용기 등으로부터의 수많은 정보를 뇌쪽으로 올라가는 상행성 전도로(ascending tracts)와 뇌 아래쪽으로 내려가는 하행성 전도로(descending tracts)로 도시 간의 고속도로와 같은 기능과 그 밖에도 뇌와 무관하게 척수 내에서 감각 정보를 통합 및 연합하여 운동을 명령하는 척수반사를 일으키는 척수반사중추의 기능이 있다. 이러한 기능은 자동차 사고로 척수가 손상되면 척수의 어느 신경핵, 신경로, 척수신경 등의 부위가 손상되었는지에 따라서 특정 감각이 소실되거나 운동기능이 마비된다.

4. 심혈관계

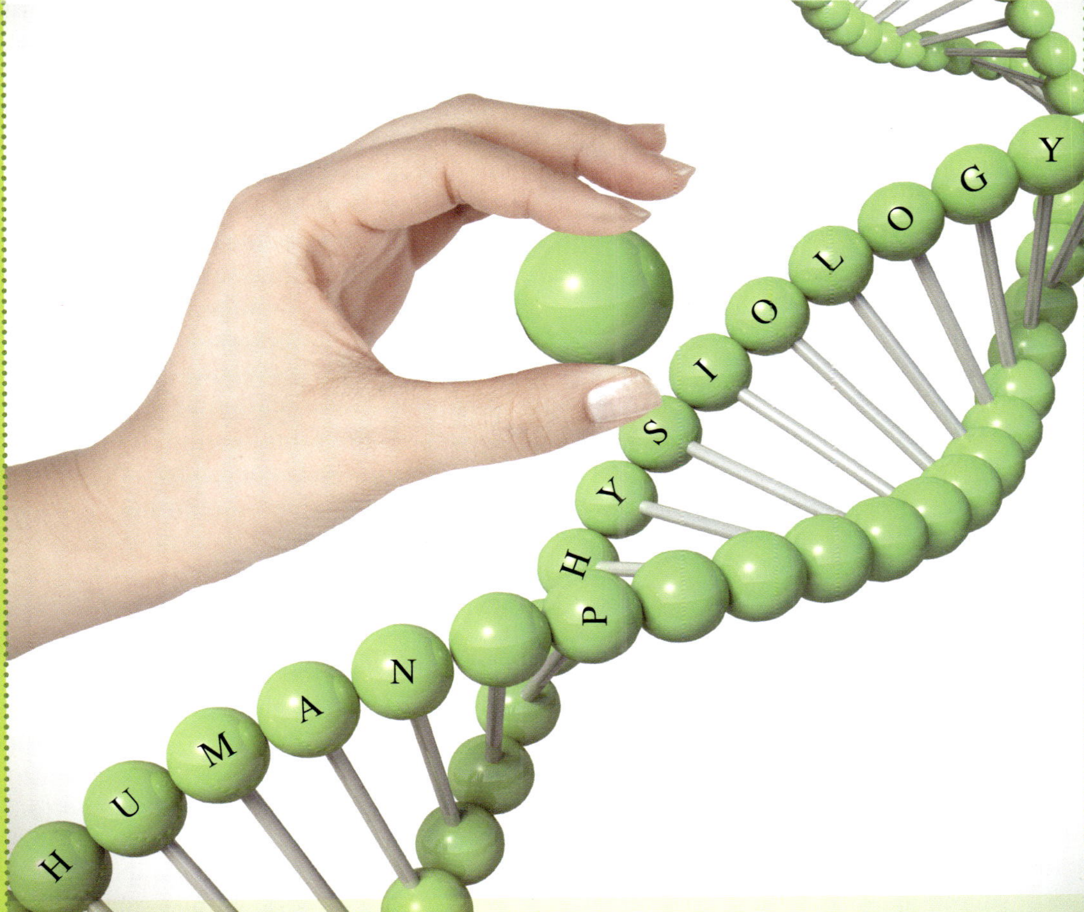

순환계는 산소와 영양소가 풍부한 혈액을 조직으로 운반하여 확산을 통해 영양물질을 공급하고 이산화탄소와 대사노폐물을 체외로 배출한다. 모든 순환계는 혈액과 혈액이 흐르는 관인 혈관, 혈액을 밀어내는 펌프 역할을 하는 심장 등 3가지 부분으로 구성되어 있으며 심장과 혈관을 특히 **심혈관계**(cardiovascular system)라고 한다.

1. 혈액의 구성

1) 혈액의 구성

혈액(blood)은 심장을 통해 온몸의 혈관을 따라 순환하면서 인체에 필요한 영양성분과 산소를 공급하고 각 기관에 쌓여 있던 이산화탄소와 노폐물을 배출시킨다. 혈액은 여러 종류의 단백질과 다량의 수용성 분자를 포함한 **혈장**(plasma)과 **적혈구**(erythorocyte), **백혈구**(leukocyte), **혈소판**(platelet)으로 구성된 혈구성분으로 이루어져 있다.

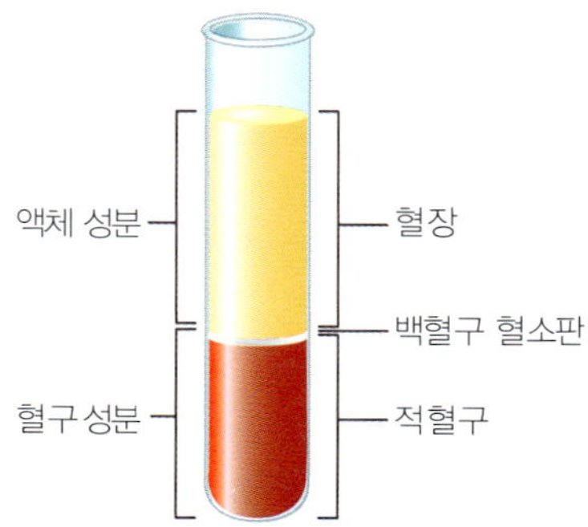

그림 4-1 혈액의 구성

(1) 혈장

혈장은 엷은 황색의 점도가 있는 약알칼리성 액체로서 **전혈**(whole blood)의 55% 정도를 차지한다. 혈장의 90%는 용매로 작용하는 수분이며, 7~8%는 고형성분으로 혈장단백질, 지질, 당류, 무기염류, 노폐물 등이 해당된다. 그 밖의 비단백 질소 화합물로서 요소, 아미노산, 요산 등이 함유되어 있다. 지질은 콜레스테롤과 인지질이 주요성분이고 무기염류는 나트륨, 칼슘, 마그네슘, 칼륨 등이 혈액 내 삼투압을 조절한다. 혈장의 당은 거의 포도당이며 100mg/dℓ 정도 함유되어 있다. 혈장단백질은 주로 알부민(albumin)과 글로불린(globulin)이며 혈액 응고에 관계하는 피브리노겐(fibrinogen)도 함유되어 있다. 혈장단백질은 무기염류와 함께 혈액의 삼투압을 일정하게 유지시키고 pH의 변화를 줄이는 완충작용을 하며, 혈액의 점성을 유지한다. 혈장의 부피와 조성은 질환에 따라 크게 변하므로 질환의 진단이나 상태를 파악하는 데 이용되기도 한다.

(2) 혈구

혈액의 세포성분인 혈구들은 골수의 조혈모세포로부터 적혈구, 백혈구, 혈소판으로 분화되어 만들어진다. 헤마토크릿(hematocrit)는 혈액에서 혈구가 차지하는 비율을 말하며 빈혈을 진단하는 데 이용된다.

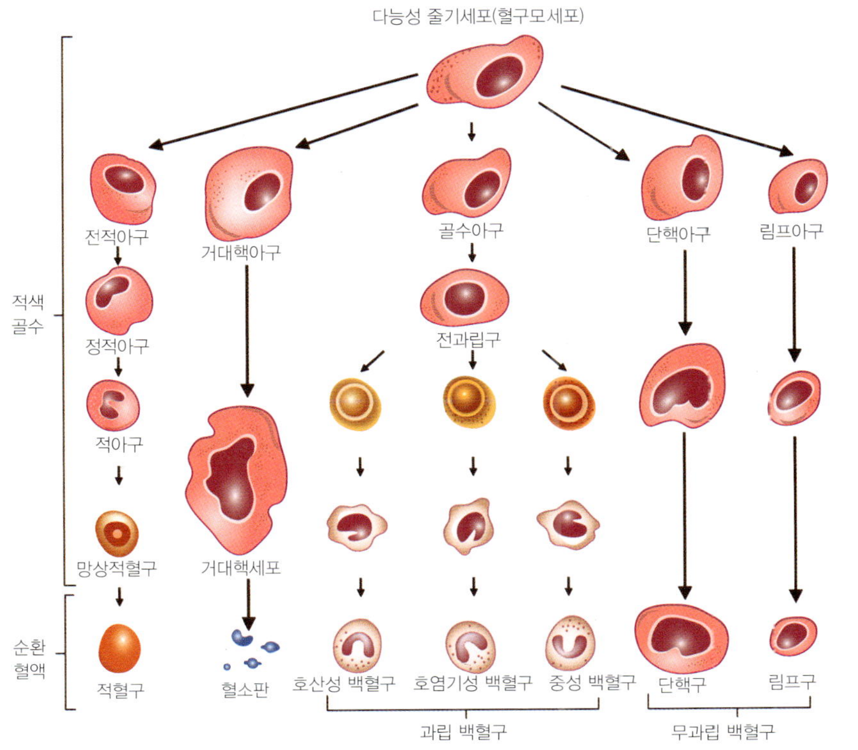

그림 4-2 혈구종류에 따른 생성과 분화

① 적혈구

적혈구는 혈구 중에서 가장 많은 부분을 차지하며, 산소와 이산화탄소를 운반하는 역할을 한다. 사람의 적혈구에는 핵이 없고, 산소를 운반하는 혈색소인 **헤모글로빈(hemoglobin)**이 들어 있다. 헤모글로빈은 적색을 띤 단백질이며, 이로 인해 혈액은 붉은색을 띠게 된다. 헤모글로빈 속에는 철 원자가 들어 있어 산소분자와 결합하게 되는데 조직에서는 헤모글로빈에 결합되어 있는 산소가 조직세포로 옮겨가고 조직세포에 있던 이산화탄소 일부는 적혈구와 결합하여 혈액으로 옮겨져 운반된다. 적혈구에는 헤모글로빈 외에도 수분, 지질, 전해질, 효소 등이 함유되어 있다. 적혈구는 원반형으로 직경이 6~8㎛ 정도이며 1㎕의 혈액 속에 남자는 대략 500만 개, 여자는 450만 개가 들어 있다. 그러나 건강상태나 고산지대 등의 생활조건에 따라서 적혈구 수는 많이 변한다.

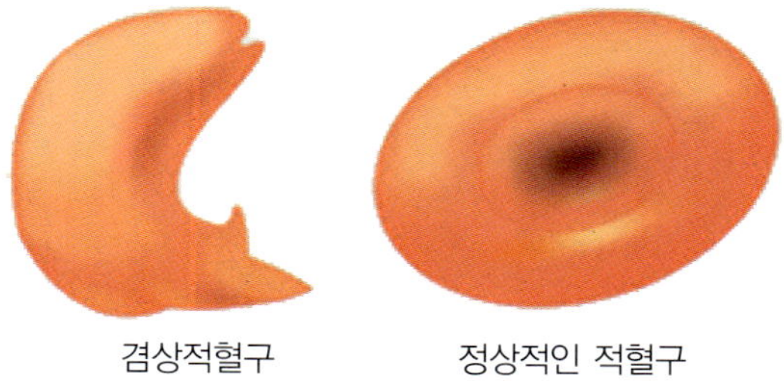

그림 4-3 적혈구

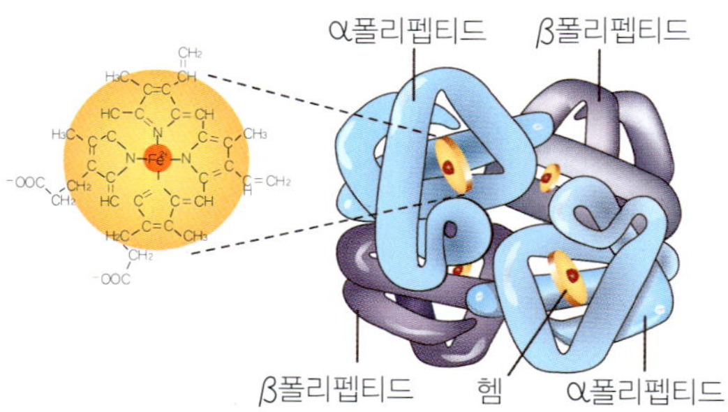

그림 4-4 헤모글로빈의 구조

② 백혈구

백혈구는 혈구 중에서 가장 크며 유일하게 핵을 가지고 있다. 또한 크기가 12~25㎛ 정도로 일정하지 않고 여러 형태로 존재한다. 백혈구 수는 연령에 따라 차이가 있는데, 보통 성인의 경우는 혈액 1㎕에 7,000개 정도이고 유아는 9,000~13,000개로 더 많다. 연령 외에도 여러 인자에 의해 백혈구 수가 변하는데 운동, 추위, 정신적 스트레스, 임신의 경우에는 증가된다. 또한 세균성 감염, 출혈, 외상, 열상, 심근경색 등의 병리적 상황에서 백혈구 수가 증가하는 반면 장티푸스, 인플루엔자, 약물중독, 방사선 노출 등의 상황에서는 감소한다. 그러므로 백혈구 수의 측정은 질환 진단에 중요하게 활용되며, 백혈구와 관련된 대표적인 질병은 백혈병으로 백혈구가 무질서하게 증식한다.

백혈구는 골수의 줄기세포에서 생성되는데, 성숙과정에서 골수아구(myeloblast), 단핵아구(monoblast), 림프아구(lymphoblast)로 분화된다. 백혈구는 세포 내 과립의 유무에 따라 과립백혈구와 무과립백혈구로 구분된다. 핵의 모양이 일정하지 않은 과립백혈구는 골수아구에서 분화되고 염색성에 따라 호중성 백혈구(neutophil), 호산성 백혈구(eosinophil), 호염기성 백혈구(basophil)의 3종류로 나뉜다. 무과립백혈구는 림프절에서 만들어지고 소형의 원형핵을 가진 림프구(lymphocyte)와 말굽 모양으로 1개의 핵을 갖는 단핵구(monocyte)로 구분된다. 림프구는 생산과정이 복잡하고 두 가지 림프구로 분화되며 식세포작용과 항체형성에 관여한다. 백혈구는 형태에 따라 수명이 다양하고 비장이나 골수에서 파괴된 후에 전신의 세망내피계 세포에 의해 탐식되어 제거된다.

■ 과립백혈구

과립백혈구는 직경이 9~15㎛이고 골수에서 생성되어 체내에 침입한 병원미생물이나 이물질에 대해 세포 내 소화를 수행한다.

- 호중성 백혈구: 호중성 백혈구는 중성 pH 범위 내에서 염색된다. 호중성 백혈

구는 백혈구의 54~62%를 차지하고 과립성 백혈구의 93~96%를 차지한다. 혈액 1㎕ 중에 1,800~7,000개 있으며 급성 염증이 생겼을 때에 급속하게 증가한다. 호중성 백혈구가 1,000개/㎕ 이하로 감소하면 병원균에 감염되기 쉽고 500개/㎕ 이하로 되면 폐렴이나 패혈증 등 위독한 상황이 초래될 수 있다.

- 호산성 백혈구 : 호산성 백혈구의 과립은 산성 색소에 잘 염색된다. 이 백혈구의 유주능력은 호중성 백혈구보다 작지만 혈관 밖으로 나와 병변 부위에 모이며, 세포 분해산물을 세포 내에서 소화한다. 호산성 백혈구의 수는 계절적으로 변동이 심하여 여름에는 적고 겨울에는 많아지며, 밤에는 많고 낮에는 적다. 알레르기성 질환이나 자가면역성 질환 등에서 비정상적인 수적 증가가 나타나며, 스트레스 등을 강하게 받는 경우와 코티솔의 투여 후에는 수가 감소한다.

- 호염기성 백혈구: 호염기성 백혈구의 과립에는 히스타민과 헤파린이 다량 함유되어 있으며 총 백혈구의 0.5~1.0%를 차지한다. 과립백혈구 중에 가장 적으며 알레르기 상태나 백혈병에서는 수가 증가한다.

■ 단핵구

단핵구는 백혈구 중에서 가장 크며 골수에서 생산되고 독특한 운동성을 가지며 식세포 작용이 강하다. 결합조직에서 활성화된 단핵구는 조직구 또는 조직 대식세포라고도 한다. 활성화된 단핵구는 인터루킨, 인터페론 등의 사이토카인과 혈관내피세포와 평활근세포의 성장을 촉진하는 인자들을 생산·분비한다.

■ 림프구

림프구는 혈액 1㎕ 중에 1,500~4,000개 존재하며 골수 외에 림프절이나 비장에서도 생산된다. 식세포 작용뿐만 아니라 항체 생산 등을 담당하여 면역에 관여한다. 림프구는 세포성 면역에 관여하는 T림프구(T세포)와 체액성 면역 생성에 관여하는 B림프구(B세포)로 분류된다.

③ 혈소판

혈소판은 출혈이 있을 때 혈액 응고 초기 단계에 관여한다. 골수의 거대 핵세포에서 생성되며, 모양이 일정하지 않고 핵이 없으며 직경이 2㎛ 정도로 크기가 작다. 혈소판은 수명이 7~10일 정도이고, 비장에서 파괴된다.

2) 적혈구의 조혈작용

(1) 혈색소

적혈구는 중앙이 약간 함몰된 원반형으로 표면적이 넓기 때문에 산소와의 접촉이 유리하다. 한 개의 적혈구에는 3억 개 정도의 헤모글로빈이 들어 있으며, 한 개의 헤모글로빈은 철을 함유한 4개의 헴분자와 글로빈(globin)이라는 단백질분자의 복합체이다. 한 개의 헴에 산소 한 분자가 결합하여 운반되므로 한 개의 적혈구는 12억 개의 산소분자를 운반하는 셈이다.

(2) 조혈작용

조혈작용이란 다능성 줄기세포인 혈구모세포에서 혈구를 형성하여 혈액 속에서 성숙시키는 과정을 말한다. 이 과정을 통해 수명이 다한 혈구를 대신해서 새로운 혈구가 지속적으로 생성되어 혈액 중의 일정한 농도를 유지하게 된다. 조혈작용은 대략 생후 4년까지는 적색골수에서 일어나고 18세 이후부터 추골, 늑골, 흉골, 두개골, 골반 등의 골수에서 이루어진다. 조혈과정은 집락자극인자(colony stimulating factor), 적혈구조혈인자(hemopoietin) 같은 조혈성장 인자들에 의해 조절되는데 체내에 산소가 부족하게 되면 골수에서 적혈구 생성이 촉진된다. 콩팥으로부터 분비되는 조혈촉진인자인 에리스로포이에틴(erythropoietin) 호르몬은 적혈구 모세포인 줄기세포를 자극하여 적아구를 생성하며, 생성된 적아구는 분화 과정을 거쳐 적혈구로 성숙되어서 혈액으로 방출된다. 반대로 체내에 산소가 충분하면 에리스로포이에틴의 분비가 억제되어 적혈구 생성이 감소한다.

골수에서 만들어진 적혈구는 약 120일 동안 혈액 속을 순환하다가 림프절, 간, 비장 등에서 파괴된다. 노화된 적혈구는 대식세포의 식작용에 의해 분해되며, 적혈구에서 분리된 헤모글로빈은 다시 글로빈과 헴(heme)으로 분리되고, 헴 내의 철을 소실한 후 빌리루빈(bilirubin)으로 변한다. 이후 빌리루빈은 간에서 담즙색소가 되어 소장 내로 분비되고 대장에서 세균의 작용으로 유로빌리노겐(urobilinogen)이 되어 분변과 함께 배출된다.

혈액의 빌리루빈 농도는 항상 일정하게 유지되지만 간 기능 저하, 총담관폐쇄 또는 과도한 용혈이 일어나면 빌리루빈의 혈중 농도가 높아져서 눈의 공막이나 피부가 황색을 띠는 황달(jaundice)이 발생한다.

빈혈은 적혈구 수가 혈액 1㎕당 400만 개 이하이거나 혈색소 헤모글로빈 수치가 혈액 1㎗당 여자 12g, 남자 14g 이하일 때를 말하며 적혈구의 생산 부족, 영양 결핍, 용혈 또는 혈액의 손실 등으로 발생한다. 빈혈이 생기면 산소운반이 저하되어 피부 창백, 심장 활동 항진, 호흡 촉진, 두통, 피로감 등의 증상이 나타난다.

다혈구증(polycythemia)은 생리적 다혈구증과 악성 다혈구증이 있다. 생리적 다혈구증은 평지에서 생활하던 사람이 고산지대에 올라가면 적혈구 수가 600만 개/㎕까지 증가하는 현상이며, 악성 다혈구증은 적혈구가 1,100만 개/㎕이고 헤마토크릿 수치가 70~80%이어서 혈액의 점성이 상당히 증가하여 청색증이 나타난다.

3) 중성 백혈구의 식세포작용

중성 백혈구는 매초 30~40㎛ 정도로 아메바 운동을 하여 모세혈관벽을 빠져나가 조직 내 화학주성이 있는 부위로 이동한다. 조직 내 염증이 발생하거나 세균과 이물질이 외부로부터 침입하게 되면 그 부위에서 화학주성 물질이 분비되는데, 화학주성물질은 모세혈관벽의 투과성을 촉진시켜 중성 백혈구가 아메바 운동으로 쉽게 혈관벽을 통과하여 염증 부위로 접근하게 한다. 세균이나 이물질 자체의 막전위는 양성이고, 중성 백혈구 세포막의 전위는 음성이므로 표면의 전위차로 인하여 세균과 이물질이 중성 백혈구 세포막에 쉽게 부착된다. 이어서 응집소와 같은 물질이 중성 백혈구 내부로 탐식된다. 탐식된 세균과 이물질은 백혈구 내부에서 파고좀(phagosome)이라는 작은 주머니에 둘러싸이고 파고좀은 리소좀이 융합해 파고리소좀이라는 소포를 형성하여 미생물의 거대분자는 리소좀에 있는 효소에 의해 분해된다. 이러한 일련의 과정을 중성 백혈구의 **식세포 작용(phagocytosis)**이라 한다.

식세포 작용에 가담한 중성 백혈구는 수명을 다하면 파괴되는데, 파괴된 백혈구의 잔해가 모인 것이 고름인 농이다. 농은 형성 초기에는 알칼리성이지만 시간이 경과함에 따라 점차 산성으로 변하며 이를 통해 염증이 급성인지 만성인지를 진단할 수 있다.

4) 지혈작용

(1) 지혈

지혈(hemostasis)은 혈관벽에 상처가 났을 때 피가 혈관 밖으로 나오지 못하게 하는 것을 의미한다. 지혈 메커니즘은 혈액의 손실을 방지하기 위해서이며 정상적인 지혈은 혈소판, 혈관내피세포, 혈액 응고단백질의 3가지 요소에 의해 일어난다. 지혈은 상처 난 혈관을 응급으로 일단 메우는 것이며, 상처 부위의 조직이 원래의 상태로 완전하게 회복되기 위해서는 시간이 더 필요하다. 혈관손상으로 혈관내피세포가 파열되면 결합조직에 있는 콜라겐섬유(collagen fiber)가 노출되면서 신속하게 연속적으로 지혈 작용이 일어난다. 상처에 의해 피가 혈관 밖으로 흐르게 되면 우선 상처 부위의 혈관이 수축하고, 상처 부위에 혈소판이 응집해 혈소판 마개인 혈전을 형성한다.

① 혈소판 마개 형성

혈관 내벽의 손상 부위에 혈소판이 응집하여 혈소판 마개를 형성하면 혈관벽의 작은 파손 정도는 안전하게 봉합되어 출혈이 멈추게 된다. 혈소판의 응집은 혈소판이 콜라겐과 결합함으로써 시작된다. 콜라겐과 결합한 혈소판은 분비 소낭에 있는 아데노신이인산(ADP)이나 세로토닌(serotonin) 등 여러 화학물질을 분비하는데 이를 혈소판 활성화라고 한다. 활성화된 혈소판은 인접한 다른 혈소판들과 계속 유착하여 빠르게 응집되며 응집된 혈소판은 점차 압축되면서 치밀해지고 피브린과 응괴를 형성하여 더욱 단단해진다.

② 혈관의 국소적인 수축

혈소판 마개가 만들어지고 단단해지는 동안에 상처 입은 혈관의 평활근이 수축하게 된다. 혈관의 수축은 활성화된 혈소판에서 분비되는 트롬복산(TXA_2)을 비롯한 화학물질의 작용으로 일어난다. 이러한 과정으로 혈관이 수축하게 되면 혈관 부위에 혈류량이 감소하고 혈압이 저하되어 출혈량이 줄어든다.

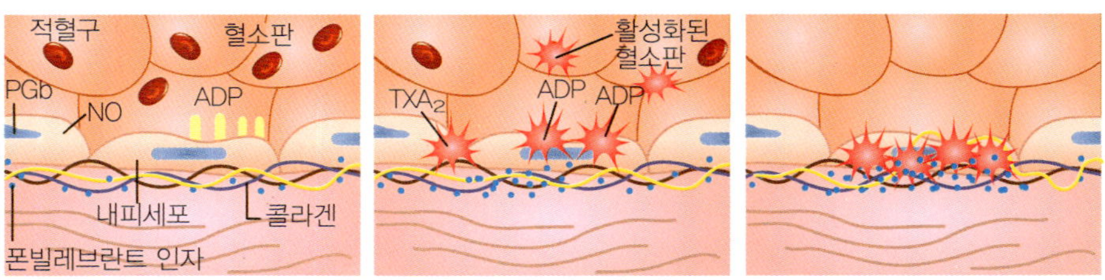

(a) 정상적인 혈관 (b) 혈관 상처부위의 혈소판 활성화 (c) 혈소판 마개 형성

그림 4-5 지혈작용

(2) 혈액 응고

혈액 응고(blood coagulation) 과정은 상처가 난 조직 부위에 국한되어 일어나는 생리적 현상이다. 혈액 응고에 관여하는 인자들은 불활성 상태로 혈액 속을 순환하다 조직 손상이 있으면 즉시 혈액 응고에 가담한다.

조직이나 혈관이 손상되어 출혈이 발생하면, 간에서 생성되어 불활성 상태로 있던 프로트롬빈(prothrombin)이 트롬빈(thrombin)으로 활성화되며 트롬빈은 불활성 상태인 피브리노겐(fibrinogen)을 피브린(fibrin)으로 활성화한다. 혈액 응고의 최종 산물인 반고체상의 피브린은 주위에 있는 물질들과 결합하여 유동성이 없는 혈병(blood clot)을 형성하여 지혈된다. 비타민 K 의존적-프로트롬빈이 트롬빈으로 되기 위해서는 칼슘이온이 필요하며 칼슘인자를 활성화하는 것은 상처 부위에 유착된 혈소판이 파괴되면서 나온 트롬보플라스틴(thromboplastin)이다.

① 혈액 응고인자

혈액 응고인자는 대부분 세린프로테아제(serine protease)라는 효소이며 1~2개의 펩타이드 결합이 분리되면서 활성화된 상태로 변한다. 조직이 손상을 입으면 혈액 응고인자들이 즉시 활성화되어 혈액 응고를 일으키고 혈액 응고 과정이 끝나면 활성화된 인자는 다시 불활성 형태로 전환된다.

혈액 응고는 다소 불안정한 혈소판 마개를 보다 강력한 응고물로 전환시키는 것이며, 내인성 경로와 외인성 경로로 이루어진다.

② 혈액 응고의 내인성 경로

내인성 경로를 통한 혈액 응고 반응은 조직 손상에 의해 시작되고, 피브린 응괴가 형성되면서 끝나게 된다. 먼저 혈관을 손상시키는 음이온화된 유리, 합성수지, 철제물 등의 표면에 의해 혈액 응고 XII인자가 활성화하며 활성화된 XII인자는 IX인자와 IX인자를 단계적으로 활성화한다. 활성화된 IX인자는 세포막에서 VIII인자 및 칼슘, 인지질과 함께 복합체를 형성한다. 이 복합체에 X인자가 결합함으로써 X인자가 활성화된다. 이후 활성화된 X인자는 V인자 및 칼슘, 인지질과 복합체를 이루는데, 이 복합체가 프로트롬빈을 트롬빈으로 활성화한다. 트롬빈은 피브리노겐을 피브린으로 전환시키며 이때 생성된 피브린의 각 분자는 서로 교차 결합하여 긴 섬유를 형성하여 불용성 복합체를 만들어 안정화된 피브린 응괴로 된다.

③ 혈액 응고의 외인성 경로

부서지거나 상처 입은 조직의 세포가 혈관 속으로 유입되면서 외인성 경로가 활성화된다. 이 경로는 혈액 응고를 유도하는 세포막 단백질인 조직 트롬보플라스틴에 의해 일어난다. 조직 트롬보플라스틴은 VII인자를 활성화하며 활성화된 VII인자와 함께 칼슘, 인지질과 복합체를 형성해 X인자 또는 IX인자를 활성화함으로써 내인성 경로와 동일한 과정을 통해 혈액 응고를 일으킨다.

(3) 혈액 항응고제

신체는 혈액 응고 방지 기전과 혈액 응고 기전을 동시에 가지고 있는데 이 두 기전은 서로 균형적으로 작용한다. 정상적인 경우에는 항응고제의 작용이 혈액 응고를 촉진하는 응고촉진제의 작용보다 우세하여 혈액은 원활히 흐르지만 혈관에 상처가 나면 응고촉진제의 작용이 항응고제의 작용을 억제하여 상처 부위에서 국소적으로 혈액이 응고된다.

혈관에 난 상처를 치유한 후에 혈액 응고 찌꺼기가 혈관 내를 순환하게 되면 뇌혈관과 같은 미세혈관들이 막히는 경우가 발생하는데, 이것이 심각한 병적 증상으로 나타나는 경우가 **혈전증(thrombosis)**이다. 다소의 혈전이 생기더라도 혈관 자체 내에 혈전을 억제할 수 있는 범위를 넘게 되면 심각한 증상이 나타난다. 또한 심장수술, 인공 심장판막의 사용 또는 신장투석 시 혈액 응고가 일어나면 심각한 상황이 발생할 수 있다. 따라서 혈액 응고를 최소화하기 위해 다양한 항 응고제(anticoagulant)가 임상적으로 사용되고 있다.

5) 혈액형과 수혈

(1) ABO식 혈액형

ABO 혈액형은 1901년 란트슈타이너에 의해 구분되었다. 사람의 적혈구막에는 항원(antigen)에 해당하는 응집원(agglutinogen) A와 B가 있고 혈장에는 항체(antibody)에 해당하는 응집소(agglutinin) α와 β가 있다. 혈액의 응집반응은 항원 항체반응과 유사한데 응집원 A와 응집소 α가 만나거나 응집원 B와 응집소 β가 만나면 응집반응이 일어나서 적혈구들이 서로 응집한다.

응집원과 응집소의 종류에 따라 사람의 혈액을 A, B, O, AB형의 4가지 혈액형으로 나눌 수 있다. 혈액형은 인종에 따라 분포에 차이가 있는데 한국인은 A형이 가장 많고 그 다음은 O형과 B형이며 AB형이 가장 적다.

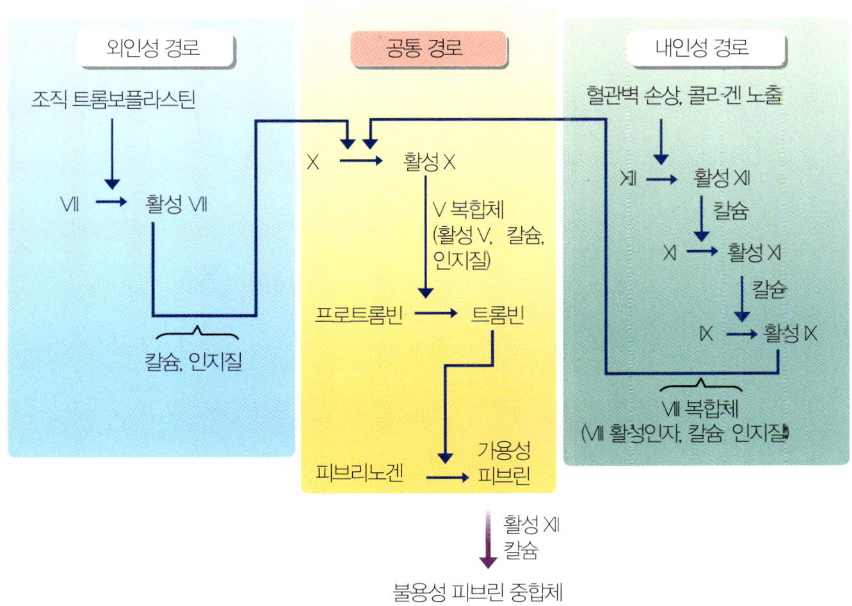

그림 4-6 혈액 응고 과정

혈액형의 판정에는 A형과 B형의 표준혈장이 사용된다. A형과 B형의 표준혈장을 사용하여 응집이 전혀 일어나지 않으면 O형, A형과 B형의 표준혈장과 응집이 일어나면 AB형이다. 그리고 A형의 혈장에만 응집이 일어나면 B형, B형의 혈장만 응집이 일어나면 A형으로 판정한다.

(2) 수혈

수혈(transfusion)할 때는 혈액을 주는 사람의 응집원과 혈액을 받는 사람의 응집소가 중요하다. A형은 A형과 AB형에 수혈이 가능하고 B형은 B형과 AB형에 수혈이 가능하다.

외상이나 외과적 수술로 많은 혈액을 잃는 경우에는 수혈이 필요하게 되는데 사람은 30~40% 이상의 혈액을 잃게 되면 혈압이 저하되면서 쇼크에 빠져 위험하게 되며, 수혈을 해야만 생명을 유지할 수 있다.

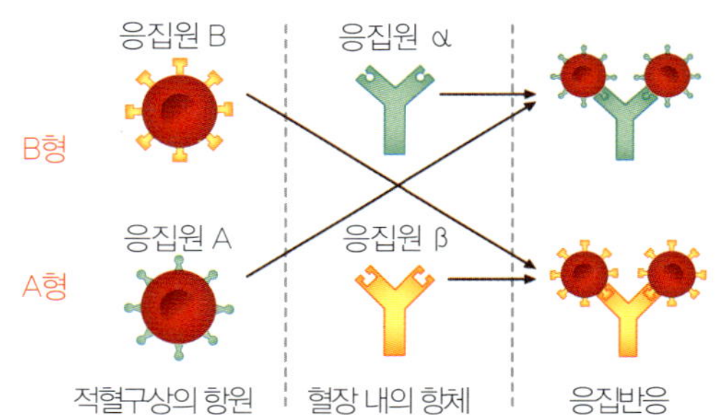

그림 4-7 응집반응

(3) Rh식 혈액형

1940년 란트슈나이더(Landsteiner)와 위너(Wiener)는 토끼에게 레서스(Rhesus) 원숭이의 혈액을 주사하여 토끼의 혈액 속에 레서스 원숭이 혈액의 응집원에 대한 응집소가 생기는 것을 확인하였다. 이후 항체가 형성된 토끼의 혈장은 레서스 원숭이뿐만 아니라 사람의 적혈구도 응집시킨다는 사실을 발견하였고 레서스 원숭이의 적혈구에 존재하는 이 응집원을 Rh 인자라 명명하였다.

대부분 사람의 적혈구에는 Rh 인자가 있는데 Rh 인자가 있는 혈액을 Rh(+)라 하고, Rh 인자가 없는 혈액을 Rh(−)라 한다. 일반적으로 사람의 혈장에는 이 Rh 인자에 대한 응집소가 없기 때문에 Rh(−)형인 사람에게 Rh(+)형인 사람의 혈액을 수혈하더라도 처음에는 문제가 되지 않는다. 그러나 수혈에 의해 Rh(−)인 사람의 혈액에 Rh 인자에 대한 항체인 Rh 응집소가 생성된다. 따라서 두 번째부터의 수혈에서는 Rh 인자와 Rh 응집소 사이에서 응집반응이 일어나서 다양한 장애를 일으키게 된다.

태아적아세포증(erythroblastosis fetalis)은 태아의 적혈구 용혈현상이다. 아버지가 Rh(+)이고, Rh(−)인 어머니가 Rh(+) 태아를 임신한 경우 첫째 아이의 경우에는 순산하지만 둘째 아이부터는 유산하게 된다. 이는 태아의 Rh(+) 혈액이 태반을 통해 모체 혈액으로 이행하기 때문에 모체혈액에 Rh(+)에 대한 항체인 Rh 응집소가 생성된다. 이 Rh응집소를 가진 모체 혈액이 태아에게 흘러들어감으로써 응집 반응이 태아의 적혈구 용혈이 일어나게 되는 것이다.

2. 심장과 순환

1) 순환계

순환계(circulating system) 혈관을 통하여 조직에 필요한 영양물질과 산소를 공급하고 폐와 콩팥을 통하여 대사산물인 이산화탄소와 노폐물을 체외로 배출한다. 모든 순환계에는 혈액과 혈관, 심장의 세 부분으로 구성되어 있으며 심장과 혈관을 특히 심혈관계라고 한다.

(1) 순환계의 구성

순환계는 혈관을 통해 체내에 물질을 운반하는 작용을 한다. 이는 순환계의 일차적인 기능이다. 순환계를 통해서 이동되는 물질은 영양소, 수분, 대사물질, 산소, 이산화탄소 등이다.

폐에서 공급받은 산소는 펌프인 심장으로부터 가지를 낸 동맥(artery)에 의하여 신체의 각 조직으로 운반되고, 대사과정에서 생긴 이산화탄소는 조직에서 심장으로 연결되는 정맥(vein)에 의하여 폐로 운반된다. 동맥은 모세혈관에 의하여 정맥과 연결되어 있으며, 모세혈관에는 호흡가스, 영양물질과 노폐물의 교환이 일어난다. 이를 위하여 심장은 지속적인 펌프작용을 통해 혈액을 항상 일정한 방향으로 순환시킨다. 순환계는 크게 **체순환**(systemic circulation), **폐순환**(pulmonary circulation), **림프순환**(lymphatic circulation)으로 나누어진다.

체순환은 심장과 신체의 각 조직 사이를 잇는 순환계이고, 폐순환은 심장으로부터 폐의 공기주머니인 폐포의 모세혈관으로 이어지는 순환계이다. 림프순환은 온몸에 퍼져 있는 림프관으로 이루어져 있는 순환계이다.

(2) 체순환과 폐순환

체순환은 좌심실을 나온 동맥혈이 대동맥과 동맥을 지나 신체 조직에 있는 모세혈관에 이르러, 산소를 주고 이산화탄소를 받아서 정맥혈이 되어 정맥과 대정맥을 거쳐 우심방으로 되돌아오는 과정이다.

폐순환은 우심실에서 시작하여 폐동맥을 통하여 들어온 정맥혈이 폐포로 들어온 산소와 결합하고 이산화탄소를 배출하는 가스교환을 하고 동맥혈이 되어 폐정맥을 통하여 심장의 좌심방으로 되돌아오는 것을 말한다.

폐순환 및 체순환에서 대부분의 혈액은 모세혈관을 한 번만 지나 정맥으로 간다. 그러나 모세혈관을 두 번 거쳐서 정맥으로 되돌아가는 경우가 있는데, 이를 문맥순환이라고 한다. 소화관에서 간으로 가는 혈관, 시상하부에서 뇌하수체로 가는 혈관 및 콩팥을 지나는 혈관들이 이에 해당한다.

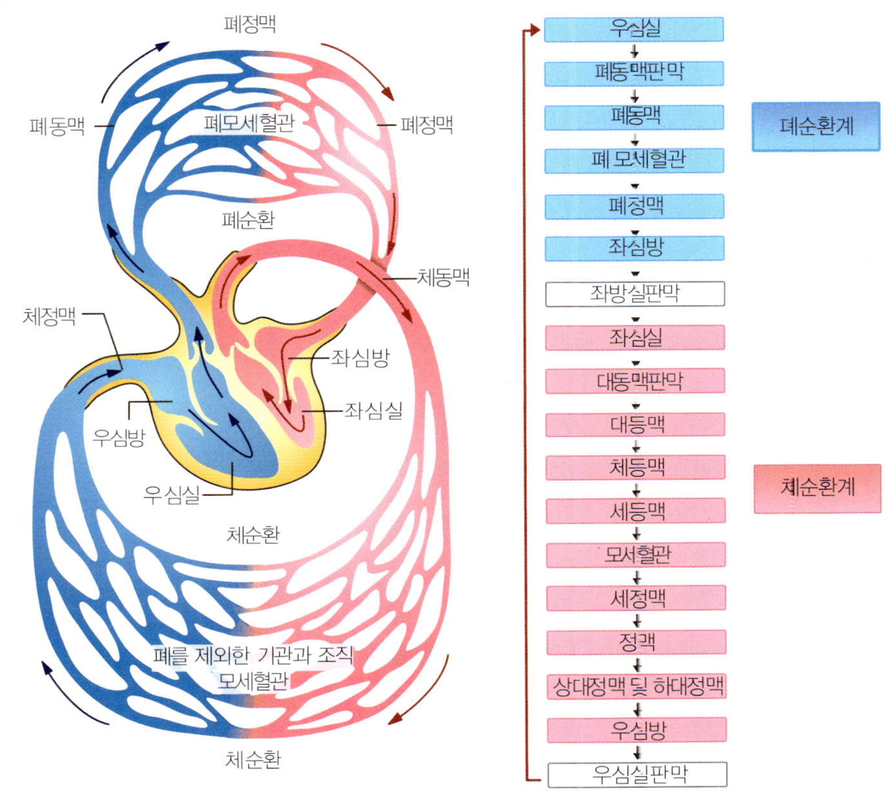

그림 4-8 체순환과 폐순환

2) 심장

심장(heart)은 혈액순환의 원동력으로 끊임없이 수축과 이완을 계속하여 혈액을 펌프질함으로써 신체의 각 부위로 혈액을 운반한다. 심장은 신체의 상황에 따라 혈액량을 조절하여 적절한 양의 혈액을 각 기관으로 보내게 되는데, 심장으로부터 나온 혈액은 동맥을 지나 각 조직 내 모세혈관을 거쳐 정맥을 통해 다시 심장으로 들어가면 한 순환이 끝나게 된다.

(1) 심장의 구성

심장은 혈액이 들어 있는 장기로서. 성인의 심장은 꼭 쥔 주먹보다 약간 크며, 무게는 250~300g 정도이다. 심장의 2/3 정도가 가슴의 정중앙에서 좌측으로 치우쳐 있다.

① 심장의 구조

심장은 횡격막 위에 있고 기관, 식도 하대정맥의 앞쪽과 폐 사이에 위치하며 앞쪽은 흉골과 늑골에, 옆쪽은 흉막에 단단히 붙어 있다. 심장은 두 겹의 심낭막(pericardium)에 싸여 있는데 심장을 싸며 심장과 붙어 있는 부분을 장측 심낭막(visceral pericardium)이라 하고, 폐와 경계를 이루는 부분을 벽측 심낭막(parietal pericardium)이라고 하는데. 이 두 막 사이에는 10~15㎖의 장막액이 채워져 있어 심장이 뛸 때마다 이 두 막 사이에서 윤활유 역할을 한다. 심장상부는 굵은 혈관인 대동맥(atrium)과 폐동맥이 연결되어 있다.

심장은 2개의 심방과 2개의 심실(ventricle)로 구성되어 있으며 심중격에 의해 좌·우 심장으로 구분되고 있다. 심방은 신체 여러 곳으로부터 혈액을 받아들이고, 심실은 폐와 온몸으로 혈액을 공급하는 역할을 한다.

우심실은 혈액을 폐로 보내 산소를 받아들이고 이산화탄소를 배출하도록 하며, **좌심실**은 혈액을 각 기관과 조직으로 보내 산소를 공급한다. **우심방**은 폐를 제외한 모든 조직에서 혈액이 들어오는 얇은 벽의 방인데, 체내로부터 오는 혈액을 운반하는 상대정맥과 하대정맥 그리고 심장 자체로부터 오는 관상정맥 등 3개의 정맥이 우심방과 이어진다. 우심방에서 나온 혈액은 우심실로 가서 폐동맥을 통해 폐로 혈액을 운반하는 폐순환을 거친다. **좌심방**은 우심방보다 약간 작고 두꺼우며 폐로부터 산소가 풍부한 혈액이 폐정맥을 통해 들어오는 공간이며 이 혈액은 좌심실로 들어가고 이어서 체순환을 거치게 된다.

심장벽은 심내막(endocardium), 심근층(myocardium), 심외막(epicardium)으로 구성되어 있으며 이 중 심근층이 가장 두껍고 심실 두께의 75%를 차지한다. 좌심실의 심장벽은 우심실보다 3배 정도 더 두꺼운데 이는 강력한 펌프작용을 통해 혈액이 대동맥을 통해 온몸으로 공급되도록 하기 위함이다.

② 판막

심장은 혈액을 한 방향으로만 흐르게 하는 **심장판막(heart valve)**을 가지고 있는데, 이것은 혈액의 역류를 막기 위한 장치이다. 심장판막은 내피로 싸여 있는 섬유성 조직으로 2가지 종류가 있는데 하나는 심방과 심실 사이의 방실판인 삼첨판과 이첨판이고, 다른 형태는 심실과 동맥 사이의 반월판인 폐동맥판인 대동맥판이다.

우심방과 우심실 사이는 삼첨판에 의해 구분되며 각 첨판의 끝은 원뿔 모양의 유두근에 부착된 건삭에 의해 심실벽에 고정되어 있다. 유두근은 심실이 수축할 때 함께 수축하여 건삭을 잡아당겨서 판막이 심방 쪽으로 뒤집히지 않게 한다.

좌심방과 좌심실 사이는 **이첨판인 승모판**에 의해 분리된다. 승모판은 삼첨판과 비슷하나 좌심실의 높은 압력에도 견딜 수 있도록 두껍고 강하다. 혈액은 심방이 수축함에 따라 삼첨판과 승모판을 통해 심실쪽으로 이동하며, 심실이 수축할 때는 반대방향으로 힘을 받아 각 첨판이 위를 향하면서 닫히게 되고 심실과 심방은 완전히 격리된다.

반월판은 폐동맥과 대동맥 각각 심실에서 갈라지는 지점에 주머니 모양으로 존재한다. 대동맥판은 좌심실과 대동맥 사이를 구분하며, 폐동맥판은 우심실과 폐동맥 사이를 구분하다. 이들은 방실판과 비슷한 구조이나 건삭이 없고 각 첨판이 얇다.

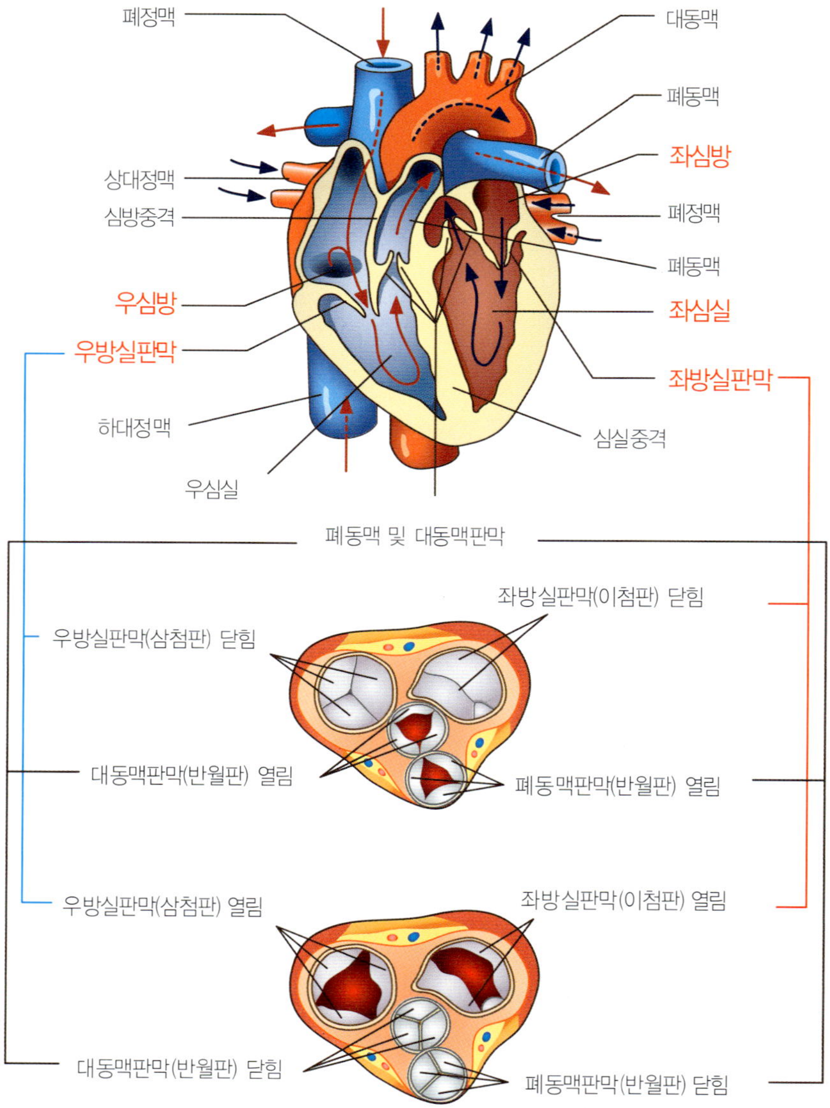
폐정맥
대동맥
폐동맥
좌심방
상대정맥
심방중격
폐정맥
폐동맥
우심방
좌심실
우방실판막
좌방실판막
하대정맥
심실중격
우심실
폐동맥 및 대동맥판막
좌방실판막(이첨판) 닫힘
우방실판막(삼첨판) 닫힘
대동맥판막(반월판) 열림
폐동맥판막(반월판) 열림
우방실판막(삼첨판) 열림
좌방실판막(이첨판) 열림
대동맥판막(반월판) 닫힘
폐동맥판막(반월판) 닫힘

그림 4-9 심장의 구조

(2) 심장의 전기적 활동

심장을 구성하고 있는 근육을 심근이라 하며 심근은 횡문근이면서 불수의근이다. 심근은 흥분성, 율동성, 전도성, 수축성, 자동능을 가지고 있다. 심장의 주기적인 수축운동을 심박동이라고 하며 이러한 심장박동의 중추는 연수로 자율신경계의 길항작용으로 조절된다. 심근은 신경계에 영향을 받지 않고 심장활동을 스스로 조절하는데 이러한 조절능은 내인성 요인에 의한 특수한 전도시스템을 통해 이루어진다.

① 심장의 자극전도계의 구성

심장벽 내층에는 심막과 심근층 사이에 가늘고 특수한 근섬유가 불규칙적인 그물 모양을 이루고 있으며, 이들 근섬유는 심근 조직에 연속되어 퍼져 있다. 이러한 구조로 인해 일정한 부위에 일어난 흥분이 심근 전체로 전해지며 이러한 장치를 자극전도계라 한다. 자극전도계를 구성하는 특수한 심근세포인 결절은 탄성섬유에 다량의 결합조직과 많은 신경섬유가 분포되어 있는 그물 모양의 특수한 구조이다. 이 결절은 자발적이면서 주기적으로 흥분되어 심장에 자체적인 자극을 공급한다.

심장에서 일어나는 전기적 자극은 우심방의 상대정맥의 개구부 부근에 위치한 **동방결절**에서 시작되며 이 전기적 자극은 우심방과 우심실 사이에 위치한 **방실결절**로 전달된다. 방실결절은 동방결절의 자동흥분성을 갖춘 심근세포로서 흥분주기는 동방결절보다 길다. 정상일 때는 방실결절의 흥분이 전도되었을 때에만 흥분하며 동방결절이나 심방에 이상이 생겨 흥분이 전도되지 않은 경우에는 방실결절에서 흥분이 시작될 수 있다. 방실결절의 흥분은 **방실속**이라는 심근섬유를 지나 좌우 심실벽에 분포되어 있는 **푸르긴예섬유**를 거쳐 심실근 전체로 퍼지게 된다.

② 활동전위의 발생

심장이 스스로 박동할 수 있는 능력을 자동능이라고 한다. 우심방의 동방결절은 심방의 박동을 주재하는 곳으로 심장박동이 흥분하면 그 흥분이 심방근으로 전도되어 심방근이 수축하게 된다.

안정 시에 심근세포막은 안정막전위의 분극상태를 띠고 있으나 심근세포에 자극이 오면 안정막전위는 탈분극이 일어나면서 활동전위로 바뀌어 심근수축이 일어난다.

심장이 일정한 속도로 뛰는 것은 동방결절의 자발적인 활동전위에 의한 것으로 이곳에서 발생한 활동전위는 파동처럼 심방근 전체로 퍼져 나간다.

동방결절의 안정막 전위는 불안정하고 이곳의 세포막은 얼마간 탈분극상태에 있다. 따라서 동방결절의 막전위가 스스로 역치에 도달하게 되어 활동전위가 자발적으로 일어난다. 반면에 푸르긴예섬유의 안정막 전위는 골격근의 근섬유와 마찬가지로 매우 안정적인 분극상태를 유지하고 있다. 따라서 외부적인 자극이 주어지지 않는다면 푸르긴예섬유의 막전위는 절대로 변하지 않고 탈분극이 푸르긴예섬유에서 자발적으로 일어나지 않는다.

동방결절의 안정막 전위가 불안정한 것은 세포외액에 있는 소량의 나트륨이온과 칼슘이온이 순차적으로 세포 안으로 이동하면서 분극상태가 깨지고 탈분극이 일어나기 때문이다. 이렇게 탈분극이 일어나면서 막전위는 역치에 도달하게 되고, 더 많은 나트륨이온이 세포 내로 들어와 자발적인 활동전위가 생기게 된다. 푸르긴예섬유는 안정 시에 나트륨 이온의 세포막 투과성이 매우 낮아 나트륨 이온이 세포 안으로 들어오지 못하여 막전위는 매우 안정적이다. 동방결절에서 시작된 활동전위가 푸르긴예섬유에 전해지면 많은 양의 나트륨이온이 유입되면서 활동전위가 발생한다, 한편 동방결절에 비하여 푸르긴예섬유의 수축은 오래 지속되는데 이것은 칼슘 이온의 유입으로 탈분극상태를 연장시키고 칼륨이온 유출에 의한 재분극을 천천히 일어나게 하기 때문이다.

세포외액의 과도한 칼륨이온은 심장박동 속도를 느리게 하고 심장을 팽창시키며 늘어지게 만든다. 과도한 칼슘은 반대로 탈분극을 연장하여 심장에 경련성 수축을 일으킨다. 나트륨이온이 과다하면 근육수축을 위해 이동하는 칼슘이온을 방해함으로써 심장기능을 저하시킨다.

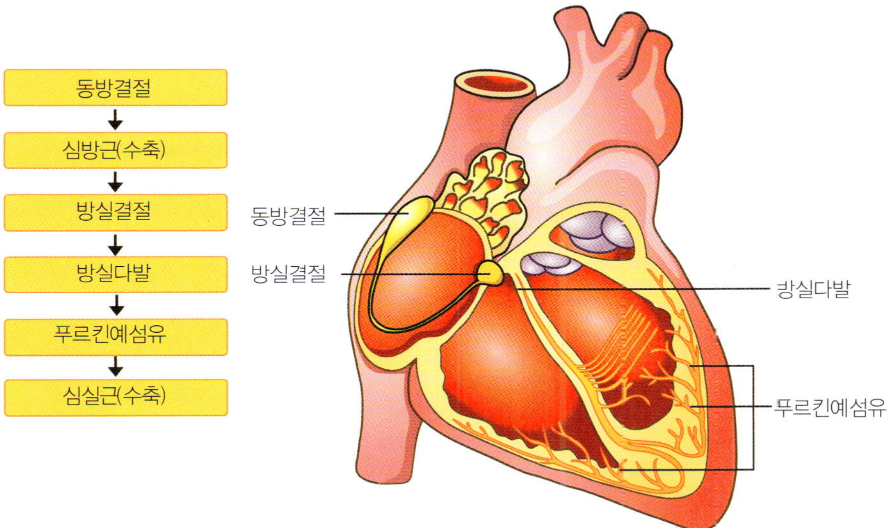

그림 4-10 심장의 흥분전달경로

③ 심장박동조절

동방결절은 자동적으로 분당 70회 정도의 흥분을 일으키고, 방실결절을 거쳐 방실속과 푸르긴예섬유로 전달되어 심장을 수축시킨다. 따라서 동방결절의 수축이 빠르기 때문에 첫 번째 박동원이라 하고 방실결절을 두 번째 박동원이라 한다

심장박동의 힘은 심근섬유의 길이, 심실확장기의 시간, 산소공급, 그리고 심근의 양 등에 의해 조절되는데, 자율신경계의 교감신경과 부교감신경은 동방결절과 방실결절의 활동전위 발생을 조율하여 심박동을 조절한다. 일반적으로 교감신경의 자극은 역치에 도달하는 시간을 단축하여 심장수축을 빠르게 하고 부교감신

경은 활동전위의 발생을 느리게 하며 심장박동이 느려진다.

(3) 심장주기와 심전도

① 심장주기

심장박동은 심방의 수축기, 심실의 수축기와 심실의 확장기의 세 과정으로 이루어진다. 심방수축기부터 다음 심방 수축기가 시작되기 전까지를 심장주기라고 하는데 휴식상태에서 분당 75회로 심장이 박동한다고 하면 심장주기는 0.8초이다. 이것은 다시 심방수축기 0.11초, 심실수축기 0.27초, 심실확장기 0.42초로 나뉜다. 따라서 심장이 한 번 펌프하는 동안에 심방은 0.7초를 쉬고, 심실은 0.5초를 쉰다. 심실보다는 심방이 더 오래 쉬고 수축하는 시간보다 쉬는 시간이 더 길기 때문에 심장은 계속에서 박동할 수 있다.

심장주기의 심방수축기에는 좌우 심방이 동시에 수축하면서 심방의 혈액이 심실로 흘러 심방이 비워지게 된다. 그 후 방실판이 닫히고 심실수축기가 시작된다. 이때 심실은 등용적성 수축을 겪게 되면서 심실의 내압이 급속하게 상승한다. 이 경우 좌심실 내압이 대동맥압보다 높아지면 대동맥판이 열리게 되고 혈액이 박출되어 체순환으로 혈액을 내보낸다. 안정 시에는 심실에 있는 혈액의 2/3가 박출되며, 심실에는 약 1/3의 혈액이 남아 있게 된다.

심실확장기는 동맥압이 심실내압보다 높아져 반월판이 닫히면서 시작된다. 하지만 여전히 방실판은 열리지 않아 등용적성 확장기 상태가 되어 심실내압이 급속히 떨어진다. 그러면 심실내압이 심방내압보다 낮아져서 방실판이 열리게 되어 혈액이 심실로 흘러들어와 심실이 충만해지면서 확장된다.

② 심음

심음(heart sound)은 심방에서 심실로 유입되는 혈액에 의한 심실벽의 진동과 판막의 개폐에 의한 진동 때문에 들리는 소리이다.

심음은 심실수축기에 승모판이 닫히면서 내는 제1심음과 심실확장기의 초기에 대동맥판이 닫히면서 내는 제2심음이 있다. 일반적으로 제1심음은 제2심음보다 저음이고 둔하며, 소리의 지속이 길고 진동수는 매초 57~70초이다. 제2심음은 고음이고 예리하며, 소리의 지속이 짧고 진동수는 90~100이다. 일반적으로 맥박이 빨라지면 제1심음과 제2심음의 판정이 어렵고 제2심음 직후에 제3심음이 존재하지만, 저음이고 소리의 지속이 짧기 때문에 이를 청진기로 청취하기 힘들다. 제3심음은 승모판이 열리고 심실확장기 초기에 급격하게 심실로 혈액이 흘러들어가면서 생긴다. 간혹 병적인 상황에서 대동맥판이 열리면서 박출하는 소리가 생긴다.

③ 심전도

심전도(electrocardiogram)는 심박동과 관련하여 나타나는 전위를 신체표면에서 전류계로 기록한 것으로 일반적으로 12 유도전류를 이용한다. 심전도는 측정 시 전극의 위치에 따라 표준사지유도법, 단극사지유도법, 단극흉부유도법이 있다.

심장의 자극전도계에서 발생한 전기자극과 전도계를 통한 심근으로의 전기적인 파동은 전신에 약한 전류를 형성한다. 심전도에 나타나는 파동의 기록은 심근의 탈분극과 재분극을 보여주는 것으로 심장박동, 심장율동 및 심장 내 전도상태를 나타낸다.

(4) 심박출량

심장은 펌프기능을 통하여 일정한 주기로 수축과 이완을 되풀이하면서 혈액을 대동맥으로 박출하게 된다. 이 펌프기능은 1분 동안에 박출하는 혈액량으로 표시되고 이것을 심박출량(cardiac output)이라고 한다. 심박출량은 조직이 산소나 다른 물질을 얼마나 필요로 하는가에 따라 달라진다.

① 심박동량과 심박출량

심장이 한 번 수축하면서 내보내는 혈액량을 박동량(stroke volume)이라고 한다. 건강한 성인은 1회 박동량은 70㎖ 정도이며 심박동수를 1분 동안에 70회로 계산하면 1분당 심박출량은 약 5L 정도 된다. 1회 박동량을 규정하는 요소에는 심박동수, 심근수축력, 정맥 환류량 및 말초혈관 저항이 있다. 일반적으로 심박출량은 심박동수와 1회 박동량과 정비례해서 증감한다.

② 심근 수축력

심근은 심실확장기 말에 심실용적이 증가함에 따라 수축력이 증가하게 된다. 더욱이 심박동수의 증가, 심장에 대한 교감신경의 자극과 에피네프린 등의 카테콜아민의 작용에 의하여 심근의 수축력은 급속히 상승하여 박동량이 증가한다.

프랭크 스탈링 법칙에 의하면 1회 박동량은 동맥혈압에 관계없이 우심방으로 돌아오는 정맥환류량에 의하여 결정되는데, 정맥환류량이 증가하면 심실확장기 말 용적이 증가하고 이에 따라 심근의 길이가 커지면서 수축력이 증가한다.

결과적으로 정맥환류량은 대정맥 혈압이 높을수록 많은데 정맥환류량이 증가하여 심장의 충만도가 상승하게 되면 심근이 늘어나면서 수축력이 커지고 1회 박동량이 증가하게 된다.

3) 순환

혈관(blood vessel)은 심장이 펌프작용으로 내보낸 혈액이 통과하는 관이다. 그물망을 이루며 몸 전체에 혈액을 공급하고 다시 심장으로 돌아오는 순환계를 구성하는데 총 혈액량의 79%는 전신을 순환하며 나머지 21%는 심장과 폐에 들어있다.

혈관계는 크게 동맥, 정맥, 모세혈관으로 구성되어 있다. 심장에서 시작된 동맥은 점진적으로 소동맥, 세동맥으로 계속 분지하여 결국 단층으로 배열한 내피세포로 이루어진 모세혈관이 된다. 모세혈관에 도달한 혈액은 조직으로 산소를 공급하고 이산화탄소를 받아들인다. 이산화탄소가 풍부한 혈액을 운반하는 모세혈관은 세정맥을 거쳐 점점 커다란 정맥으로 합류되어 혈액은 대정맥을 통해 우심방으로 들어간다.

(1) 혈관계

동맥과 정맥의 벽은 외막, 중막, 내막의 3개층으로 구성되어 있다. 외막은 세 층의 막 중 가장 튼튼하고 결합섬유와 탄력섬유로 되어 있어 혈관의 과팽창을 막아주며 대동맥과 대정맥에 혈액을 공급하는 맥관벽 혈관이 있다. 중막은 탄력섬유가 섞여 있는 평활근 섬유이며 가장 안쪽의 내막은 한 층의 평평한 세포인 얇은 내피로 되어 있다. 중막과 내막은 혈액의 이동 시 확산에 의해 영양물질을 공급받는다.

동맥과 정맥은 기본적인 구조는 같지만 구성성분에 있어서 차이가 나타난다. 동맥은 같은 크기의 정맥에 비하여 중막의 평활근의 함량이 높고 탄력섬유가 많아서 신축성이 높다. 그러나 정맥에는 동맥에서 볼 수 없는 판막들이 존재한다.

① 동맥

동맥(artery)은 심장에서 말초기관으로 향하고, 심장에서 배출되는 혈액을 흘려보내는 혈관이다. 일반적으로 동맥 속을 흐르는 동맥혈은 산소를 충분히 포함한 혈액이지만 폐동맥에서는 반대로 이산화탄소가 많이 포함되어 있는 정맥혈이 흐르게 된다.

동맥은 심장에서 나오는 가장 굵은 **대동맥**으로 조직이나 기관에 분포하기 위해 분지하면서 점차 가늘어지고 혈관벽도 동시에 얇아진다. 동맥이 가늘어질수록 탄력섬유의 수는 줄어들고 평활근 섬유의 수는 늘어난다

탄력성 동맥은 대동맥 및 대동맥의 주요 분지들이며 크기가 크고 동맥벽이 두텁다. 또한 중막의 평활근 세포 사이에 많은 탄력섬유가 존재하여 탄력성이 커서 심장수축과 심실확장에 따라 혈관이 고무줄처럼 확장하고 수축한다.

근육성 동맥인 **소동맥**은 각 조직 및 기관으로 혈액을 운반하며 중막의 평활근층이 가장 두껍다. 따라서 대동맥에 비하여 탄력성이 적고 혈압의 변화에 직경이 크게 달라지지 않는다. 직경이 매우 작은 근육성 동맥인 **세동맥**은 혈액이 지나갈 때 가장 큰 저항을 형성한다.

② 정맥

정맥(vein)은 결합조직의 지지를 받는 내피로 구성되어 있으며 커다란 정맥일수록 평활근 섬유가 더해져 동맥과 비슷한 벽 구조를 가진다. 정맥은 말초조직에서 심장으로 혈액을 이동시키는 기능을 하는데 구조를 보면 평활근과 결합조직이 훨씬 적은 얇은 내피로 덮여 있는 중막이 있고, 외막은 주로 결합조직으로 구성되어 있다. 정맥은 신축성이 커서 많은 혈액이 축적될 수 있도록 확장된다. 따라서 소정맥은 수집혈관으로서 혈액의 저장고 역할을 한다.

정맥 내의 평균혈압은 2mmHg로 매우 낮은데, 이 상태에서 혈액이 심장으로 흘러야 하므로 대정맥을 제외한 대부분의 정맥은 정맥판막을 가지고 있다. 이 판막에 의해 혈액이 심장 쪽으로만 흐르게 된다.

심장으로 들어가는 정맥의 혈류는 심장의 직접적인 혈류역학 작용이 아니고 골격근의 펌프작용과 호흡운동에 의하여 수동적으로 이루어진다. 하지의 정맥혈은 혈관을 둘러싼 하지 골격근이 수축하여 정맥혈관을 압박하여 정맥 내에 있는 판막이 열리면서 심장 쪽으로 흐르게 한다. 이때 판막은 정맥혈이 아래 쪽으로 역류하는 것을 방지한다. 그러나 누워만 있다든지, 또는 가만히 서 있기만 하는 경우에 이러한 펌프기능이 작동하지 않아서 혈액은 정맥에 축적되어 팽창하게 된다. 운동을 하거나 많이 움직이면 혈관이 수축되고 근육수축과 호흡활동의 빈도가 증가함으로써 정맥혈의 환수를 촉진하게 되므로 정맥에 혈액이 덜 축적된다.

③ 모세혈관

약 100억 개에 달하는 모세혈관(capillary vessel)은 혈액과 조직 사이에서 영양물질과 노폐물을 교환하는 곳이며, 세동맥과 세정맥을 연결하는 그물망 모양의 가느다란 혈관으로서 전체 혈액의 5% 정도를 포함하고 있다. 모세혈관의 직경은 8~20㎛이며 매우 가는 것은 적혈구 1개가 겨우 통과할 정도이다. 하나의 모세혈관은 혈관가지와 연결 맥관으로 구성되며 길이는 0.5~1mm이다. 모세혈관의 혈류속도는 매우 느리고 완만하다.

동맥과 정맥 혈관과는 달리 모세혈관의 벽은 단순편평상피층인 내피세포로 되어 있어 얇으며, 작은 분자들이 빠르게 통과할 수 있다. 수분이나 가스의 교환은 확산, 여과, 삼투 등에 의해 이루어지고 물질에 따라서는 내피세포의 능동수송에 의한 교환이 이루어지기도 한다. 모세혈관은 보통 가스교환을 비롯하여 물질교환을 하는 폐, 간, 콩팥 등에 특히 많이 분포되어 있다.

평활근이 발달된 전모세혈관 괄약근은 모세혈관의 시작 부위에 존재하여 모세혈관을 통과하는 미세순환의 혈류를 조절한다. 세동맥 후세동맥, 전모세혈관 괄약근, 모세혈관과 세정맥에 이르는 순환시스템을 미세순환계라고 한다. 안정 시에는 대부분의 전모세혈관 괄약근이 수축하여 주로 동정맥 문합 등을 통해 순환하고 조직이 활동할 때에는 괄약근이 이완되어 모세혈관에 다량의 혈액을 이동시킨다.

혈관	내막	중막	외막	판막
동맥 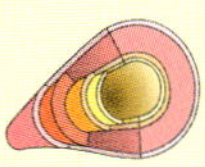	내피 얇은 섬유성 조직 탄력성 박층	두터운 평활근 탄력섬유	탄력성 박층 두껍고 느슨한 섬유 결합조직 장막	없음
모세혈관 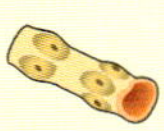	내피	없음	없음	없음
정맥 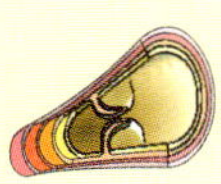	내피 탄력성 박층	평활근	느슨한 섬유 결합조직	있음

그림 4-11 혈관의 구조

(2) 림프계

림프계(lymphatic system)는 혈관처럼 온몸에 퍼져 있는 기관으로 체액 균형을 유지한다. 림프액은 혈장성분과 유사한 무색으로 다양한 역할을 수행하는데, 일차적으로는 모세혈관 사이사이에 흩어져 하수관 역할을 한다. 세정맥의 혈액은 이산화탄소와 노폐물을 수거하여 대부분 체순환으로 흘려보내지만 나머지 10% 정도는 간질액으로 남아 림프관을 거쳐 정맥혈로 보내진다. 림프관은 끝이 막힌 아주 얇은 맹관이며 모세혈관에 비해서 단백질과 같은 큰 분자도 쉽게 통과할 수 있다.

정상인의 경우 순환 림프액은 470~490㎖ 정도이며, 세포 사이를 순환하면서 죽은 혈구 병원체, 간질액에 용해된 단백질 등을 수집한다. 혈액의 단백질 농도가 낮아지면 삼투현상에 의해 모세혈관 내 수분이 간질액으로 빠져나와 축적되어 부종을 일으키는데 림프액이 간질액 내의 단백질을 림프순환으로 보내어 부종을 완화시킨다.

림프계는 보조순환계의 일종이면서 림프구를 생산하여 신체 방어작용을 하기도 한다. 캡슐에 싸여 림프구로 채워져 있는 작은 결절인 **림프절**(lymphatic node)은 림프를 걸러 내거나 외부물질을 저장하고 림프구를 생성하여 외부 세균, 병원균, 염증찌꺼기를 여과시켜 우리 몸을 보호한다.

동맥, 정맥과의 압력차에 의해 모세림프관에서 림프액을 흡수하고 근육의 운동에 따라 한쪽 방향으로 흘러 림프관 총관에 모이게 된다. 림프관에는 판막이 붙어 있어 역류가 안 되고 일방통행만 하게 되어 있다. 림프순환은 쇄골하정맥에서 연결되어 심장으로 들어가게 된다.

(3) 혈류역학

혈관 내 혈액의 이동인 혈류는 일정한 방향으로만 흐르게 되는데 이것은 심장의 펌프작용에 의해 밀려나간 혈액의 압력 때문이다. 혈압이 높은 데서 낮은 데로 흐르는 물리학적 원리를 **혈류역학**(hemodynamics)이라고 하며 혈압, 혈관저항 및 혈류량의 상관관계를 다루게 된다. 좌심실이 수축하면 혈액이 대동댁 내로 밀려나가게 되며, 이때 대동맥이 확장되므로 압력이 발생하게 된다. 대동맥은 탄력성이 있어 확장된 벽이 다시 수축하려 하기 때문에 계속적인 압력을 받게 되고 지속적으로 혈압이 발생하여 혈관 내에 혈액이 흐르게 된다. 혈관 직경의 크기가 큰 대동맥과 굵은 동맥에서는 혈액의 흐름이 용이하며, 세동맥이나 모세혈관은 가늘어 혈액의 흐름이 원활치 못하게 된다.

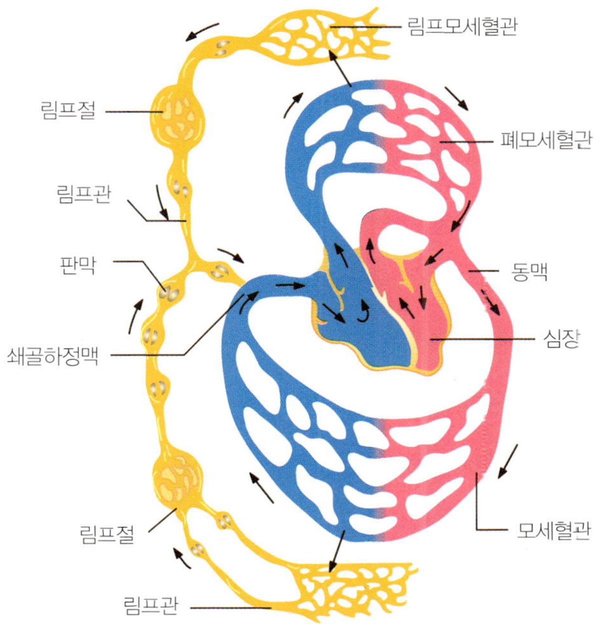

그림 4-12 모세혈관과 림프순환

① 혈압과 혈류

관의 어떤 두 지점을 지나는 유속은 두 지점 간의 압력차에 비례하므로 압력차가 동일한 두 지점 사이의 유속은 같다.

체순환을 심장에서 시작하여 다시 심장으로 돌아가는 하나의 폐쇄된 관으로 생각한다면 혈류는 관의 시작인 대동맥의 혈압의 차이에 의하여 일어난다. 대동맥의 평균 동맥압은 100mmHg이고 대정맥의 압력은 0mmHg이므로 압력의 차이는 100mmHg이다. 따라서 혈류는 대동맥에서 대정맥으로 흐르게 된다.

직경이 같은 물통에 물을 다른 높이로 채우면 통의 밑바닥에서 받은 정수압이 다르게 나타난다. 실제로 사람에서는 혈압과 정수압이 동시에 적용되어 사람이 서 있을 경우에는 심장에서 다리로 향하는 혈액은 혈압과 정수압의 차이로 나타나는 합력으로 인하여 혈류량이 적어진다. 즉, 서 있을 때와 누워 있을 때 신체 부위별 혈관 내 혈압이 다르게 나타나게 된다.

② 혈류저항과 혈류량

혈류저항(vascular resistance)이란 혈관 내에 혈액이 흐를 때 혈액 흐름의 반대방향으로 작용하는 혈관과 혈액 사이에 나타내는 마찰력을 의미한다. 혈류는 혈관 두 지점을 통과하는 혈압의 차에 비례하고 마찰저항에 반비례한다.

혈관계에서 혈류의 추진력은 심장의 박동이다. 심장의 박동은 혈압을 발생시키지만 혈액이 흐름으로써 혈류저항이 발생하게 된다. 여기서 같은 부피의 액체에 대해 관의 지름이 작을수록 관의 벽에는 미치는 마찰은 훨씬 커지게 된다. 따라서 혈액이 흐르면서 가장 큰 저항을 받는 곳은 세동맥과 모세혈관이며 이는 혈관이 많은 가지를 치며 혈관의 내경이 좁아지기 때문이다.

총 혈류저항에서 각 혈관이 차지하는 저항은 대동맥과 비교적 큰 동맥에서 19%, 소동맥과 세동맥에서 50%, 모세혈관에서 25%를 차지한다. 정맥에서는 저항이 낮아 세정맥과 소정맥의 저항이 4%이고, 대정맥은 더욱 낮아 정맥이 차지하는 저항은 모든 정맥을 합해도 6%에 불과하다.

혈류저항의 크기는 혈관 길이와도 밀접한 관계가 있는데, 즉 혈관의 길이가 길수록 저항이 커지는 비례관계가 성립한다. 따라서 혈류는 혈관 길이에 반비례함을 알 수 있다. 결국 혈류량은 혈압 차에 비례하고 혈류저항에 반비례함을 알 수 있다. 즉, 혈압이 높아질수록 혈류량이 늘어나고 혈류저항이 커질수록 혈류량은 줄어든다.

③ 혈액점성과 혈류량

액체의 점성도가 클수록 액체의 흐름이 어려운 것처럼 혈액도 점성이 클수록 혈관 내의 마찰이 커져서 혈액 흐름이 감소한다. 점성의 증가는 혈구와 혈장단백질이 주 원인이며, 점성이 증가할수록 혈액 흐름을 위하여 더 큰 힘이 필요하게 된다. 따라서 점성이 증가함에 따라 혈압이 증가하고 점성이 줄어들면 혈압이 감소하게 된다. 즉, 혈액의 점성은 혈류에 영향을 주며, 점성이 증가할수록 혈류속도가 느려진다.

④ 푸아제이유 법칙

푸아제이유 법칙(Poiseuille's law)을 혈류역학에 적용하면 다음과 같다. 물이 관 속을 고르게 흐를 때 그 유량은 액체의 압력에 비례하고 액체의 점성에 반비례하며 반경의 4제곱에 비례하고 길이에 반비례한다. 예를 들어, 압력 경사가 같을 때 관의 반경이 1/2이면 관을 통한 흐름은 1/16로 감소한다

푸아제이유 법칙을 혈관계에 적용하면 성인의 동맥혈압은 일정하게 유지되고 혈액의 점성은 적혈구 용적과 온도가 변하지 않으면 일정하고 혈관의 길이도 일정하다. 그래서 변동될 수 있는 유일한 인자는 혈관의 반경이다. 다시 말해 혈관의 반경이 혈류저항의 변동요소가 된다. 예를 들어, 소동맥 혈관의 평활근이 수축하여 반경이 1/2로 줄면 혈류량은 그 4제곱인 1/16로 감소하고, 반대로 반경이 2배가 되면 혈류량은 4제곱인 16배로 증가한다. 따라서 혈관 반경이 약간만 변하여도 혈류저항은 크게 변하므로 혈류량은 상당히 증가한다. 따라서 혈류는 주로 소동맥의 혈관수축과 확장에 의해 결정된다.

(4) 혈압 및 혈류조절

혈압은 심박출량에 심혈관계의 말초저항을 곱한 값으로 표현된다. 따라서 말초저항이 감소하지 않아도 심박출량이 증가하면 혈압이 높아지고, 심박출량은 정상인데 말초저항이 증가하면 혈압이 높아지게 된다. 일반적으로 심박출량이 증가하면 수축기 혈압이 증가하고 말초저항이 증가하는 경우에는 확장기압이 우선적으로 증가한다.

체내에서 말초저항을 가장 많이 제공하는 곳은 세동맥이다. 모세혈관은 세동맥보다 혈관의 내경은 작지만 한 개의 세동맥으로부터 여러 개의 모세혈관이 갈라져 나오므로 모세혈관망은 혈류에 대한 저항이 적다. 혈압에 영향을 주는 또 다른 인자는 대동맥과 소동맥의 혈관 확장성과 동맥 내의 혈류량이다.

혈압조절은 하나의 시스템에 의해 이루어지는 것이 아니라 각각 특정한 작용을 하는 별개의 시스템이 서로 연관되어 이루어진다. 이러한 혈압조절 기전에는 신경성 조절, 화학적 조절, 그리고 혈관반사가 있다.

① 신경성 조절

혈압을 조절하는 중추는 연수에 위치하는 혈관운동중추이다. 혈관운동중추는 연수의 상부에 위치하는 **혈관수축중추**와 하부에 위치하는 **혈관확장중추**로 되어 있다. 신경성 조절에는 자율신경계인 교감신경과 부교감신경에 의한 심장기능의 변화와 교감신경의 지배하에 나타나는 혈관저항의 변화가 있다.

교감신경 흥분이 항진되면 혈관수축이 일어나고 흥분이 떨어지면 혈관이 확장된다. 안정 시에는 혈관이 긴장상태를 유지하고 있는데 이것은 혈관을 지배하고 있는 교감신경에 의하여 혈관 내 평활근이 지속적으로 수축하기 때문이다.

혈압의 변화는 여러 요인에 의해 이루어진다. 교감신경이 흥분하여 소동맥의 긴장도가 증가하게 되면 소동맥의 말초저항이 증가한다. 이런 경우 혈액이 저항혈관에 많이 분포하게 되어 심장의 확장기압이 증가하고 이차적으로는 수축기압도 증가하게 된다.

교감신경은 정맥의 평활근에도 분포되어 있는데 정맥 환류량을 증가시켜 심박출량을 늘림으로써 수축기압을 증가시킨다. 혈관확장중추는 안정 시에는 작동하지 않지만 자극이 있게 되면 혈관수축중추 자극 때와는 반대현상을 일으킨다.

② 화학적 조절

통각과 소음 같은 기분 나쁜 자극, 공포와 같은 정신적인 스트레스는 혈압을 상승시킨다. 또한 동맥혈압은 혈액 내의 호르몬, 또는 화학물질에 의해 영향을 받을 수 있다. 혈액 내 이산화탄소가 증가하고 산소가 결핍되거나 혈액의 온도가 내려가면 연수에 있는 혈관운동중추는 원심성 신경을 통해 소동맥에 지속적으로 자극을 보낸다. 반면에 혈액의 온도가 상승하고 이산화탄소가 감소하거나 온각과 피부로부터 기분 좋은 자극이 오면 혈관운동중추의 활동이 감소된다

레닌-안지오텐신(renin-angiotensin) 시스템은 혈압에 대한 호르몬의 조절기구인데 콩팥으로 들어가는 혈액량이 줄어들면 콩팥에서 레닌의 분비가 증가되어 혈액 내의 안지오텐신 Ⅱ의 수준을 증가시키고, 이것이 말초혈관을 직접 수축시켜 혈압이 상승하게 된다.

부신수질호르몬인 에피네프린은 교감신경절에서 분비되는 신경전달물질로서 심박동수를 증가시켜 혈압을 적절히 조절해 주는 역할을 한다.

심방 나트륨 이뇨 펩타이드는 심방에 있는 심근세포에 의하여 분비되는 호르몬인데, 혈압이 상승하면 분비되어 콩팥 세뇨관에서 나트륨의 배설과 요량을 증가시키고 혈관을 확장하여 혈압을 낮춘다.

③ 혈관반사

혈압을 변동시키는 요인이 발생하면 신경성 조절과 화학적인 조절을 통하여 대처하기 때문에 보통 혈압은 일정한 범위 내에서 유지되고 있다. 이외에 혈관 반사 기전이 있는데 이것은 혈압변동에 재빨리 대처하는 조절기로서 대개 신경반사 기전이 해당되며, 여기에는 압력수용 기전과 화학수용 기전이 있다.

■ 압력수용기 반사

혈압을 조절하는 중추의 흥분성은 반사적으로 조절되는데 그 구심성 자극은 주로 압력수용기를 통해 들어오게 된다. 대동맥궁과 경동맥궁에 있는 압력 수용기는 좌심실로부터 나오는 동맥혈압에 민감하게 반응하여 압력을 변화시킨다. 이 수용기는 혈압이 높아지면 동맥벽을 확장시키고 심장기능을 억제하는 반사작용을 통하여 심장박동을 느리게 하고 혈관의 수축을 감소시킨다. 경동맥궁에서 감지된 압력변화는 설인신경인 헤링신경을 통해, 그리고 대동맥궁에서 감지된 압력변화는 미주신경을 통하여 흥분성이 연수의 혈관중추로 들어간다. 혈압을 내리는 혈관반사는 일상생활에서 나타나는 혈압변화를 보상하는 기능을 한다. 예를 들어, 직립자세에서 갑자기 누우면 중력으로 인해 하지에 모여 있던 혈액이 상체 쪽으로 이동하여 체간의 혈류량이 증가되어 혈압이 상승하게 된다. 이때 압력수용기가 흥분하면서 혈압을 정상으로 유지하게 된다. 반대로 누운 자세에서 갑자기 서게 되면 혈압이 낮아지게 되는데 이때는 반대적인 반사작용이 생겨 심장기능을 촉진하고 혈관수축을 일으키면서 혈압을 상승시키게 된다.

베인브리지 반사는 심방의 확장수기 반사이다. 대정맥과 심장으로 혈액의 정맥 환류량이 증가하면 심장 촉진 중추가 흥분되어 심박동수와 심박출량이 증가하면서 혈압이 상승하게 된다.

■ 화학수용기 반사

대동맥 근처에 있는 대동맥체와 경동맥에 있는 경동맥체는 기본적으로 호흡조절에 관여하는 수용기로, 동맥혈압을 조절하는 데도 관여한다. 혈압이 떨어져 혈액 내 산소가 결핍되거나 이산화탄소와 수소이온이 증가하면 화학 수용기는 흥분하여 미주신경과 헤링신경을 통해 혈관운동중추를 흥분시켜 혈압이 상승하게 된다.

혈압이 80mmHg 이하로 떨어지거나 또는 혈액 내 공급되는 산소가 부족한 경우 이산화탄소나 수소이온이 축적되는 경우에는 화학수용기가 강력하게 흥분반사가 일어나서 이산화탄소와 수소이온을 제거하고 혈압을 증가시켜 정상적인 범위로 유지한다.

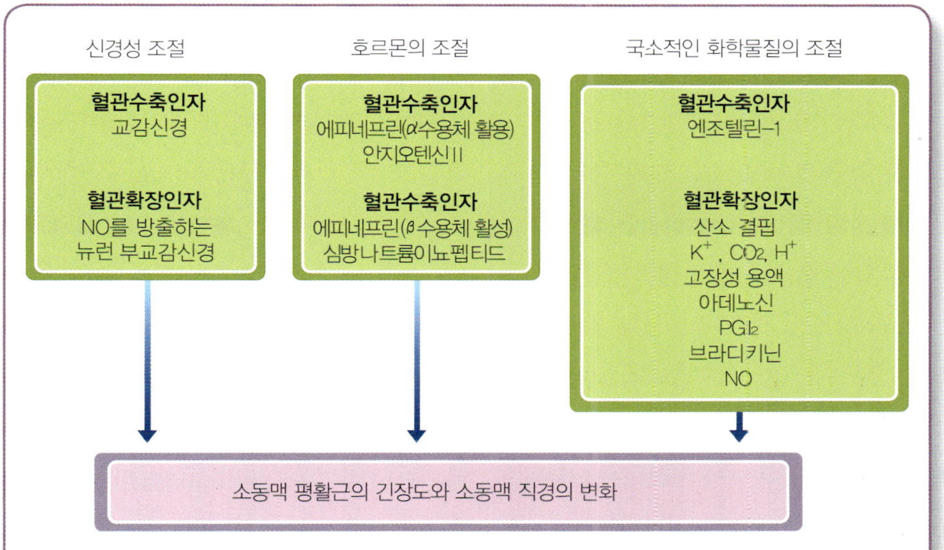

그림 4-13 혈압 조절 시스템

HUMAN PHYSIOLOGY

5. 면역계

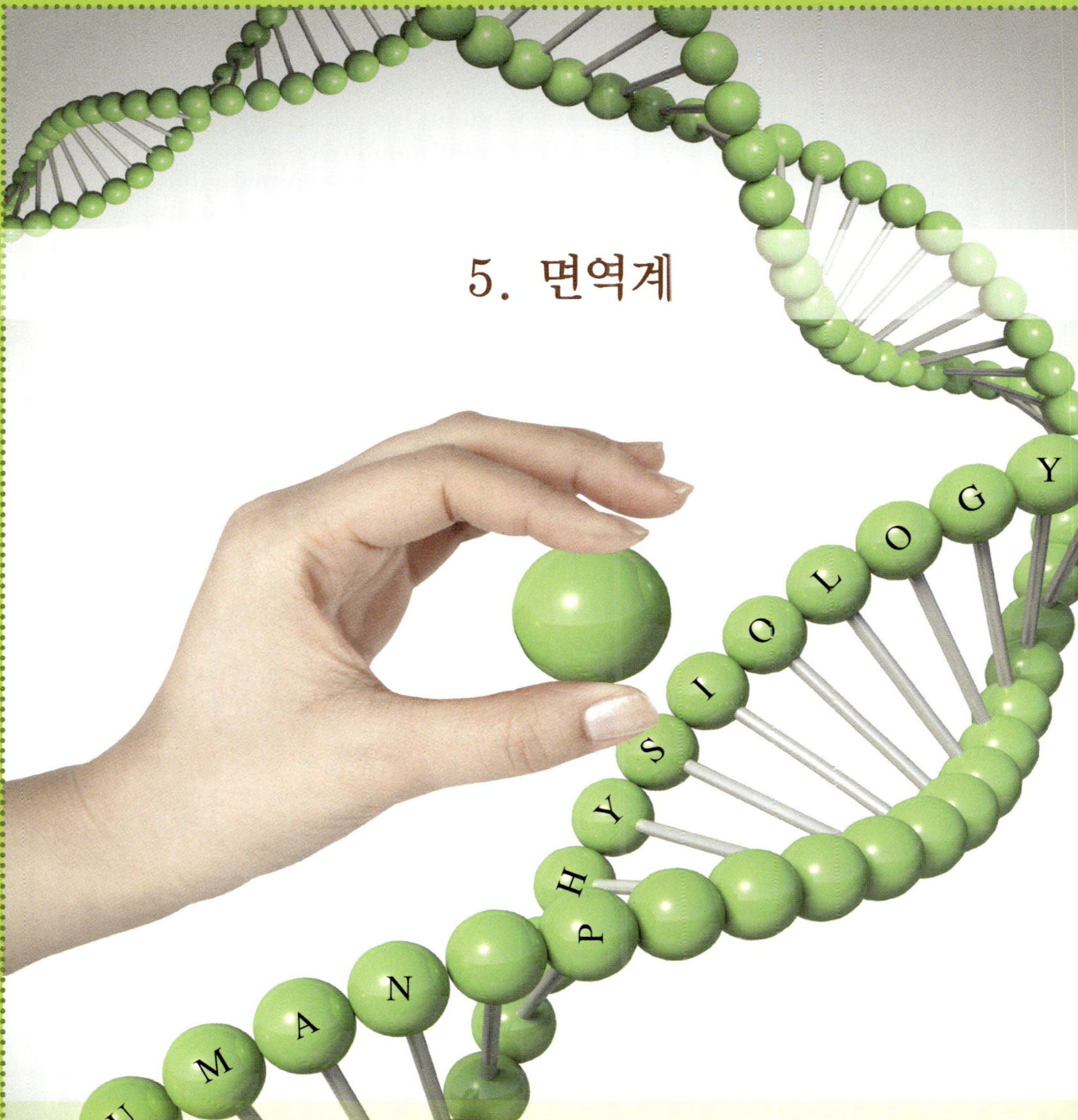

사람은 해로운 외부 물질과 끊임없이 접촉하고 있다. 세균이나 바이러스가 인체로 들어오게 되면 인체는 체내 방어기전인 **면역계**(immune system)를 작동하게 된다. 면역계가 작동하지 않으면 사소한 감염에도 견디지 못하고 죽게 되므로 면역계는 인간의 생존에 필수적이다.

외부 환경에 노출된 피부는 감염에 대한 인체의 제1 방어선상에서 작용한다. 소화기, 호흡기, 비뇨생식관을 덮고 있는 상피조직은 점막 표면이 점액으로 늘 젖어 있으며 점액에 있는 효소, 항균물질 등을 통해서 상피세포가 손상되거나 감염되는 것을 막는 물리적 · 화학적 방어벽이 된다. 이러한 방어벽이 깨지고 병원체가 체내의 연조직에 들어가면 선천성 면역계와 후천성 면역계의 세포와 분자들이 침입한 미생물을 인식하고 제거한다. 이와 같이 미생물이나 외래 단백에 대하여 저항하거나 제거하는 신체의 방어능력을 면역이라 하며 백혈구, 혈장, 대식세포, 림프절, 흉샘 등이 면역계를 이룬다.

1. 면역계

1) 면역

면역(immunity)이란 어떤 병원체에 한 번 노출되면 그 병원체에 대한 방어하는 능력이 생겨서 같은 질환에 다시는 걸리지 않게 되는 상태를 의미한다. 면역은 바이러스와 박테리아 등에 대항하도록 숙주가 지닌 방어능력을 일컬으며, 감염성 미생물이나 외부의 이물질에 신체가 노출되기 전부터 원래 가지고 있는 선천성(비특이적) 면역과 병원체에 의해 활성화되며 특정 병원체 또는 물질에 대해 특이성을 가지고 반응하는 후천성(특이적) 면역으로 구분된다.

이러한 두 종류의 면역계는 서로 다른 방어 메커니즘을 구축하고 있지만 중복되는 부분도 있다. 선천성 면역은 식세포작용(phagocytosis), 열(fever) 및 인터페론(interferon)의 방출 같은 기전에 의해 제공된다. 후천적 면역은 림프구의 기능을 포함하고, 특정 분자나 항원으로 집중되어 있다.

2) 면역계

면역계(immune system)는 림프액, 림프구, 림프관 및 림프기관으로 구성된다. 면역계의 일차적인 기능은 외부에서 침입한 병원 미생물과 독소를 찾아내고 또한 비정상적으로 변형된 세포들을 제거하여, 신체의 모든 세포와 조직 및 기관이 제 기능을 발휘하도록 하는 것이다.

면역계는 병원체에 대한 방어능력, 즉 면역력이 있는데 이는 선천성 면역과 후천적 면역으로 나뉜다. 이러한 두 종류의 면역계는 서로 다른 방어 기전을 구축하고 있지만 중복되는 부분도 있다. 면역반응에는 신체의 물리적 장벽, 혈액과 조직에 존재하는 면역세포, 보체계의 단백질과 같은 혈장단백질 그리고 면역세포에 의해 생성되는 물질들이 관여한다.

2. 선천성(비특이적) 면역과 후천성(특이적) 면역

1) 선천성(비특이적) 면역

선천성 면역은 감염에 대한 폭넓은 방어를 가능하게 한다. 이물질 또는 잠재적으로 유해한 세균이나 박테리아의 침입에 대해서 선천적으로 태어나면서 가지고 있는 방어능력을 말한다.

선천성 면역은 외부 방어와 내부 방어를 모두 포함한다. 세균은 상피 장벽을 넘어 결합조직으로 침입하고 분비된 독소(toxin)는 혈액이나 림프고세혈관(lymph capillary)으로 들어가 신체의 다른 부위로 운반된다. 유해한 물질에 대한 감수성, 상피조직의 장벽, 항균인자 생산, 염증 유발, 보체의 작용, 위산의 산도와 장내 미생물 균총 등이 선천성 면역에 해당된다. 또한 병원성 미생물과 식세포의 접촉으로 인하여 발생하는 식세포작용과 식세포에 의한 화학물질 분비도 해당된다.

(1) 식세포에 의한 식작용

선천성 방어기전은 포유동물의 세포와 세균이 생산하는 탄수화물의 종류를 구별한다. 식작용(phagocytosis)을 위해 세포를 표지하는 탄수화물은 세균 세포벽 속의 당단백질과 리포다당류이다.

식세포에는 호중성 백혈구(neutrophil), 단핵 식세포계(mononuclear phagocyte system), 기관-특이 식세포(organ-specific phagocyte) 등이 있다.

혈액의 간과 비장의 모세혈관을 흐르면서 이물질이나 조직 및 세포의 잔해는 식작용에 의해 제거되고 식세포 내에서 화학적으로 불활성화된다. 이러한 방법으로 침입한 병원체가 제거되기 때문에 혈액은 간과 비장을 통과한 직후 무균 상태가 된다.

결합조직에 있는 백혈구 가운데 호중성 백혈구와 단핵구는 세균과 세프 잔해들을 제거할 때 결합조직 내에서 이동성이 매우 높다. 케모카인이라는 화학적 유인물질에 의해 호중성 백혈구가 감염 부위에 먼저 도착하고, 단핵구는 나중에 도착하여 대식세포로 변형되며, 감염이 확산되면 혈액으로부터 새로운 식세포들이 이미 결합조직 내에 있는 세포들과 합류하게 된다.

식세포가 아메바와 유사한 방법으로 세균들을 위족으로 둘러싸서 융합하면 세균들은 세포막에서 유래한 막에 둘러싸이고, 식포와 비슷한 소포체 속에 포함된다. 그러나 리소좀효소들이 식포가 형성되기 전에 방출되면, 조직의 감염 부위에 방출되면서 염증을 일으키게 된다.

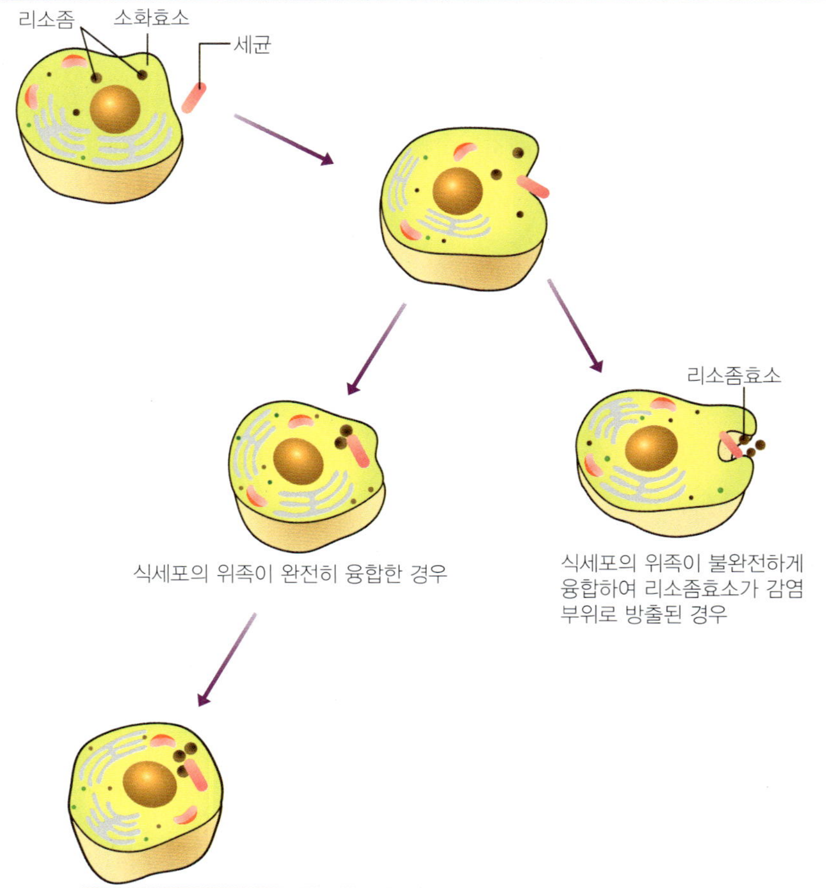

그림 5-1 호중성 백혈구 또는 대식세포에 의한 식작용

(2) 열

체온은 골격근 떨림과 37℃ 체온유지를 위해 온도조절중추를 갖고 있는 시상하부에서 조절한다. 내인성 발열물질이라고 하는 화학물질에 반응하여 체온이 상승하는데, 어떤 감염의 경우 내인성 발열물질이 인터루킨(interleukin)-1β로 확인되었고, 이는 백혈구에 의해 사이토카인으로 생성된 다음 뇌에서 생성된다. 인터루킨-1, 인터루킨-6 및 종양괴사인자를 포함한 이들 사이토카인은 발열과 졸음을 유발하고, 혈장 철 농도를 감소시킨다.

고열은 위험하지만, 알맞은 미열은 세균 감염으로부터 회복을 돕는 유일한 대응이 될 수 있다. 즉, 미열은 철 농도를 감소시켜 세균 활등을 억제시키고, 호중성 백혈구의 활성을 증가시키며 인터페론의 생성을 촉진한다.

(3) 인터페론

사이토카인의 한 종류인 인터페론(interferon)은 바이러스 침입에 저항하도록 세포를 자극하는 물질이다. 대부분의 세포는 바이러스의 감염에 반응하여 인터페론을 생산해 분비한다. 방출된 인터페론은 다른 세포의 세포막에 결합해서 항바이러스성 단백질의 합성을 촉진한다. 또한 자연살해세포(natural killer cell: NK)와 대식세포를 유도해 바이러스의 복제를 억제한다. 이러한 인터페론의 작용은 선천성 면역반응이다.

인터페론은 현재까지 알파(α), 베타(β), 감마(γ) 세 종류가 알려졌으며 생성 세포에 따라 달리 부르고 있다. 신체 내 거의 모든 세포가 α와 β-인터페론을 만들고 이 폴리펩티드들은 바이러스 감염으로부터 주변의 다른 세포들을 보호하는 전령(messenger)으로 작용한다. γ-인터페론이 기능을 수행하기 위해서는 α-인터페론과 β-인터페론의 협력이 필요하다. 인터페론의 항바이러스 작용은 바이러스 감염 치료에 이용되고, 수많은 종류의 암 치료를 위한 인터페론의 사용이 현재 임상시험 단계에 있다.

2) 후천성(특이적) 면역

1890년 독일의 세균학자인 폰 베링(E. A. Von Behring)은 디프테리아 독소를 주사한 기니피그가, 두 번째 독소 주사를 맞아도 생존하는 사실을 알게 되었고, 이렇게 면역이 생긴 동물은 혈청 속에 면역성과 관련된 화학물질, 즉 항체(antibody)가 존재함을 알아냈다. 더불어, 이 항체는 디프테리아 감염에만 면역성을 갖는 특이성을 나타내는 것을 확인하였다.

줄기세포의 세포분열을 통해 생성된 림프구는 흉샘, 비장 및 림프절에 들어가 림프구 클론 집단을 형성하고 방출된다. 흉샘에 들어간 림프구는 **T림프구**(T lymphocyte) 또는 **T세포**(T cell)가 되고, T림프구가 아닌 골수에서 성숙한 림프구는 **B림프구**(B lymphocyte) 또는 **B세포**(B cell)라고 한다. 이처럼 골수가 B림프구를, 흉샘이 T림프구를 생산하기 때문에 골수와 흉샘을 일차 림프기관이라 간주한다.

후천성 면역은 B림프구(B lymphocyte)와 T림프구(T lymphocyte)가 담당하는데, 각 세포는 하나의 항원만을 인식할 수 있어서 수백만 개 이상의 항원을 인식할 수 있도록 다양한 형태의 세포가 존재한다.

B림프구와 T림프구는 모두 특정 면역 기능을 한다. B림프구는 혈액과 림프로 항체를 분비함으로써 세균 및 바이러스와 싸우는데, 혈액과 림프가 체액이기 때문에 B림프구는 체액성 면역을 제공하며 이를 항체-매개성 면역이라고 한다.

T림프구는 바이러스나 진균으로 감염된 세포, 이식세포와 암세포 등을 공격한다. T림프구는 항체를 분비하지 않고 세포에 가까이 접근하거나 실제로 물리적 접촉을 하여 세포를 파괴하기 때문에 세포-매개성 면역이라고 한다.

특이적 면역은 **체액성 면역**(humoral immunity)과 **세포성 면역**(cellular immunity)으로 구분된다. 체액성 면역은 세균이나 바이러스의 침입에 대해 특이적인 항체를 생성하여 혈액이나 림프액에 방출함으로써 면역을 발휘하는 작용이다. 세포성 면역은 바이러스나 세균에 감염된 세포나 변형된 세포 또는 암세포 등을 직접 공격하여 파괴하는 작용이다.

3. 염증

선천성 면역반응 및 후천성 면역반응과 그 상호작용은 **염증**(inflammation)을 통해 잘 알 수 있다.

염증은 감염이나 상처에 대응하는 중요한 방어기전으로 국소적인 손상에 대한 생체조직의 방어반응으로 나타난다. 염증은 식세포가 혈관벽을 통과하여 조직으로 빠져나와서 조직의 한 부위에 모이는 일련의 과정이지만 신경의 지배를 받지 않는다.

염증반응은 식작용의 비특이적인 메커니즘과 보체 활성에 의해 시작되어 시간이 어느 정도 지나면 B림프구는 자극을 받아 특이항원에 대한 항체를 생성한다. 세균에서 이 항원에 대한 항체의 결합은 이전의 선천성 면역반응을 크게 증폭시켜서 생체 조직에 가해진 손상의 요인을 제거하여 조직의 재생을 촉진한다.

염증의 주요 증상은 혈관 확장에 의한 발열과 피부 발적이다. 또한 세균이 분비한 독성을 희석시키기 위해 상처 부위에 혈장이 축적되고 히스티딘의 방출과 부종에 의해 동통이 나타나기도 한다.

표 5-1 염증의 요약

면역 종류	특징
선천성 (비특이성) 면역	세균이 피부의 상체를 통해 들어간다.
	정주 대식세포(resident phagocyte)들인 호중성 백혈구와 단핵구가 세균을 섭식한다.
	보체 단백질이 비특이적 활성화가 일어난다.
후천성 (특이성) 면역	B림프구가 자극되어 특이항체를 생산한다.
	포식작용은 세균 표면 항원에 부착된 항체에 의해 증강된다(옵소닌 작용).
	보체 단백질의 활성화는 식작용, 식세포의 주화성과 조직 비만세포로부터 히스티딘 분비를 촉진한다.
	혈관 외 유출은 새로운 포식백혈구(호중성 백혈구와 단핵구)로 하여금 감염부위를 침입하도록 한다.
	히스티딘 분비 증가에 의한 혈관확장 모세혈관 침투의 증가는 부종과 발적(redness)을 일으킨다.

출처: Stuart Ira Fox(2019)

4. 사이토카인

사이토카인(cytokine)은 각각의 면역매개세포가 분비하는 단백질로 세포와 세포 사이의 의사소통을 원활하게 하는 물질의 총칭이다. 대부분의 사이토카인은 생체기능을 수행하기 위해 다른 사이토카인들과 공동으로 작용한다. 이외에도 다양한 기능을 수행하는데, 대식세포의 증식을 유도하거나 자기 자신의 분화도 촉진하기도 한다.

사이토카인은 면역과 반응에 관여하는 세포들이 분비하는 단백질로서 선천성·후천성 면역 모두에서 중요한 역할은 한다. 사이토카인의 구조는 다양하고 현재까지 많은 종류가 발견되었다. 이들의 공통적인 특성을 살펴보면 아래와 같다.

- 사이토카인의 분비는 일시적인 반응이다.
- 한 가지의 사이토카인이 여러 가지 작용을 할 수 있고, 다른 사이토카인이 비슷한 작용을 하기도 한다.
- 사이토카인은 작용하는 표적세포 표면에 있는 수용체와 결합하여 작용을 시작한다.
- 외부 신호에 의해 사이토카인 수용체의 발현과 세포의 반응이 조절된다.

대표적인 사이토카인의 종류는 표 5-2에 제시하였다.

표 5-2 사이토카인의 종류

사이토카인	생성세포	표적세포	주요 기능
인터루킨-1 인터루킨-6 종양괴사인자	항원제시 세포	보조 T세포, 일부 뇌세포, 조직세포	• 인터루킨-2의 분비 • 인터루킨-2 수용체의 발현 자극 • 염증, 감염 상처에 대한 전신반응의 자극
인터루킨-2	대부분 면역세포	보조 T세포, 독성 T세포 자연살해세포, B세포	• 세포증식자극 • 형질세포로의 전환 촉진
인터페론	대부분 세포	대부분 세포	• 세포로 하여금 항바이러스성 단백질 생성 자극

사이토카인	생성세포	표적세포	주요 기능
감마인터페론	자연살해세포, 활성화된 보조 T세포	자연살해세포, 대식세포	• 세포의 분열증식 • 세포독성 물질들의 분비 자극
케모카인	내피세포, 손상된 세포	중성 백혈구, 기타 백혈구	• 상처와 염증이 있는 부위로 백혈구를 유주
콜로니 형성인자	대식세포	골수	• 중성 백혈구와 단핵구의 분열증식 자극

이연숙 외(2019).

5. 림프구의 기능

1) 림프계의 구성

면역세포들은 골수에서 유래하여 골수 또는 흉샘에서 발달과 성숙과정을 거친 후 말초조직에 있거나 혈액이나 림프계를 통해서 이동한다. 여기서 림프계는 조직으로부터 배출된 세포외액이나 세포들을 림프의 형태로 이동시키고 다시 혈관계로 내놓는 역할을 한다.

각종 조직에는 모세림프관들이 분포되어 있으며, 세포 사이에는 세포외액이 모세림프관으로 흡수되어 이동하다가 림프관으로 모이고 다시 들림프관으로 모여 림프절로 이동한다. 림프절은 림프계의 림프관들이 모이는 곳에 형성된다.

림프기관(lymphoid organ)은 일차 림프기관과 이차 림프기관으로 구분된다. 일차 림프기관은 골수와 흉샘이며 중앙 림프기관이라고도 부른다. B림프구는 골수에서 그리고 T림프구는 흉샘에서 성숙된다. 이차 림프기관은 림프절, 비장, 편도선, 분산림프조직(소화관, 호흡기관, 생식기관, 비뇨기관의 내벽) 등으로 구성되어 있으며, 말초 림프기관이라고도 부른다.

림프관들이 모이는 작은 결절 형태로 조직이 림프절로서, 바깥쪽 피질에는 T림프구가 분산된 형태로 있고 안쪽 수질에는 B림프구들이 모여 있는 여포들이 있다.

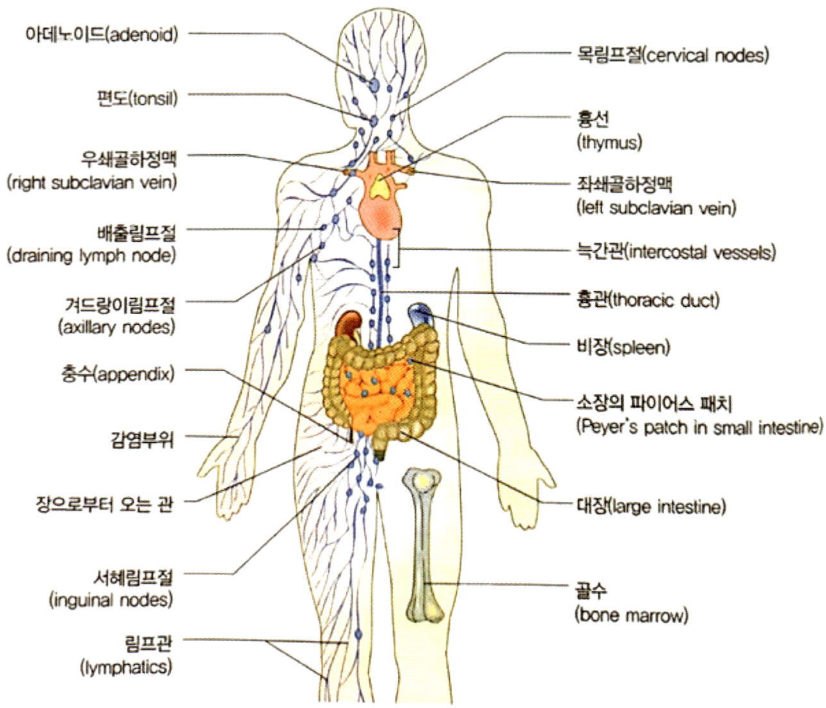

그림 5-2 림프계와 림프조직

출처 : 이종호 외(2013)

림프관은 말초조직에서 시작하여 정맥과 연결되는 곳에서 끝나며, 림프액이 이 림프관 내를 끊임없이 순환하여 림프기관에서 이물질을 제거한다. 림프관으로 연결된 림프기관은 많은 수의 림프구를 가지고 있다. 림프액의 성분은 혈장과 유사하지만 단백질 농도는 훨씬 낮다.

표 5-3 B림프구와 T림프구의 비교

구 분	B림프구	T림프구
가공 장소	골수	흉샘
면역 유형	체액성(항체 분비)	세포 매개성
아집단(subpopulation)	기억세포와 형질세포	세포독성(살해) 보조세포; 억제세포
표면항체의 존재	존재(IgM 또는 IgD)	검출되지 않음
항원 수용체	존재(표면항체)	존재(면역글로불린과 관련)
수명	짧다	길다
조직 분포	비장에 많고 혈액에 적음	혈액과 림프에 많음
혈액 림프구의 백분율	10~15%	75~80%
항원에 의한 변형	형질세포	활성화된 림프구
분비 생성물	항체	림포카인
바이러스 감염에 의한 면역	소아마비, 장바이러스	대부분
세균 감염에 대한 면역	연쇄상구균, 포도상구균, 기타	결핵, 나병
진균 감염에 대한 면역	알려져 있지 않음	많음
기생충 감염에 대한 면역	트리파노소마증, 말라리아	대부분

출처: Stuart Ira Fox(2019)

2) B림프구

(1) B림프구의 기능

체액성 면역의 B림프구가 체내에 침입한 항원에 대해 항체 형성을 유도함으로써 수행된다. 항체는 체액을 통해 순환하기 때문에 항체성 면역 또는 체액성 면역이라고도 하며 이들은 박테리아를 파괴한다.

생체가 병원체에 감염되거나 또는 병원체가 생산하는 독소 또는 효소에 노출되면 이러한 이물질에 대한 특이 항체(antibody)가 생긴다. 항원(antigen)이란 병원체나 독소, 그리고 자기 자신이 아닌 것으로 인식되는 이물질을 총칭하는 것으로 단백질, 핵산 또는 다당류 등의 거대분자들이다.

B림프구 일부는 기억세포(memory cell)로 남아 있다가 같은 항원이 다시 들어오면 즉각 증식하여 항체를 대량으로 만들어 신속하게 항원-항체반응을 일으키는 능동적 면역을 수행한다.

항체는 면역글로불린(immune globulin: Ig)이며 당단백질이다. IgG, IgA, IgE, IgM, IgD의 다섯 가지로 분류된다. 각각의 글로불린은 각기 특이 항원 결합부위를 지니므로 특정 항원과 결합하는 특이성을 보인다. 항체가 항원과 결합하여 항원을 침전시키거나 용해시키는 등의 반응이 일어나서 항원을 제거시키거나 기능을 약화시키는데, 이것을 항원-항체 반응이라고 한다.

(2) B림프구의 성숙과 분화

B림프구는 조류의 총배설강 주변에 있는 파브리키우스 주머니(bursa of fabricius)에서 처음 발견했기 때문에 주머니의 첫 글자를 따서 B림프구라고 명명되었지만, 사람을 포함한 포유류의 경우 골수(bone marrow)의 첫 글자를 딴 것이라고도 한다. B림프구는 혈액 내 림프구의 약 10~15%를 차지하고, 림프절에 있는 림프구의 약 20~25%, 비장에 있는 림프구의 약 40~45%를 차지한다.

B림프구의 생성과 성숙과정은 골수에서 일어나고, 성숙된 B림프구는 주로 림프절이나 비장 같은 이차 말초 림프기관에 머물게 되며, 여기서 B림프구 일부는 외부 항원을 인식하면서 활성화된다. B림프구는 스스로 증식하여 항원 비특이적인 B림프구 수를 증가시키고 항체를 분비하는 형질세포로 분화된다.

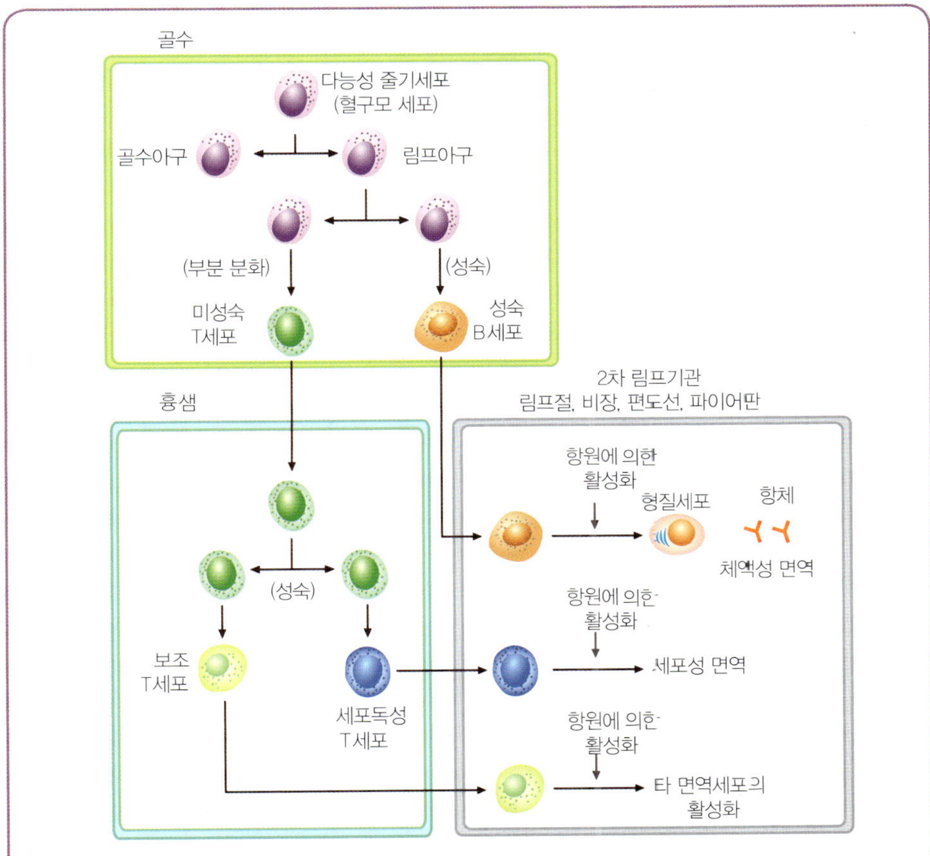

그림 5-3 B림프구와 T림프구의 성숙과 분화

3) T림프구

(1) 세포독성 T세포의 기능

세포성 면역은 체내에 침입한 병원체에 감염된 세포나 암세포를 T림프구가 직접 사멸함으로써 수행된다. 즉, 활성화된 **세포독성 T세포**는 바이러스나 박테리아 또는 기생충 등에 감염된 세포나 암세포를 인식하고 공격하여 사멸시킨다. 공격할 표적세포의 인식작용은 세포독성 T세포의 세포막에 있는 수용체가 담당한다. 이 수용체는 B림프구가 분비하는 항체처럼 두 개의 사슬로 이루어진 단백질이며 고유의 특이성을 갖는다. 다만 이 수용체가 면역글로불린과 다른 점은 혈액으로 분리되지 않고 세포막에 결합된 상태로 존재한다는 점이다.

T림프구의 수용체가 표적세포의 항원과 결합하면 자신과 표적세포의 좁은 공간에 퍼포린(perforin)이 함유된 소포를 분비한다. 퍼포린은 표적세포를 뚫고 들어가 막을 관통하는 통로를 형성함으로써 표적세포의 내용물이 밖으로 흘러나와 죽게 된다.

T림프구도 일부는 B림프구처럼 초기 항원의 자극에 대해 완전히 활성화되지 않고 기억세포로 남게 되므로 능동적 면역이 존재한다.

(2) T림프구의 성숙과 분화 및 종류

T림프구는 골수에서 생성되지만 성숙 과정은 흉샘에서 이루어진다. 흉샘에 도착한 T림프구의 98% 정도는 자가면역반응을 방지하기 위해 자발적으로 사멸(세포자살)하고 약 2%가 성숙된다. 흉샘에서 성숙되어 혈액에 나온 T림프구는 림프절과 같은 이차 림프기관에서 항원을 인식하면서 활성화된다.

T림프구는 기능적 측면에서 또는 T세포의 세포막에 존재하는 특정 단백질에 따라 세포독성 T세포와 보조 T세포로 구분된다. 세포독성 T세포는 CD8이라는 특정 단백질을 가지고 있어 $CD8^+$ 세포라고 하고, 보조 T세포는 CD4라는 단백질을 지니고 있어 $CD4^+$세포라고 부른다.

(3) 보조 T세포의 작용

바이러스와 일부 세균은 세포질에서 증식하는데, 이들에 의해 감염된 세포는 위에서 설명한 세포독성 T세포에 의해 인식되고 공격받는다. 그러나 대부분의 박테리아와 일부 기생충은 엔도솜(endosome)과 리소좀에서 증식하는데, 보조 T세포는 이들 세포를 인식하고 파괴한다.

이와 같이 보조 T세포는 직접적인 면역반응을 수행할 뿐만 아니라 B림프구, 세포독성 T세포 및 대식세포와 자연살해세포의 활성을 보조한다. 보조 T세포에서 분비되는 인터루킨-2(interleukin-2)는 B림프구가 형질세포로 전환되는 데에도 필요하고, 세포독성 T세포가 완전하게 활성화되는 데에도 필요하다. 인터루킨-2는 보조 T세포뿐만 아니라 세포독성 T세포의 분열을 촉진한다.

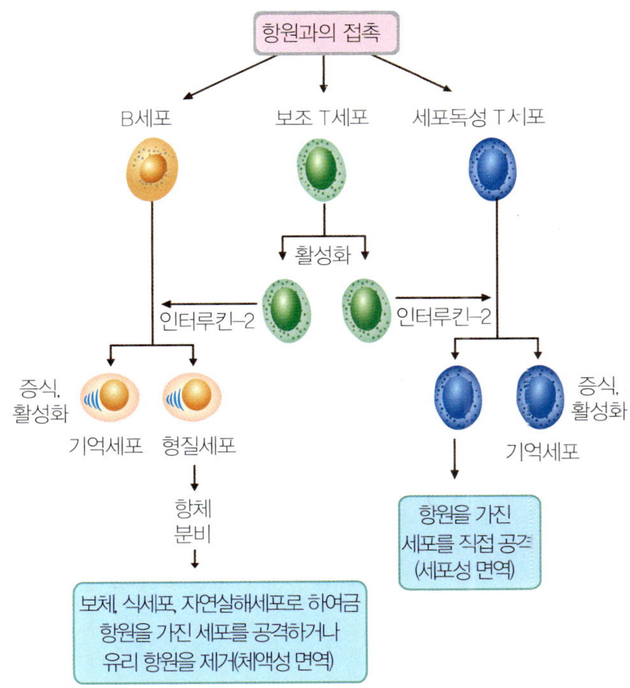

그림 5-4 보조 T림프구의 역할

6. 자연살해세포의 작용

자연살해세포(natural killer cell)는 T림프구의 일종으로, 이물질을 포함한 체세포를 특정 효소(퍼포린, 그랜자임)를 분비하여 죽임으로써 세포성 면역반응을 수행한다. 세포독성 T세포는 특정 이물질을 세포매개로 파괴시키고, 보조 T세포와 억제 T세포는 지지 역할을 하며, 활성 보조 T세포는 림포카인을 생성한다. 세포독성 T세포와 비슷한 기능을 하는 자연살해세포는 주요 표적이 바이러스에 감염된 세포나 암세포이며, 이들 표적세포와 결합한 후 독성인자를 방출하여 세포막에 손상을 입혀 사멸시킨다.

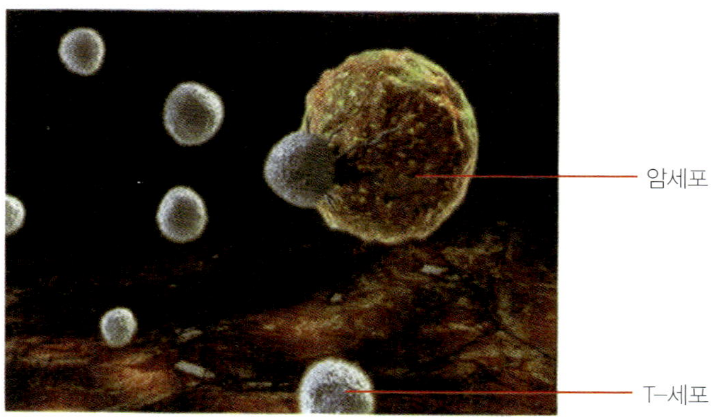

그림 5-5 T림프구의 암세포 파괴

7. 면역계에 의한 질환

1) 자가면역질환

자가면역질환(autoimmune disease)은 자기항원을 인지하고 허용하는 능력이 상실되어 일어나는데 그 결과, T세포의 활성화와 B세포에 의한 자가항체의 생성을 촉진시켜 염증과 기관 손상을 일으킨다. 인구의 약 5~7%에 영향을 주는 자가면역질환은 80여 가지 이상이 알려져 있다. 대부분의 자가면역질환은 남성보다 여성에게서 3배 이상 더 흔하게 나타나는데, 그 이유는 출산 후에 모체에 남아 있던 태아 항원이 존속하면서 오랜 기간 동안 어떤 방법을 통해 비정상적인 면역공격이 모체에 가해지기 때문인 것으로 추정하고 있다.

가장 흔한 자가면역질환에는 류머티스관절염, 제1형 당뇨병, 다발성 경화증, 사구체신염, 갑상샘염, 악성빈혈, 건선, 전신성 홍반성 낭창 등이 있다.

2) 알레르기

면역반응은 외부의 항원에 의해 손상된 조직을 치유하는 과정이나 때로는 숙주에 염증 등 부정적인 결과를 가져오기도 한다. 이러한 잘못된 면역반응을 과민반응 또는 알레르기(allergy)라고 한다. 알레르기성 과민반응은 IgE 항체에 의해 매개되는 경우가 많다.

알레르기를 일으키는 항원을 알레르겐(allergen)이라고 하는데 꽃가루나 식품 등 환경에 다양하게 존재한다. 대부분의 알레르겐 그 자체는 무해하지만 이들의 자극이 특정인에게 적절하지 못한 면역반응을 일으키기 때문에 문제가 된다.

알레르기 반응이 일어나려면 먼저 일차적으로 알레르겐에 노출되어 감작(sensitization)되어 있어야 한다. 즉, 특정 항원에 처음 노출되면 이 알레르겐(항원)에 대한 항체와 함께 B림프구의 기억세포가 생긴다. 이러한 상태에서 이후 동일한 알레르겐에 다시 노출되면 강력한 항원-항체반응이 일어나게 되는데, 형질세포에서 분비되는 IgE는 혈액을 순환하다가 결합조직의 비만세포 표면에 달라붙어 비만세포로 하여금 히스티딘을 포함한 많은 염증 매개체를 분비하게 한다. 이러한 매개체들은 국부적인 염증반응을 일으킨다. 이와 같은 이유로 일반적으로 IgE 항체의 매개에 의해 일어나는 알레르기의 반응은 매우 빠르게 진행되므로 **급성 과민반응(immediate hypersensitivity)**이라고도 한다.

보통의 알레르기 증상은 알레르겐의 침입 부위에 한정되지만 혈액 중에 염증 매개체의 농도가 높아지면 알레르기 증상이 전신에서 나타나고 저혈압, 부종, 또는 기관지 수축 등이 발생한다. 이러한 반응을 **아나필락시스(anaphylaxis)**라고 부르며, 심한 경우는 순환계와 호흡계의 장애로 사망에 이르기도 한다.

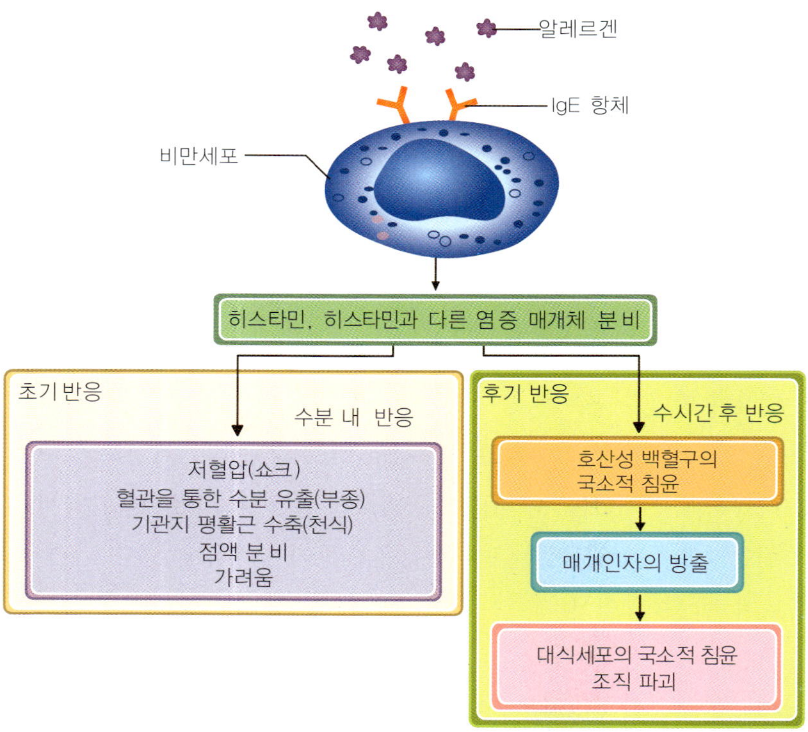

그림 5-5 급성 과민반응

한편, 어떤 종류의 알레르기 반응은 항체가 무관하게 일어난다. 이는 항원에 의해 활성화된 보조 T세포가 분비한 사이토카인이 염증의 매개체 역할을 하는 경우이다. 이러한 과정은 며칠이 걸리므로 이를 **지연성 과민반응**(delayed hypersensitivity)이라고 한다.

3) 면역결핍질환

면역결핍(immunodeficiency)은 면역체계의 이상으로 병원체 감염에 효과적으로 대항하지 못하여 흔치 않은 질환에 계속 걸리거나 정상적으로 성장하지 못하는 증상을 보인다.

(1) 선천성 면역결핍증

선천성 면역결핍증의 한 경우는 특정 항체를 생산하는 면역체계의 기능 부전에 의해 발생한다. 선천성 면역결핍증을 가진 환자에게 발생하는 질환은 되도록 빨리 적절한 항생제나 항체를 투여해서 치료해야 한다. 선천적으로 B림프구와 T림프구 모두가 부족해서 나타나는 유전적 면역결핍증을 중증 복합성 면역결핍증이란 한다. 드물게 나타나는 이 질환은 병원체나 미생물에 대한 아주 제한적인 면역반응을 가지고 있으므로 무균 상태를 유지해 주지 않을 경우 유아기에 사망한다.

(2) 후천적 면역결핍증

에이즈(acquired immune deficiency syndrome: AIDS)의 발병은 1981년 미국 캘리포니아 주의 로스앤젤레스에서 처음 확인되었다. 에이즈는 인간면역결핍 바이러스(human immunodeficiency viruses: HIV)에 의해 면역계가 손상되는 치명적인 질환이다. HIV 바이러스는 질병에 대한 신체의 면역방어체계를 서서히 파괴함으로써 다른 질병 감염에 무방비 상태에 놓이게 하여 결국은 죽음을 초래한다.

에이즈 바이러스의 주된 공격 목표는 면역기능을 조절하는 T림프구 중 보조 T세포이며, 보조 T세포 괴사(necrosis)를 일으키면 세포성 면역기능이 작동하지 않게 된다.

6. 호흡기계

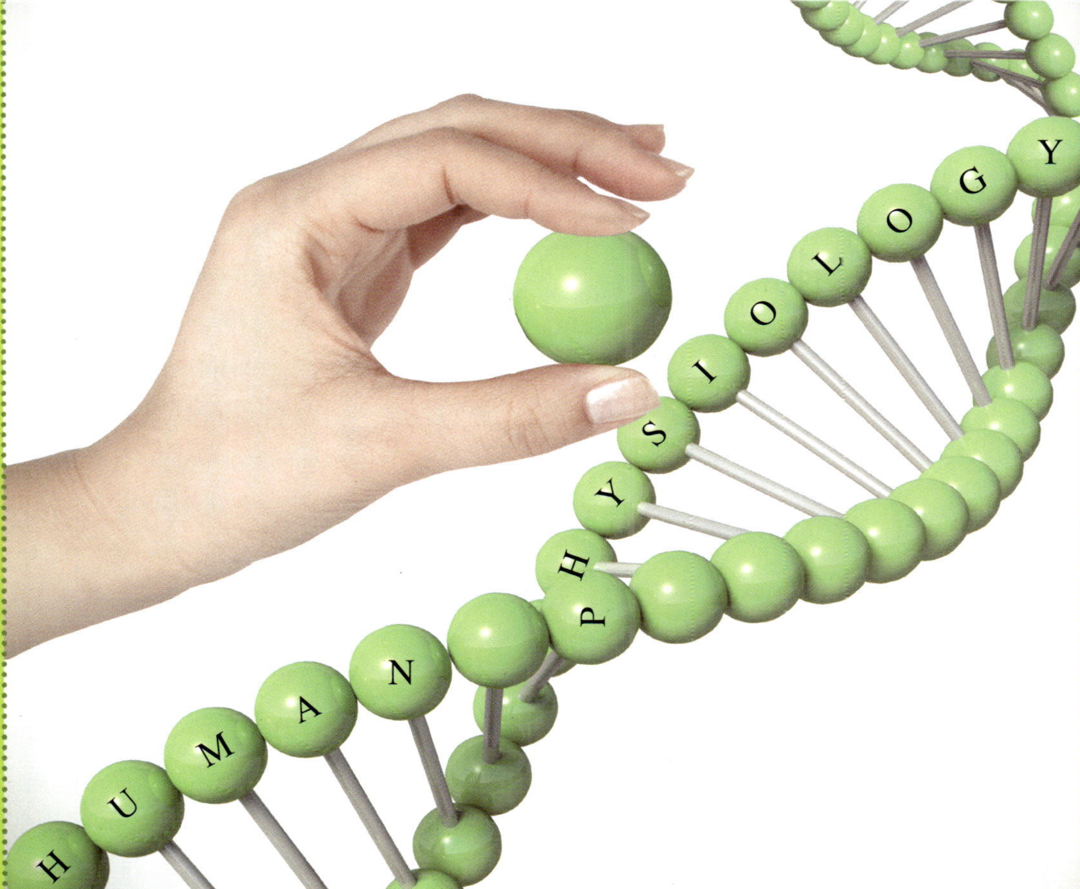

생명체는 생명을 유지하기 위해서 세포의 대사작용이 필수적이며, 이 과정을 위해서 외부로부터 산소를 공급받아야 하고, 이산화탄소를 체외로 방출해야 한다. 이와 같이 생명체가 외부로부터 계속 산소를 얻고 체내에서 생성된 이산화탄소를 외부로 배출하는 기체 교환 과정을 **호흡**(respiration)이라고 한다.

1. 호흡기계의 구조와 기능

1) 호흡기계의 구조

사람의 호흡기계는 체외에서 폐포까지 공기의 흐름이 일어나는 통로가 되는 기도(respiratory tract)와 가스교환이 이루어지는 좌·우 폐(left and right lungs)로 이루어져 있다. 공기 중의 산소는 호흡기의 외부와 연결된 입 또는 비강(nasal cavity)으로부터 시작하여 인두(pharynx), 후두(larynx)를 지나 폐로 들어간다. 후두는 기관(trachea)과 연결되어 좌·우 두 개의 기관지(bronchus)로 나뉘어 폐로 연결된다. 기관지를 지나 세기관지(bronchiole), 종말세기관지(terminal bronchiole), 호흡세기관지(respiratory bronchiole), 폐포관(alveolar duct), 폐포낭(alveolar sac)을 거쳐서 폐포(alveolus)의 포도송이말단에 이른다.

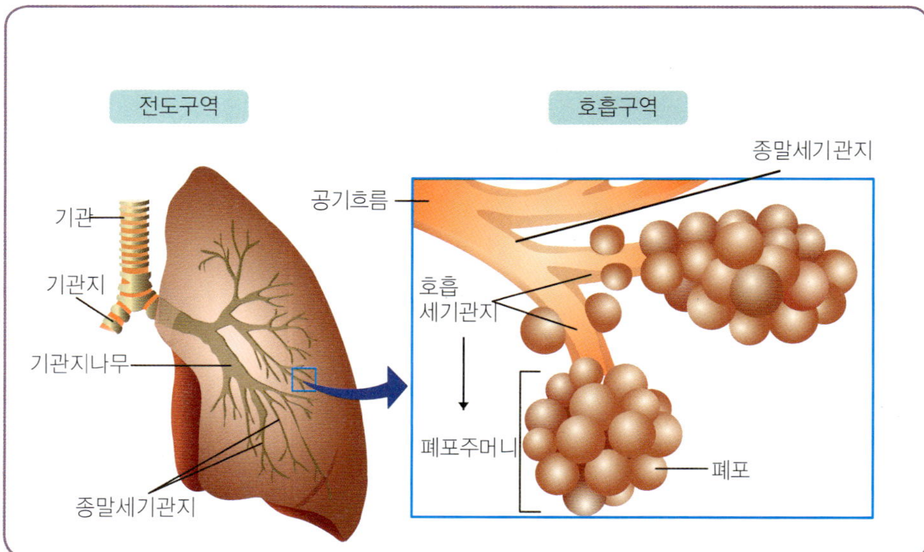

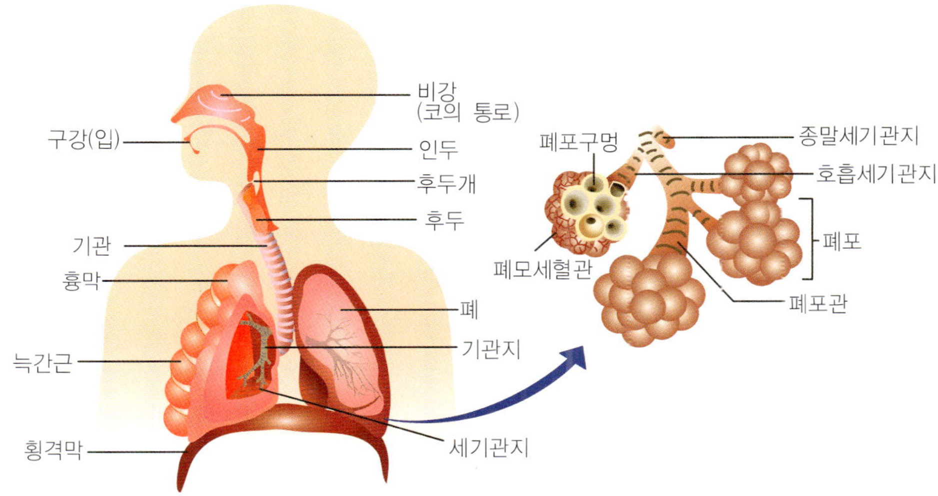

그림 6-1 호흡기계의 구조

(1) 코

외부 공기 중의 산소는 코(nose)로 들어간다. 코 안은 비강과 비중격에 의해서 나뉘는데, 비강은 공기가 처음으로 접촉하는 곳으로 인두와 연결되며, 내면에는 혈관이 있고 점막으로 덮여 있다. 호흡기 점막은 매일 125㎖가 넘는 점액을 생산하면서 기도를 통해 들어온 공기를 가온·가습시키고 섬모세포는 오염된 점액을 인두로 이동시켜서 삼키거나 내뱉게 한다. 또한 비강상부 점막에는 후각 수용기(olfactory receptor)의 신경말단이 분포하고 있어서 냄새를 감지하는 역할을 한다. 비강에 연결되어 있는 인두는 공기나 음식물의 이동통로이다.

(2) 후두

후두는 인두 하부에 위치하며 9개의 연골로 구성되어 있다. 후두개는 공기가 기관을 드나드는 통로인데 이물질과 음식물이 통과할 때 후두의 입구를 닫아 후두로 유입되지 않도록 한다. 후두에 공기와 이물질이 들어오면 반사적으로 기침이 일어나 폐로 이물질이 들어가는 것을 막아준다. 후두의 점막 벽에는 성대주름이 있어 공기가 성대를 지나면 진동되어 소리를 만들어낸다.

(3) 기관과 기관지

후두에 연결된 **기관**은 두 개의 좌·우 **기관지**로 나뉘어 다시 두 개의 폐로 연결되며, 기관지와 세기관지 등의 기도를 통과한 후 폐포에 도달하면 폐포 주위의 혈액과 기체교환이 일어난다. 기관과 기관지의 벽은 연골링으로 구성되어 있어 통로를 보호해 준다.

기관에서 폐포에 도달하는 사이에 기관은 한 번 가지를 쳐서 좌우 기관지가 되고, 각 기관지는 폐로 들어가 점점 더 작은 세기관지로 가지를 친다. 세기관지의 끝부분에 가면 폐포관이 있고 여기에 폐포라고 하는 작은 공기주머니가 포도송이처럼 달려 있다.

기관과 기관지의 상피세포층에는 섬모가 있고 점액을 분비하여 공기의 온도와 습도를 조절하며 이물질을 제거한다. 섬모는 이물질을 점액에 섞어 인두 쪽으로 밀어냄으로써 제거하는데, 흡연을 하는 경우 섬모운동이 저하되어 점액의 이동이 쉽지 않으므로 기침을 하여 점액을 이동시킨다.

(4) 폐와 폐포

폐는 심장과 함께 흉강(thoracic cavity) 안에 있고, 부드러운 스펀지 같은 한 쌍의 반원추상 기관이며 우측은 3개, 좌측은 2개의 폐엽(lobes)으로 나뉘어 있다. 각각의 폐엽은 매우 얇은 흉막(늑막, pleura)이라는 견고한 섬유상막으로 싸여 있는데, 흉막의 안쪽에는 흉막액(늑막액, pleural fluid)이 들어 있어서 호흡운동 시의 마찰을 방지하는 윤활제 역할을 한다.

사람의 폐는 3~10억 개의 **폐포**가 있기 때문에 면적은 체표면적보다 40배나 넓어 대량의 가스를 보유하고 교환할 수 있다. 폐포 주위에는 모세혈관이 그물처럼 둘러싸여 있고 폐포와 혈관 사이에는 얇은 막이 존재하여 산소와 이산화탄소의 교환작용이 일어난다. 폐포의 바깥쪽에는 폐동맥이 가지를 친 모세혈관 망이 분포되어 있다. 모세혈관이 다시 합쳐져서 폐정맥을 이룬다. 폐포와 모세혈관 사이가 매우 밀접해서 기체교환이 신속하게 이루어진다.

폐포는 근육이 없어 운동신경은 분포되어 있지 않으며, 폐포에 있는 확장 수용기(stretch receptor)는 미주신경을 통해서 연수에 자극을 전달한다. 세기관지의 평활근은 자율신경계의 지배를 받고 있으므로 부교감신경이 흥분하면 세기관지가 수축되고, 교감신경이 흥분하면 세기관지가 확장되어 환기작용이 효과적으로 일어난다. 폐렴과 같이 폐포가 감염된 상태에서는 기체교환에 이상이 생긴다.

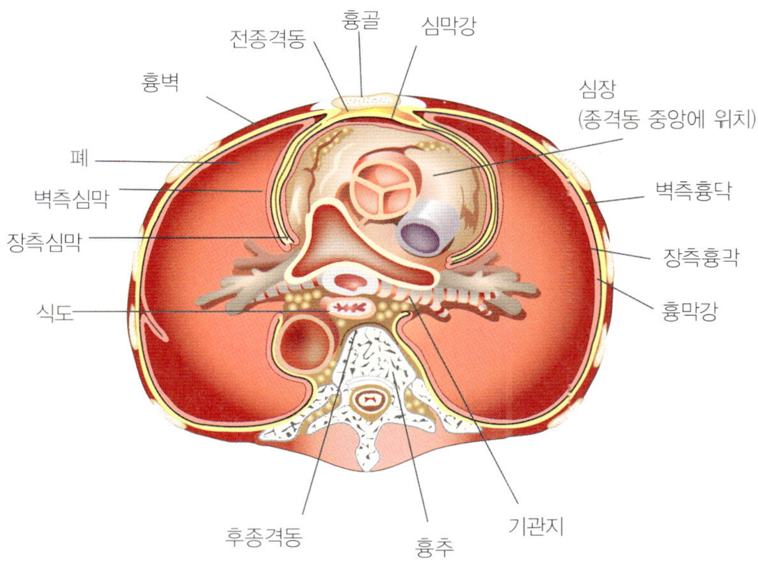

그림 6-2 흉곽의 구조

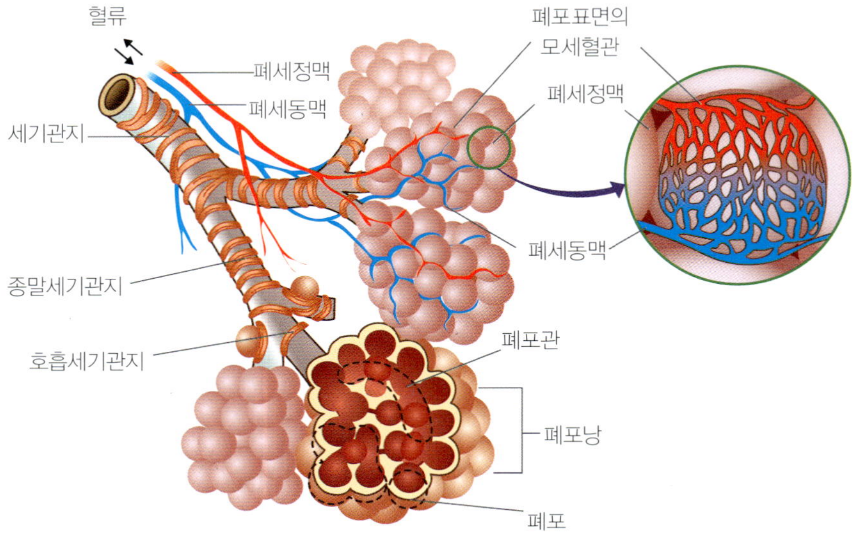

그림 6-3 기관지와 폐포

2) 호흡기계의 기능

호흡기계의 주요 기능은 다음과 같다.

(1) 산소 공급과 이산화탄소 배출

생명체의 대사과정에서 필요한 산소를 외부로부터 얻고 혈액을 통하여 산소를 각 세포로 운반함으로써 체세포로 하여금 산소를 이용하여 에너지를 생성하게 하는 것이다. 또한 에너지 생성과정에서 발생한 이산화탄소를 체외로 배출하는 기능을 한다.

(2) 체액의 산-염기 평형

호흡은 체내에서 끊임없이 생산되는 탄산을 배출하여 체액의 산-염기 평형을 조절한다. 호흡은 체액의 pH를 7.1~7.4의 좁은 범위 내로 유지시키는 데 필수적인 역할을 한다.

(3) 수분과 열 방출

호흡에 의한 성인의 수분 배출량은 1일 400~500㎖이다. 이러한 수분 배출은 피부를 통한 발한과 함께 체온을 조절하는 중요한 방법이다. 열이 심하게 날 때 호흡수가 많아지는 것도 이러한 이유이다.

(4) 발성기능

상부기도인 성대의 움직임과 떨림으로 발성이 가능하다.

2. 호흡 과정과 운동

1) 호흡 과정

호흡은 크게 외호흡(external respiration)과 내호흡(internal respiration)이라는 두 단계로 나눌 수 있다.

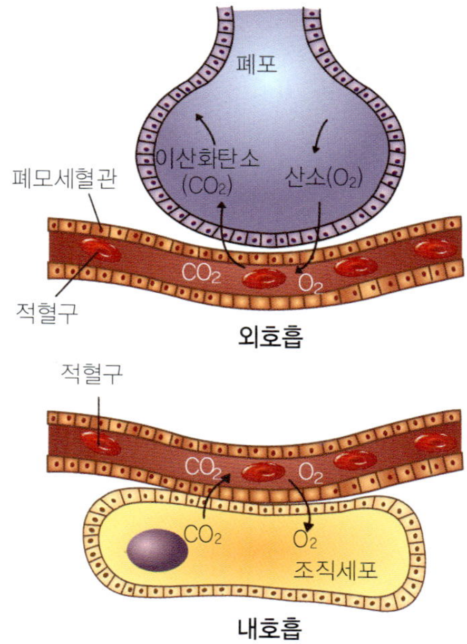

그림 6-4 호흡 과정

(1) 외호흡

외호흡은 두 가지 과정을 거치게 되는데, 첫 번째는 외부 공기와 폐포 사이의 가스교환, 두 번째는 폐포와 혈액 사이의 산소와 이산화탄소 교환이다. 첫 번째 과정을 통해 산소가 많은 대기 중의 공기를 폐포 내로 흡입하고 이산화탄소가 높은 폐포 내 공기를 체외로 배출한다. 두 번째 과정을 통해서는 폐 혈액과 폐포 사이에서 일어나는 기체의 교환으로 산소와 이산화탄소는 분압 차에 의한 확산을 통해 폐의 모세혈관 내 혈액과 폐포 내 공기 사이에서 교환된다.

(2) 내호흡

내호흡은 혈액과 조직 사이에서의 산소와 이산화탄소의 교환으로 폐포로부터 공급된 산소가 조직 내에서 영양소 대사과정에서 소모되고 이산화탄소와 에너지를 생성시켜 다시 혈액 내로 들어오게 하는 과정으로 조직호흡(tissue respiration) 또는 세포호흡(cellular respiration)이라고 한다. 내호흡 시에 에너지 생성 영양소로부터 에너지를 생성하는 과정에서 산소가 소모되고 이산화탄소가 생성된다. 이때 소비된 산소에 대한 이산화탄소 비율을 **호흡지수**(respiration quotient: RQ)라고 하고 이를 통해 에너지 연료의 기여 비율을 알 수 있다. 일반적으로 탄수화물의 호흡지수는 1, 단백질은 0.8, 지방은 0.7이다.

2) 호흡운동

호흡운동은 외부의 공기를 폐 속으로 들여보내는 흡식(inspiration)과 폐 속의 공기를 외부로 배출하는 호식(expiration)이라는 두 운동이 주기적으로 일어나는 것이다. 횡격막과 늑간근이 규칙적으로 수축과 이완을 반복하면서 이루어진다. 공기는 압력이 높은 데서 낮은 데로 이동하므로 대기로부터 폐로 공기로 들어오려면 폐내압이 대기압보다 낮아야 하고, 반대로 폐의 공기가 밖으로 배출되려면 폐내압이 대기압보다 높아야 한다.

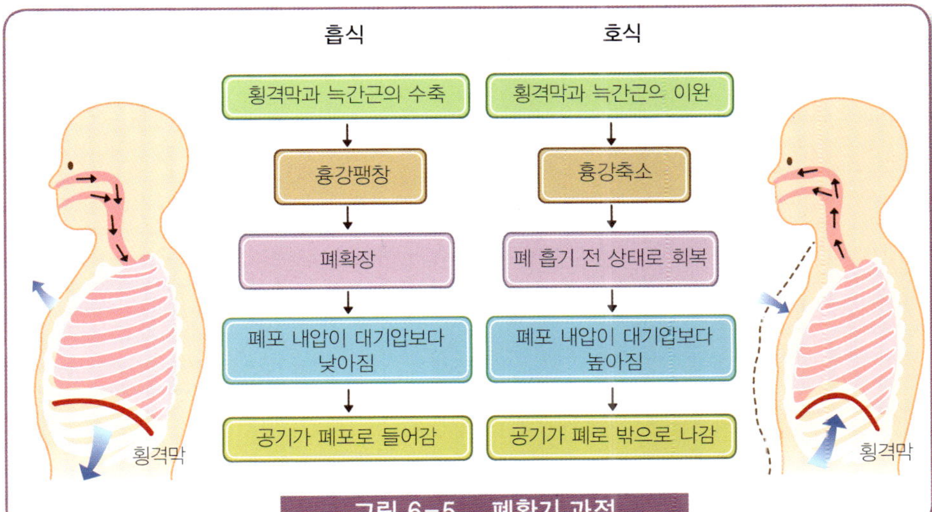

그림 6-5 폐환기 과정

(1) 흡식운동

흡식운동 시에 흉곽의 용적확대를 위해 능동적 운동이 일어나는 반면 호식운동은 흡식운동에 이어지는 수동적 운동이다.

먼저 혈액 중의 이산화탄소가 증가하면 호흡중추가 자극되고 이러한 흥분은 미주신경에 의하여 횡격막이나 늑간근의 수축운동을 시작하게 한다. 즉, 흡식 시에 횡격막은 수축하여 아래로 내려오고 외늑간근은 수축하여 늑골을 위로 추켜올림으로써 흉강의 크기가 커지고, 이때 폐포 내면에 계면활성제가 분비되어 폐포의 표면장력을 약화시킴으로써 폐포의 확장을 돕는다. 이러한 과정을 통해 폐내압이 낮아져 외부의 공기가 폐로 들어간다.

(2) 호식운동

호식운동이 일어나게 되면 횡격막과 외늑간근은 이완하고 내늑간근을 수축하여 흉강은 원래 크기로 수축한다. 폐의 부피가 원래대로 줄어들어 폐내압이 대기압보다 높아져 폐포의 공기가 밖으로 배출된다.

3) 호흡운동의 조절

사람들의 활동 상태에 따라 호흡 속도가 변하며 폐환기량은 증가 또는 감소된다. 이와 같은 현상을 호흡조절이라고 하며 호흡조절의 기전은 신경성 조절과 화학적 조절에 의해 이루어진다.

(1) 신경성조절

호흡중추(respiratory center)는 뇌의 연수와 뇌교에 위치하고 있다. 뇌교의 위쪽에는 흡식중추와 호흡조절중추가 있고 연수에는 호식중추가 있으며 이들은 미주신경의 영향을 받는다.

호흡은 횡격막과 늑간근을 구성하는 골격근이 신경 자극에 의해서 수축과 이완이 반복 또한 구심성 신경의 자극에 의한 운동신경의 흥분에 의해 조절된다.

(2) 화학적 조절

혈액 내에 있는 산소와 이산화탄소, H^+및 체온 변화에 의해서 호흡의 주기성이 조절되는 것을 화학적 조절이라고 한다. 혈액 내의 화학적 환경 변화 상태를 감지하는 호흡조절에 관여하는 **화학수용기**에는 경동맥소체와 대동먹소체에 있는 말초화학수용기(peripheral chemoreceptor)와 연수에 있는 중추화학수용기(central chemoreceptor)가 있다.

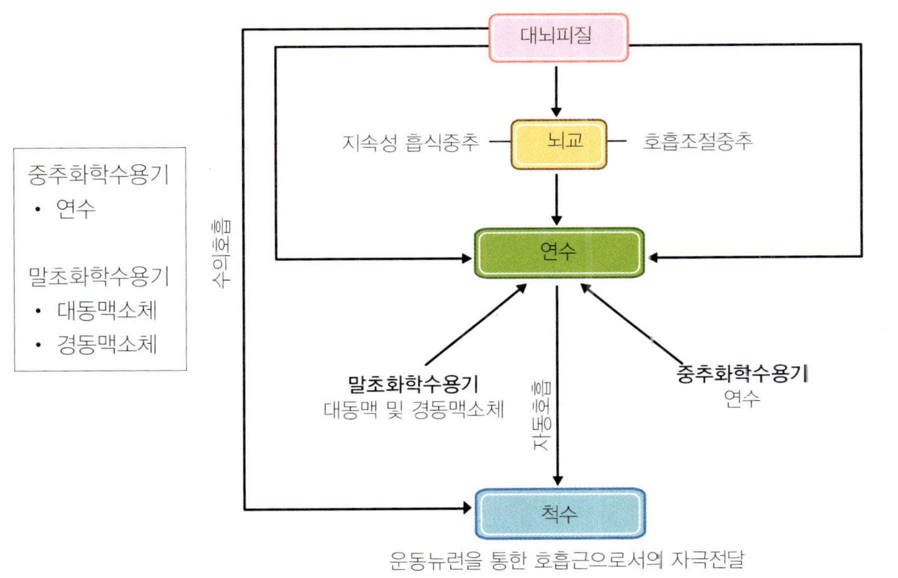

그림 6-6 호흡운동의 화학적 조절

말초화학수용기는 혈액 내 산소 분압이 100mmHg 이하로 감소하거나 이산화탄소 분압이 높아지면 자극을 받아 호흡중추를 흥분시켜 호흡을 촉진한다. 말초화학수용기는 이산화탄소 분압보다 산소 분압 변화에 더 예민하게 반응한다.

중추화학수용기는 호흡중추 가까이에 위치하여 호흡조절에 관여하는 가장 중요한 화학수용기로서 혈액 내 H^+ 농도가 높아지면 자극을 받는다. 즉, 혈액 내 이산화탄소의 농도가 높아지면 H^+가 많아지고, 혈액이 산성화되며, 이 산성화가 중추화학수용기에 감지되어 호흡중추가 흥분하면서 호흡이 촉진된다. H^+ 농도가 낮아지면 호흡조절중추의 흥분성도 낮아져 호흡이 억제된다.

$$CO_2 + H_2O \rightarrow H_2CO_3 \rightarrow H^+ + HCO_3^-$$

3. 폐용적과 폐용량

폐용적과 폐용량은 호흡 중 이동하는 공기로 폐에 출입하는 공기의 양을 부피로 나타내는 지표이다. 폐용적과 폐용량은 연령, 성별, 신체 상태에 따라 차이가 나며 4개의 용적(volume)과 4개의 용량(capacity)으로 구분한다.

1) 폐용적

폐용적(lung volume)은 일호흡용적, 흡식성예비용적, 호식성예비용적과 잔기용적으로 구분한다.

(1) 일호흡용적(tidal volume: TV)

안정 시 매 호흡주기, 즉 1회의 흡식이나 호식으로 폐 내에 출입하는 기체량으로 정상 성인남자는 약 500㎖ 정도이다.

(2) 흡식성 예비용적(흡기예비량, inspiratory reserve volume: IRV)

정상 상태에서 1회 호흡량을 흡입한 후 최대로 더 흡입할 수 있는 양으로 정상

성인남자는 약 3,000mℓ이다.

(3) 호식성 예비용적(호기예비량, expiratory reserve volume: ERV)

안정 시 1회 호흡량을 호식한 후에 최대로 더 호식할 수 있는 기체량으로 정상 성인남자는 약 1,200mℓ이다.

(4) 잔기용적(잔기량, residual volume: RV)

최대로 호흡한 후, 폐에 남아 있는 기체량으로 정상 성인은 1,200mℓ이다.

2) 폐용량

폐용량은 폐용적 중 2가지 이상의 합이며 흡식용량, 기능적 잔기용량, 폐활량과 총폐용량으로 구분한다.

(1) 흡식용량(inspiratory capacity: IC)

안정 시 호식이 끝난 후에 최대로 흡입할 수 있는 기체량으로 일호흡용적과 흡식성 예비용적의 합(IC=TV+IRV)이며 정상 성인남자는 약 3,500mℓ이다.

(2) 기능적 잔기용량(functional residual capacity: FRC)

폐 내에 남아 있는 기체량으로 호식성 예비용적과 잔기용적의 합(FRC=ERV+RV)이며 정상 성인남자는 약 2,400mℓ이다.

(3) 폐활량(vital capacity: VC)

최대로 흡식한 후에 최대로 호식할 수 있는 최대의 기체량(VC=TV+IRV+ERV)으로 호흡량의 최대치이며 폐 기능을 보여주는 임상적으로 유용한 지표이다. 정상 성인남자는 약 4,000~4,800mℓ이다.

(4) 총 폐용량(total lung capacity: TLC)

최대로 흡식했을 때 폐 내에 수용할 수 있는 기체량으로 4개의 폐용적을 모두 합친 양(TLC=VC+RV)이다. 정상 성인남자는 약 5,200~6,000㎖이다.

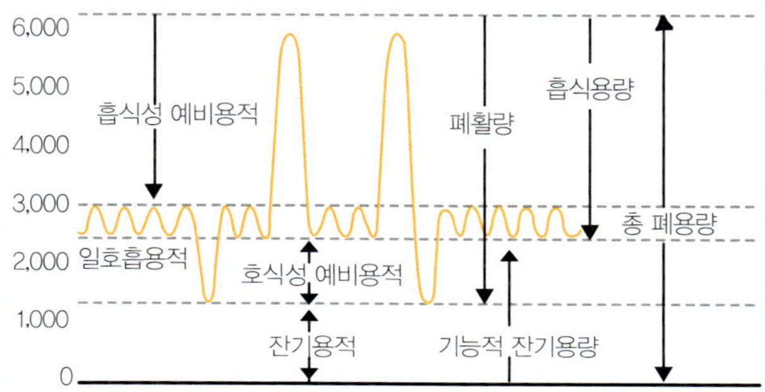

측정	양(㎖)
일호흡용적(TV)	500
흡식성 예비용적(IRV)	3,000
호식성 예비용적(ERV)	1,200
잔기용적(RV)	1,200
폐활량(VC)	4,700
흡식용량(IC)	3,500
기능적 잔기용량(FRC)	2,400
총폐용량(TLC)	5,900

그림 6-7 폐용적과 폐용량

3) 폐환기량과 폐포환기량

폐환기량(minute ventilation)은 1분당 폐로 들어왔다 나가는 공기의 양을 말하며 1회 호흡량(일호흡용적)에 호흡률을 곱한 것과 같다.

$$\text{폐환기량}(\text{㎖/min}) = \text{일호흡용적} \times \text{호흡률}(\text{호흡수/min})$$

정상적인 사람은 1회 호흡량이 500㎖이며, 분당 호흡률은 12~20회이다. 만약, 휴식기에 1분에 12회 호흡을 한다고 할 때, 1회 호흡 시 500㎖의 공기를 흡입하고 다시 내쉬게 되면 폐환기량은 6,000㎖/min이 된다. 그러나 죽은 공간 때문에 모든 공기가 폐 내 혈액과 교환되지 않으며, 혈액과 기체의 교환은 폐포에서만 일어난다. 혈액과 기체교환을 하지 않는 공간을 죽은 공간, 즉 사강(anatomic dead space)이라고 하며 약 150㎖이다. 호식 시 1회 호흡량인 500㎖가 기도를 통해 폐포 밖으로 이동하게 되고 폐포 공기의 약 350㎖가 코나 입을 통해 대기로 나간다. 죽은 공간의 양은 150㎖로 호식 단계가 끝나도 기도에 남아 있게 된다. 다음 흡식 시에 500㎖의 공기가 폐포로 들어오지만 대기로 나가지 않고 기도에 남아 있는 150㎖의 공기가 포함된다. 따라서 실제로는 350㎖의 공기만이 폐포에 새로 들어온 양이다.

폐포로 들어오는 신선한 공기의 전체 양을 **폐포환기량**(aveolar ventilation)이라 한다.

폐포환기량(㎖/min) = (1회 호흡량 − 죽은 공간) × 호흡률(호흡수/min)

이러한 폐포환기량은 호흡률 또는 호흡의 깊이에 의해 영향을 받는다. 폐포환기량을 효과적으로 증가시키기 위해서는 호흡률을 증가시키는 것보다 호흡을 깊게 하는 것이 더 도움된다. 폐환기량은 신체활동이나 감정 또는 건강상태에 따라 달라질 수 있다.

4. 기체의 운반과 교환

대기의 공기가 폐포 내로 이동되면 폐포 내의 가스교환은 각종 가스가 차지하는 분압(partial pressure)의 차에 의하여 확산이 일어나기 때문에 이루어진다. 이러한 확산에 의한 가스교환은 ① 대기와 폐포, ② 폐포 내 공기와 모세혈관 내 혈액, ③ 모세혈관 내 혈액과 조직세포 간에 이루어진다. 가스교환에 의해 폐에서 혈액으로 이동된 O_2는 조직으로 운반되고, 조직에서 생성된 CO_2는 혈액을 통해 폐포로 운반되어 외부로 배출된다.

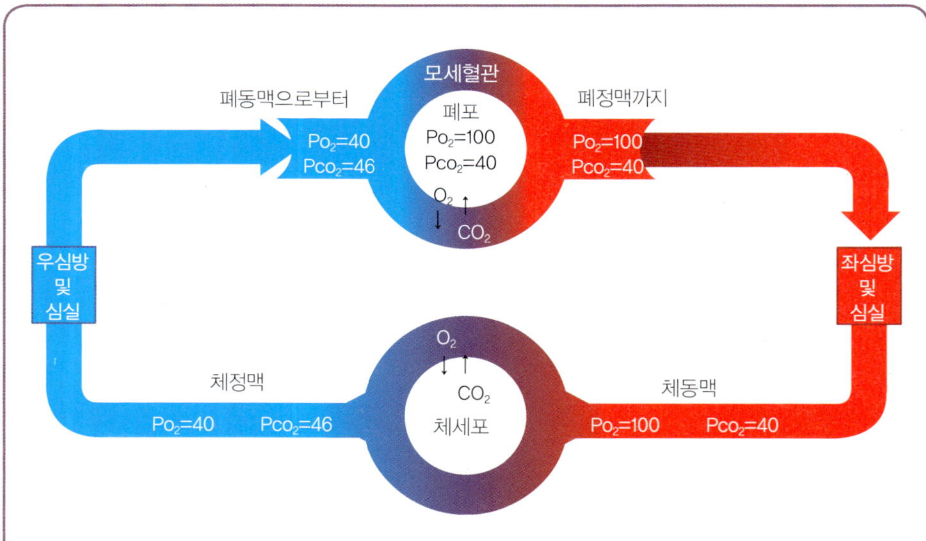

그림 6-8 폐포와 혈액, 조직 간의 가스교환

1) 가스운반

(1) 산소의 운반

기체의 분압 차에 의해 혈액 속으로 들어온 산소는 대부분(99.5%)이 적혈구 내에 있는 혈색소(hemoglobin)와 결합하여 **옥시헤모글로빈**(oxyhemoglobin: HBO_2)을 형성하여 혈액을 타고 각각 필요한 기관으로 운반된다. 나머지 0.5%의 산소는 혈장에 물리적으로 용해된 상태로 운반된다.

각 기관의 모세혈관에 도달된 혈액의 산소분압은 100mmHg인데 비해 조직 내 산소의 분압은 평균 40mmHg이므로 60mmHg이 산소 분압 차에 의한 확산의 원리에 따라 산소가 조직세포 쪽으로 이동된다.

(2) 이산화탄소의 운반

이산화탄소의 분압은 조직에 따라 다르지만, 평균 46mmHg이다. 동맥혈 속에 있는 이산화탄소의 분압은 40mmHg이므로 6mmHg의 분압 차에 의한 확산에 의해서 조직에 들어 있는 탄산가스가 혈액으로 이동된다. 조직에서 확산되어 혈액 속으로 들어온 이산화탄소는 다음과 같은 세 가지 운반 형태를 가진다.

① 대부분(65~75%)의 이산화탄소는 혈장 내에서 중탄산이온(HCO_3^-)의 형태로 운반된다. 조직세포에서 확산되어 나온 이산화탄소는 적혈구 내에서 탄산탈수효소(carbonic anhydrase: CA)의 촉매작용으로 물과 결합하여 탄산(H_2CO_3)으로 전환되어 혈장 내로 방출된다. 이러한 가스교환 결과 순환계의 동맥혈은 폐를 지난 때보다 저산소, 고이산화탄소의 상태가 된다.

$$CO_2 + H_2O \leftrightarrow H_2CO_3 \leftrightarrow H^+ + HCO_3^-$$

② 약 20~25%의 이산화탄소는 적혈구에 있는 헤모글로빈과 결합하여 카바미노헤모글로빈(carbamino hemoglobin: $HbCO_2$)으로 운반된다. 탄산은 CA의 작용으로 이산화탄소와 물로 분리되고 이산화탄소는 폐포 내로 확산된다.

$$H^+ + HCO_3^- \leftrightarrow H_2CO_3 \leftrightarrow CO_2 + H_2O$$

③ 약 5~10%의 이산화탄소는 물에 물리적으로 용해된 상태로 운반된다.

이산화탄소는 그 분압이 높은 곳에서는 주로 H_2CO_3 또는 $HbCO_2$의 결합상태로, 분압이 낮은 곳에서는 주로 해리된 상태로 운반된다. 환기가 불충분하거나 과도한 경우에도 혈액의 pH가 정상 범위를 벗어나는 호흡성 산혈증 또는 호흡성 알칼리혈증이 발생할 수 있다. 산-염기 평형에서 호흡성분은 혈액의 이산화탄소(CO_2) 농도이며, 대사성분은 중탄산이온(HCO_3^-) 농도이다.

2) 산소 해리곡선과 영향요인

혈액 내 산소는 대부분(99.5%) 헤모글로빈과 결합된 옥시헤모글로빈(HbO_2)의 형태로 운반되는데 산소분압과 헤모글로빈의 산소포화도(%)의 관계를 나타내는 곡선을 산소 해리곡선(oxygen dissociation curve)이라고 한다. 이 곡선은 완만한 S자형(sigmoid)인데, 산소농도, 이산화탄소 또는 수소이온 농도(pH의 변화), 체온, 적혈구에서 생성되는 2,3-디포스포글리세르산(diphosphoglyceric acid: DPG)의 영향을 받는다.

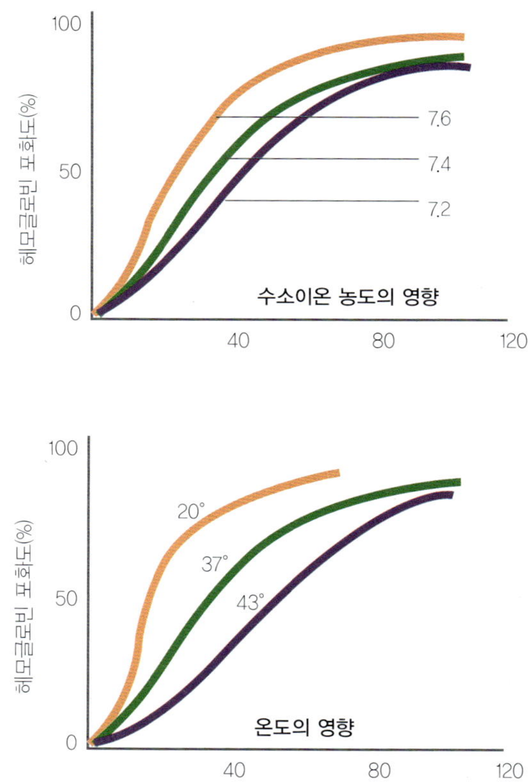

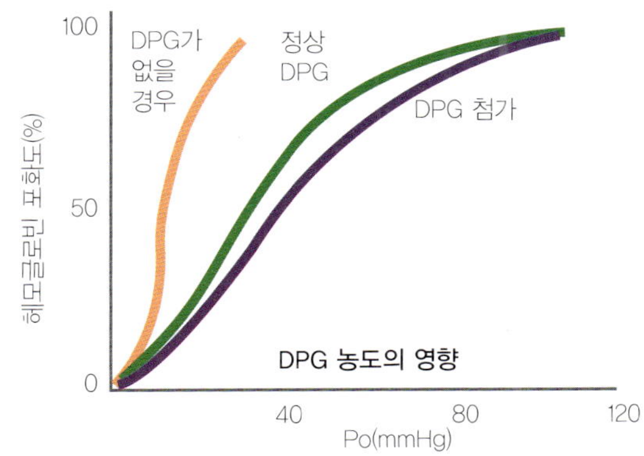

그림 6-9 여러 요인에 의한 헤모글로빈의 산소결합력 변화

(1) 이산화탄소

산소 해리곡선에서 이산화탄소분압이나 수소이온 농도가 증가하면 pH가 감소하며 곡선을 오른쪽 아래 방향으로 이동시킨다. 이것은 같은 산소분압하에서도 혈액의 pH가 낮아지면 헤모글로빈의 산소친화성이 감소하여 산소를 해리한다는 것을 의미한다. 조직세포에서 생성된 이산화탄소는 혈액으로 방출된다. 이산화탄소 농도는 폐포 내 공기보다 폐혈관 내에서 훨씬 높기 때문에 이산화탄소는 혈액에서 폐포로 들어간다. 폐로부터 나오는 폐정맥의 혈액은 고산소, 저이산화탄소의 상태이고 순환계로 들어가게 된다.

(2) 온도

체온이 상승하면 pH가 감소하는 것과 같은 방향으로 곡선이 이동한다. 즉, 대사가 활발하거나 운동에 의해 열 생산이 많아진 조직을 흐르는 혈액에서는 산소가 쉽게 헤모글로빈에서 해리되어 산소를 공급한다.

(3) 2,3-DPG

또한 적혈구의 대사과정에서 생성되는 2,3-DPG라는 물질은 이산화탄소나 수소이온처럼 헤모글로빈과 결합하는데, 이것 역시 헤모글로빈의 산소친화력을 감소시켜 곡선을 오른쪽 아래 방향으로 이동시켜 조직으로 산소공급을 증가시킨다.

7. 비뇨기계

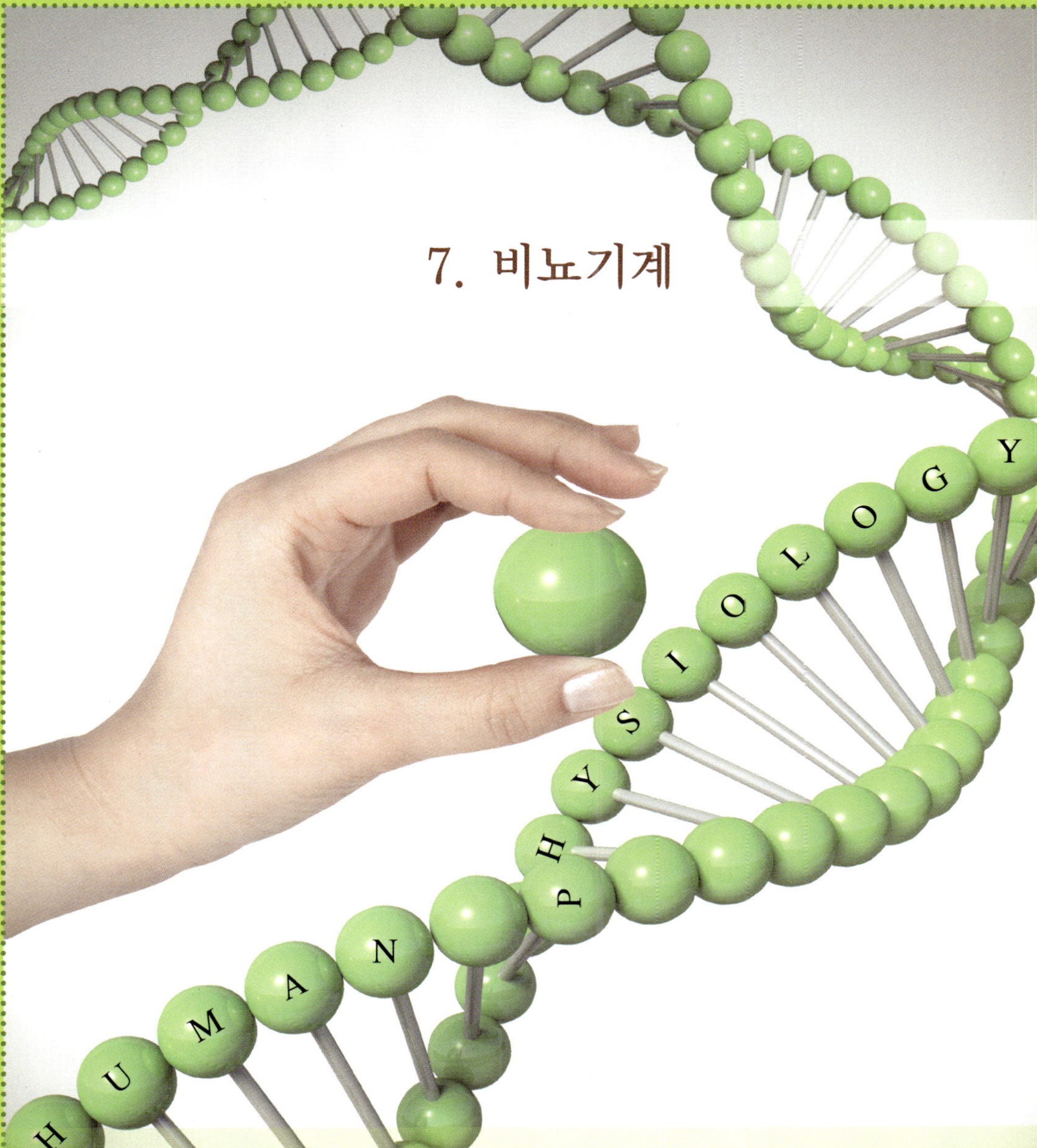

비뇨기계(urinary system)는 체내 대사물질과 몸속으로 들어온 이물질로부터 요를 생성하여 체외로 배설하는 기관으로 생체 내 항상성을 유지하는 역할을 한다. 비뇨기계는 좌우 2개의 콩팥과 신우, 요관, 방광, 요도로 구성되며, 이 중 콩팥은 매일 180L의 혈액을 걸러서 질소분해물과 과잉이온, 독성물질들을 요로 만들어 체외로 배출한다. 심장에서 박출되는 혈액의 약 20%가 콩팥으로 공급되고 있으며 체내 노폐물 제거뿐만 아니라 수분과 전해질의 양을 조절하고 산-염기 균형에 관여함으로써 체액의 항상성을 유지한다. 또한 콩팥은 혈압조절과 조혈작용, 1,25-디하이드록시 D_3 등의 활성화와 칼슘흡수를 조절하는 작용을 한다.

1. 비뇨기계의 구조

비뇨기계(urinary system)는 항상성 유지의 주된 기관인 2개의 콩팥과 부수적 기관인 신우, 요관, 방광, 요도로 구성되어 있다. 콩팥에서 만들어진 요는 요관을 거쳐 방광으로 들어가며 방광에 고인 요는 요도를 거쳐서 체외로 배출된다.

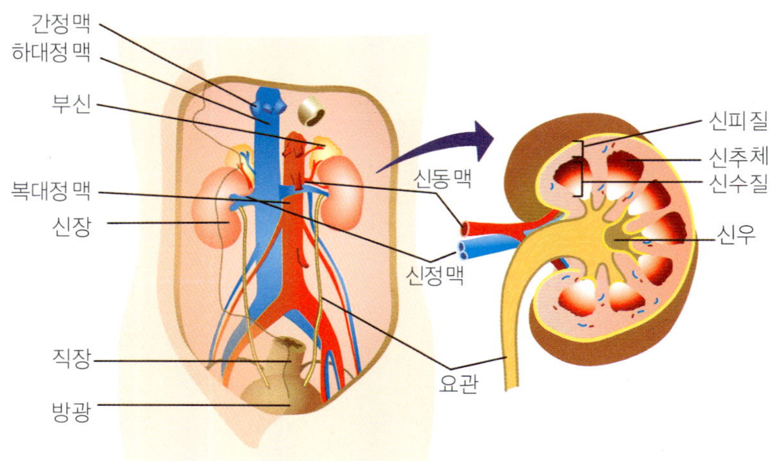

그림 7-1 비뇨기계의 구조

2. 콩팥의 구조와 네프론

1) 콩팥의 구조

콩팥(신장, kidney)은 한 쌍의 강낭콩 모양의 장기로 복막 밖 척추 좌우 양쪽에 있다. 사람의 콩팥은 체중의 약 0.5~1.0%로 약 130g의 작은 장기이지단 심장에서 박출되는 혈액량의 약 20%를 공급받고 있다. 콩팥은 세로로 절단 시 바깥쪽의 신피질(renal cortex)과 안쪽의 신수질(renal medulla), 가운데 신우(renal pelvis)의 세 부분으로 나뉜다. 신피질은 모든 신소체를 포함하고 있으며 헨렌고리(Helen's loope)도 피질에서 시작하여 수질로 이어진다. 그리고 수질 집합관은 수질을 통과하여 신우로 이어진다. 신우는 요관으로 이어져서 방광으로 요를 내보내는 작용을 하며 방관에 고인 요는 요도를 거쳐 체외로 배출되게 된다.

2) 네프론

네프론은 콩팥을 구성하는 기본 단위로서 콩팥 1개에 약 100만 개의 네프론으로 구성되어 있다. 네프론은 콩팥의 구조적, 기능적 단위로서 요를 생성하는 작용을 하는데 신소체(renal corpuscle)와 근위세뇨관(proximal tubule), 헬렌고리(Helen's loope), 원위세뇨관(distal tubule), 집합관(collecting tubule) 등 다섯 부분으로 이루어져 있다. 신소체는 보우만주머니(Bowman's capsule)와 사구체(glomerulus)로 구성되어 있으며, 사구체는 신동맥에서 분지한 모세혈관이 뭉쳐진 형태로 혈장성분을 여과시켜 보우만주머니에 모은 후 근위세뇨관으로 내보내는 역할을 한다.

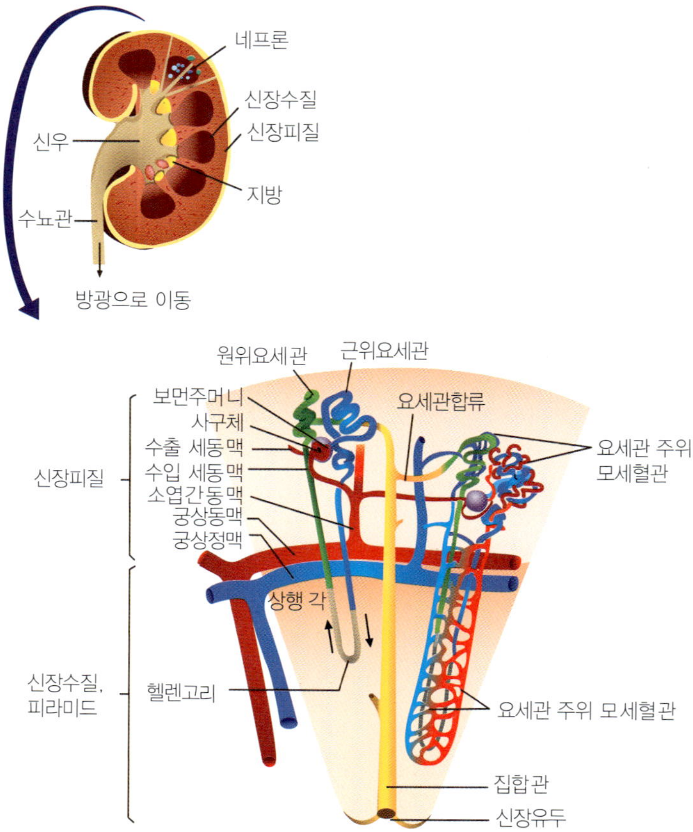

그림 7-2 신장피질과 수질조직 내 혈관분포와 네프론의 구조

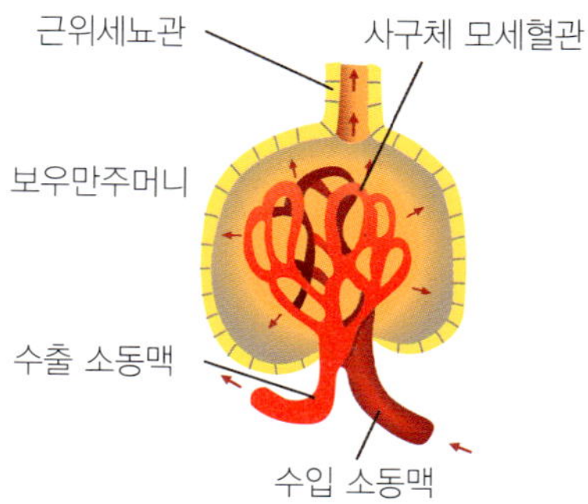

그림 7-3 신소체의 구조

3) 콩팥의 혈관분포

콩팥에 혈액을 공급하는 신동맥은 콩팥 내로 들어와 여러 개의 가는 혈관이 되어 사구체로 들어온다. 사구체로 들어온 **수입 소동맥**이 여러 개의 도세혈관으로 분지하여 만들어지고, 혈액을 여과한 후 모세혈관이 모여 **수출 소동맥**이 되어 신정맥으로 모인 후 콩팥 밖으로 나가게 된다. 수입 소동맥은 수출 소동맥보다 직경이 크기 때문에 사구체 모세혈관압을 증가시켜 혈액의 수분과 용질이 계속 여과될 수 있게 한다.

3. 요 생성 과정

요(urine)는 콩팥의 노폐물 제거, 수분 및 전해질 균형, 삼투질 농도 조절, 산, 염기 조절 등 콩팥의 여러 기능을 수행한 결과로 만들어진 부산물이다. 요의 생성은 사구체의 여과 과정과 신세뇨관 재흡수 및 분비과정을 통해 이루어진다.

1) 사구체 여과

요가 생성되는 첫 번째 단계는 사구체 모세혈관막을 통한 여과과정이다. 사구체 모세혈관막에는 작은 구멍(70–100Å)이 다량 존재하며, 혈액이 막을 통과할 때 보우만주머니 내에서는 물과 비단백 물질의 여과가 일어난다. 구멍을 통과하지 못하는 큰 물질인 혈구와 단백질은 남고, 그 외의 작은 물질인 물, 전해질, 포도당과 아미노산 등은 여과되어 세뇨관 안으로 들어오게 된다.

사구체에서의 여과는 사구체 모세혈관막의 투과성과 여과압에 의해서 이루어지는데 사구체 모세혈관 내의 혈압이 보우만주머니 내의 압력과 사구체 모세혈관 내의 교질삼투압보다 클 때 여과가 일어난다. 사구체 모세혈관은 수입 소동맥의 직경이 수출 소동맥보다 크기 때문에 높은 압력을 유지할 수 있으며, 이 높은 압력에 의해 모세혈관 내 여과된 혈장이 모든 세뇨관으로 내보내지게 된다. 그러나 혈압이 내려가서 신동맥압이 극히 낮을 때는 사구체 여과가 일어나지 않으며 요도 생성되지 않는다.

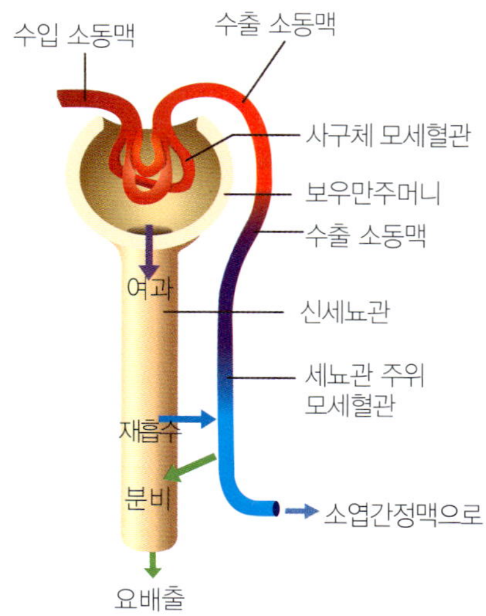

그림 7-4 네프론의 요생성 과정

(1) 사구체 여과율에 영향을 미치는 요인

사구체 여과율(glomerular filtration rate)은 사구체 여과압의 변화와 신경 및 호르몬에 의해서 조절된다. 사구체 여과율은 수입 소동맥의 직경 이외에 여러 요인이 영향을 미치게 된다. 예를 들어, 혈장 단백질이 감소하면 단백질 삼투압이 줄어들게 되므로 여과압은 커지게 된다. 반면에 세뇨관이 막히면 보우만주머니에서 밀어올리는 압력이 커지므로 여과압은 감소하게 된다. 또한 사구체 모세혈관의 혈압이 감소하면 여과율은 줄어들게 된다.

동맥혈압이 70~180mmHg 범위 내에서 변하면 수입 소동맥이 수축하거나 이완함으로써 사구체 모세혈관의 혈압을 비교적 일정하게 유지할 수 있다. 그러나 동맥혈압이 60mmHg 이하로 떨어지면 여과는 일어나지 못하며 요 생성이 이루어지지 않는다. 그러므로 동맥혈압을 정상적으로 유지하는 것이 요 생성에 매우 중요하다.

(2) 사구체 여과량

콩팥에 공급되는 혈액량은 심박출량의 20%나 된다. 콩팥으로 유입된 혈액량 중에 약 10%는 네프론에 의해 걸러지고 나머지 90%는 수출 소동맥을 통해서 세뇨관 모세혈관을 지나 신정맥으로 들어가게 된다. 그러므로 1분 동안 약 125㎖씩, 1일 약 180L의 사구체 여과액이 생성된다. 그러나 실제로 배뇨량은 정상적일 때 1일 1L밖에 되지 않으며 나머지는 재흡수된다. 때문에 재흡수되는 양이 조금만 변해도 요의 생성량에는 큰 차이가 생긴다.

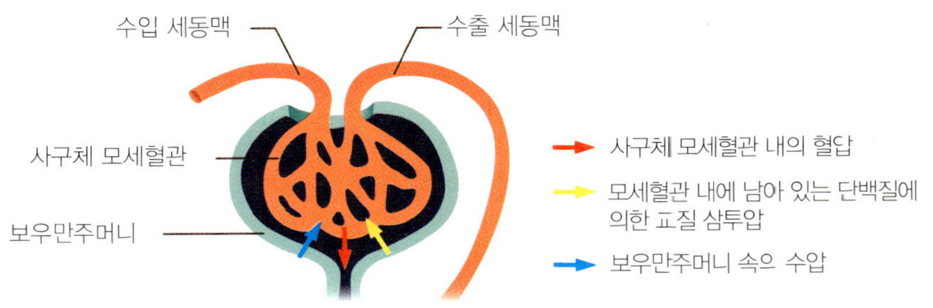

그림 7-5 사구체 여과율에 미치는 힘

2) 세뇨관 재흡수

사구체에서 여과된 혈장은 노폐물, 수분, 포도당, 아미노산, 나트륨, 칼륨, 염소, 중탄산 등의 전해질을 함유한 채 세뇨관으로 들어간다. 세뇨관 세포는 여과된 물질을 세뇨관 내로 운반하는 기능을 한다. 대부분의 영양소와 전해질은 신세뇨관에서 재흡수된다.

재흡수과정에서 대부분의 물질은 능동수송으로 이루어지며 이를 위해서는 특수한 운반체가 있어야 한다. 세뇨관 재흡수(reabsorption) 과정은 매우 복잡한 메커니즘에 의해 이루어지며 세뇨관의 근위세뇨관, 헨렌고리, 원위세뇨관을 지나 집합관에 모이게 된다.

(1) 영양물질 재흡수

포도당과 아미노산은 근위세뇨관에서 능동수송에 의해서 거의 대부분 재흡수된다. 나트륨과 수분은 거의 재흡수되며, 요소는 41% 정도 재흡수된다. 재흡수는 물질의 종류와 체내 조건에 따라 다르게 조절된다. 정상의 경우 포도당과 아미노산은 완전히 재흡수되므로 요 중에는 거의 없다. 그러나 당뇨병 환자의 경우 혈당량이 정상 수준인 100mg/100dℓ를 훨씬 초과(180mg/100dℓ)하게 되면 세뇨관의 재흡수 능력범위인 역치를 넘게 되어 여과된 포도당이 요 중으로 나오게 된다.

(2) 수분의 재흡수

물은 분당 125mℓ가 사구체 여과액을 통해 생겨나고 그 중 약 124mℓ는 삼투에 의허 재흡수된다. 근위세뇨관에서 당류, 포도당 등이 능동적으로 재흡수되기 때문에 여과액은 묽어지므로 여과액 내의 물 중 약 75%가 삼투에 의해서 세뇨관 주위 모세혈관 내로 들어가게 된다.

물의 재흡수는 원위세뇨관과 집합관에서도 일어나는데, 뇌하수체 후엽에서 분비되는 항이뇨호르몬의 양에 의해 조절된다. 1일 수분 여과량은 180L로서 총 체액량의 약 4배이며 나트륨 여과량은 630g, 포도당은 180g이나 된다. 그러나 이는 세뇨관에서 거의 재흡수되어 실제 요 배설량은 수분과 나트륨이 여과된 양의 1% 미만이며, 포도당과 아미노산은 요 중에는 거의 없다.

(3) 무기이온의 재흡수

Na^+ 이온은 가장 중요한 염으로 일반적으로 사구체 여과 중에 대부분은 재흡수된다. 이 중 약 75%가 근위세뇨관의 벽을 통해 능동수송되고 나머지 Na^+ 이온은 원위세뇨관과 집합관에서 재흡수된다. K^+ 등 다른 양이온들도 능동수송에 의해서 재흡수된다. Cl^- 이온은 확산에 의해서 재흡수되며 재흡수가 일어나는 정도는 부신피질에서 분비되는 알도스테론에 의해 조절된다.

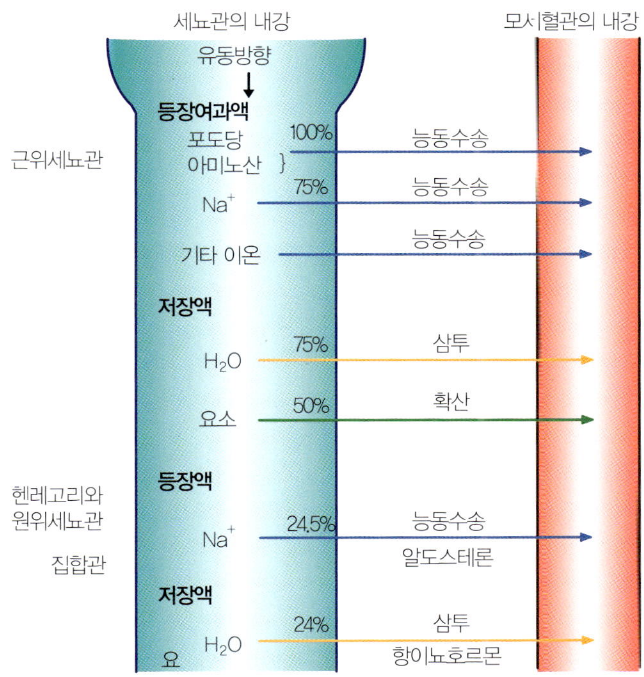

그림 7-6 세뇨관의 물질별 재흡수율과 과정

3) 세뇨관 분비

세뇨관 분비(tubular secretion)는 콩팥의 사구체에서 여과되지 못한 물질 중 체내 노폐물과 이물질 및 약물들이 세뇨관 주위 모세혈관에서 세뇨관 내강으로 이동하는 과정이다. 세뇨관 분비는 재흡수와는 반대방향으로 확산되거나 운반체에 의한 능동수송에 의해서 이루어진다. 세뇨관 분비 시 가장 많은 물질은 수소이온, 칼륨이온과 암모니아 등이며 만약 세뇨관 분비가 일어나지 않으면 이 물질들은 체내에 축적된다. TCA회로의 중간대사물질인 유기산과 수소이온, 암모니아 등의 분비는 체액의 산-염기 평형을 유지하는 중요한 작용이다. 세뇨관 분비능력은 제한되어 있으므로 혈액 중에 분비할 물질이 많으면 일부만 분비되고 나머지는 정맥을 통하여 체액 내로 되돌아가게 된다.

이상의 사구체 여과, 세뇨관 재흡수 및 세뇨관 분비의 세 가지 과정을 거쳐 생성되는 요는 혈장과 전혀 다른 성분이 된다. 요의 성분이나 분량은 항상 일정하지 않으며, 체내 환경에 따라 시시각각으로 변동되어 희석 또는 농축된다.

4. 콩팥의 생리작용

1) 배뇨작용

배뇨는 콩팥에서 생성된 요가 체외로 배출되는 과정으로 척수반사에 의해 일어난다. 이러한 배뇨작용이 일어나기 위해서는 요관, 방광과 요도의 기능이 정상적으로 작동해야 한다.

(1) 배뇨관련기관

① 요관

요관(ureter)은 콩팥의 신우와 방광 후벽에 연결되어 있는 약 30cm의 가는 관으로서 신장에서 만들어진 요를 방광으로 이동시키는 역할을 한다. 요관에 소변이 유입되면 요관벽을 자극하여 연동운동이 일어나는데 연동운동은 요 성성 속도에 맞추어 강도와 빈도가 조절된다. 요가 방광으로 내려오면 요관구의 판막이 소변의 역류를 막아준다.

② 방광

방광(urinary bladder)은 소변을 일시적으로 저장하는 평활근 주머니로서 골반 내에 있으며 2개의 요관과 요도가 연결되어 있다. 방광벽은 배뇨근이라 부르는 3층의 평활근으로 구성되어 있고 방광벽의 점막은 특수형태의 상피조직으로 되어 있다. 방광이 비어 있을 때에는 방광벽이 두꺼워지고 길이는 짧아지며, 요가 많아지면 방광의 근육벽 상피층이 얇아져서 확장된다.

③ 요도

요도(urethra)는 요를 방광에서 체외로 배출하는 가는 관으로, 여성의 경우 3~4cm 정도이며 질 개구부의 앞쪽에 위치한다. 남성의 요도는 약 20cm 정도이며 음경의 끝 부분에 열려 있고, 요 배출과 정액 사출의 드 가지 기능을 한다. 방광과 요도가 연결되는 평활근은 내요도 괄약근이며 소변이 통과되지 않을 때 요도를 닫히게 하는 불수의적 괄약근이다. 골격근의 외요도 괄약근은 골반저부를 통과하는 요도로 수의적으로 조절된다.

(2) 배뇨작용

농축된 요는 신우에 모인 후 다시 요관의 연동수축작용에 의해서 방광으로 내려가 모이게 된다. 방광은 신축성이 아주 크며, 약 400㎖ 정도의 요를 저장할 수 있다. 방광에 약 400㎖ 이상 요가 축적되면 방광의 확장수용기에서의 자극이 척수를 따라 뇌에 전달되어 요의를 느끼게 된다. 이때 배뇨할 수 있는 상황이 되면 대뇌피질에서의 충동이 척수반사를 증대시켜서 방광에 있는 확장수용기에 의해서 반사적으로 수축되며, 저장된 요는 요도 윗부분으로 이동한다.

방광벽 평활근에는 교감신경과 부교감신경이 분포되어 있으나 배뇨는 부교감신경이 중요하게 작용한다. 부교감신경이 흥분하여 방광벽에 자극이 도달하면 방광벽이 수축되어 요를 요도로 배출시킨다. 배뇨반사는 하부 척수의 협동작용에 의해 이루어진다. 즉, 배뇨는 방광의 내요도 괄약근이 이완되어 일어나는 척수반사나 외요도 괄약근은 대뇌피질의 수의적 조절을 받아 요 배출을 조절한다. 외요도 괄약근은 골격근이어서 수의적으로 일시 배뇨를 늦출 수 있다. 영아는 이러한 수의적 조절작용이 미숙해서 방광에 요가 차면 그대로 배뇨가 일어난다. 뇌 발달과 반복적인 훈련에 의해서 요 배출을 수의적으로 조절할 수 있다.

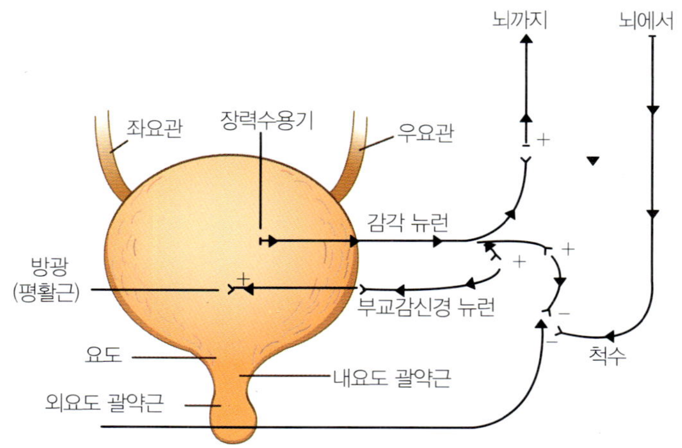

그림 7-7 배뇨반사

(3) 요의 특성

정상인의 요는 맑고 담황색이며, 요소가 암모니아로 변하면서 독특한 냄새가 난다. 요의 노란색은 빌리루빈이 분해된 황색 색소로서 산도는 pH 6.0 정도의 약산이지만 음식섭취와 체내 대사 상태에 따라 pH 4.5~8이 된다. 1일 요량은 평균 1,000㎖이나 음료량, 대사 및 식이, 환경적인 요인 등에 따라 600~2,500㎖까지 변화하기도 한다.

24시간 동안에 배설되는 요 중에는 약 60g의 고형성분이 있으며 그중 절반은 요소이며 나머지는 Na^+, K^+, 요산, 크레아틴, 암모니아, HCO_3 등 다양한 이온들이다.

비정상적으로 다른 물질이 요에 섞이는 경우가 있는데 요관 부위에 출혈 또는 콩팥 이상으로 혈구가 나오게 되고, 당뇨병 시에는 포도당이 섞여 나온다. 콩팥병(신장병)이 있으면 알부민과 고름이 나오기도 한다. 백혈구는 콩팥에 염증이 있는 경우에 나타난다.

2) 수분, 나트륨 및 전해질 조절

(1) 수분조절

물을 필요 이상으로 마시면 혈액량과 세포외액량이 증가한다. 따라서 세포외액은 희석되어 삼투압이 떨어지게 되며, 물은 세포 내로 들어간다. 이에 뇌의 시상하부는 삼투질 농도에 예민하게 반응하여 항이뇨호르몬 생성을 억제하고 뇌하수체 후엽에서 항이뇨호르몬 분비가 감소되면 세뇨관에서 수분의 재흡수율이 낮아져 요의 배설량은 증가한다. 반대로 심한 발한이나 설사의 경우처럼 수분 손실이 섭취량에 비해 많은 경우 세포 내 삼투질 농도가 증가하여 수분이 세포 밖으로 나오며, 항이뇨호르몬 분비가 촉진되어 원위세뇨관과 집합관에서 수분의 재흡수가 증가하고 요량은 감소한다.

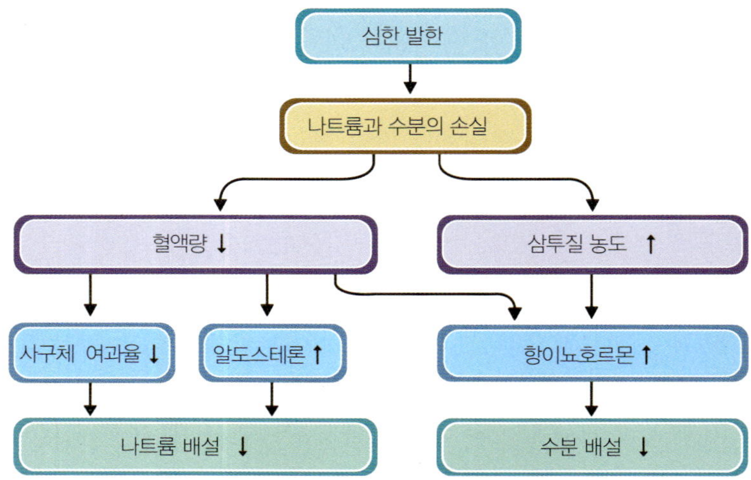

그림 7-8 땀배설에 의한 나트륨과 수분의 배설조절

(2) 나트륨 조절

혈장의 나트륨 함량의 조절은 부신피질에서 분비되는 **알도스테론**(aldosterone)에 의해 이루어진다. 알도스테론은 세뇨관에서 나트륨의 재흡수를 촉진하고 칼륨의 재흡수는 억제한다. 출혈, 구토와 설사 등으로 혈액량이 감소하거나 혈압이 갑자기 하강하거나 혈액 중의 나트륨 농도가 낮아지면 알도스테론 분비가 증가한다. 알도스테론은 일차적으로 나트륨의 재흡수를 촉진하며 이차적으로 삼투에 의하여 물의 재흡수를 돕게 된다.

(3) 혈중 칼슘농도 조절

부갑상샘호르몬은 콩팥의 근위세뇨관과 원위세뇨관의 특정 부위에 작용하여 칼슘의 재흡수를 촉진하고 인산과 나트륨, 중탄산 및 물의 재흡수를 억제한다. 또한 간에서 생성된 25-하이드록시 콜레칼시페롤은 콩팥에서 1, 25-디하이드록시 콜레칼시페롤로 전환되며 이 활성화된 비타민 D_3는 원위세뇨관에서 칼슘 재흡수를 촉진하며 소장에서 칼슘 흡수를 촉진한다. 따라서 콩팥은 칼슘과 비타민 D 대사에 중요한 작용을 한다.

(4) 혈압 조절

혈액량이나 혈압이 저하되면 신동맥압이 떨어지고 이 때문에 콩팥에서 레닌분비가 증가한다. 증가된 레닌은 간에서 분비된 **안지오텐시노오겐(angiotensinogen)**을 안지오텐신으로 전환을 촉진하고 부신피질에서 알도스테론의 분비를 증가시킨다. 안지오텐신 Ⅱ는 혈압을 상승시키고 알도스테론은 세뇨관에서 나트륨과 수분의 재흡수를 촉진해 혈액량이 증가하여 떨어진 혈압을 상승시킴으로써 혈압을 조절한다.

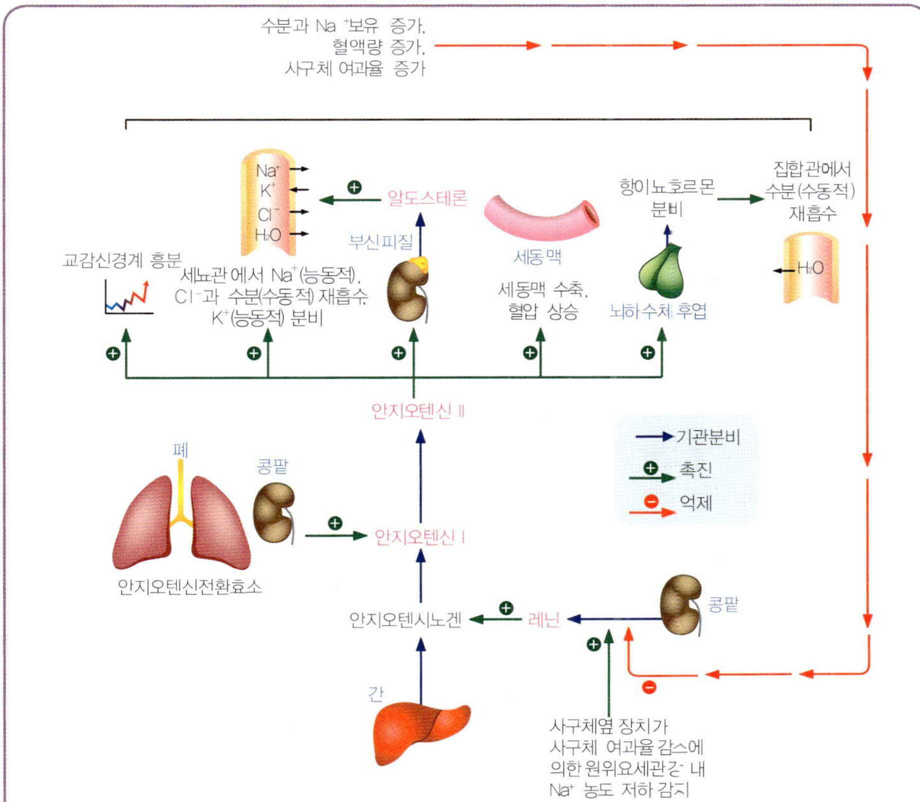

그림 7-9 레닌-안지오텐신-알도스테론의 상관관계

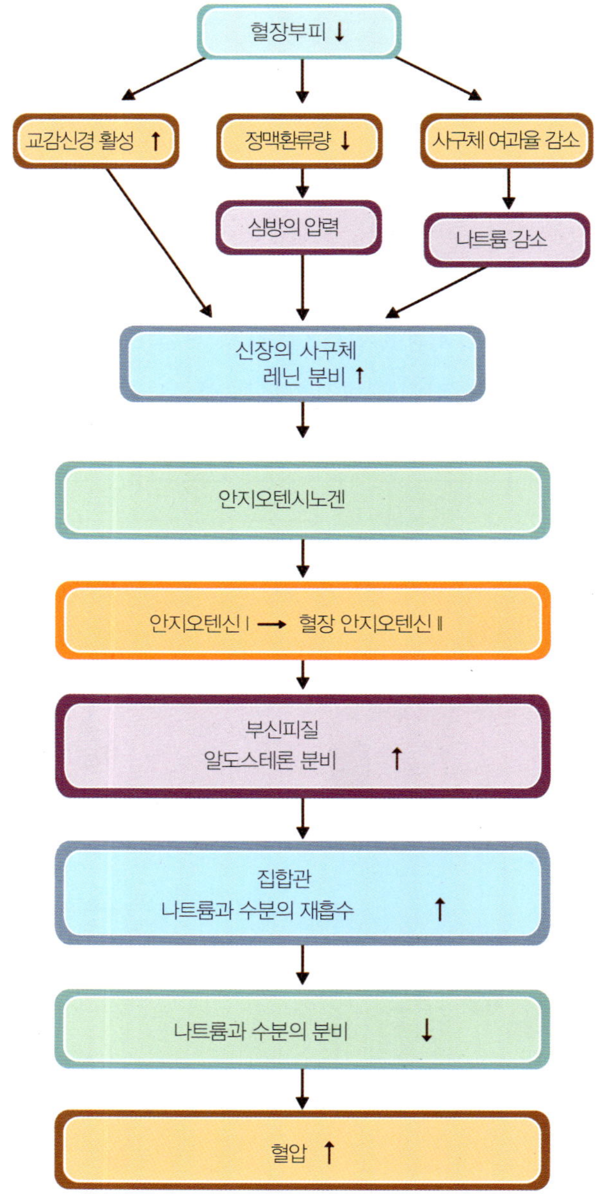

그림 7-10 콩팥의 혈압조절

(5) 조혈작용

신피질과 신수질의 간질세포 및 세뇨관 주위 모세혈관 내피세포에서는 적혈구의 분화, 증식, 그리고 성숙에 관여하는 에리트로포이틴을 생성킴으로써 조혈작용에 관여하게 된다. 콩팥기능이 떨어지면 에리트로포이틴의 감소로 빈혈이 생기기 쉽다.

3) 산, 염기 균형(수소이온 조절)

콩팥은 호흡기와 함께 혈액의 수소이온농도를 pH 7.4 정도로 일정하게 유지하는 데에 중요한 역할을 한다. 콩팥은 체내 대사 시 생성된 중탄산염의 분비를 조절함으로써 수소이온 농도를 적정하게 유지한다. 혈중 수소이온 농도가 낮아지면 콩팥은 중탄산염을 배출하며 혈액 수소이온 농도를 정상으로 회복시킨다. 반대로 혈액 수소이온 농도가 증가하면 콩팥은 요로 중탄산염을 배출하지 않으며 신세뇨관 상피에서 새로운 중탄산 이온을 생성하여 혈액으로 들어간다. 또한 콩팥이 암모늄을 생성하여 분비하게 된다. 신세뇨관에서 글루타민이 대사될 때 암모늄 이온과 중탄산이온이 생성되어 암모늄염은 배설되고 중탄산이온은 혈액으로 들어간다. 콩팥은 이러한 과정을 통하여 체내 산, 염기평형을 이루게 된다.

4) 삼투압 조절

콩팥은 체내 삼투압을 조절하기 위하여 삼투질 농도를 조절한다. 정상인의 체액 삼투질 농도는 약 300mOsm/L 내외로 일정하게 유지되는데 체액이 희석되면 많은 수분을 요 중으로 배출하고 체액이 너무 농축되면 요의 양을 감소시킴으로써 체액의 삼투질 농도를 정상화한다.

발열, 설사, 발한 등으로 체액의 삼투질 농도가 증가하면 항이뇨호르몬이 증가하며 다량의 수분, 나트륨, 칼륨, 마그네슘, 염소이온 등의 재흡수를 증가시켜서 수분과 나트륨의 요 중 배설이 감소한다. 이 경우 원위세뇨관에서 수분의 재흡수는 감소한다. 그러므로 원위세뇨관의 처음 부분의 관내 삼투질 농도는 혈장과 같은 300mOsm/L이지만 농도는 계속 감소하여 65~70mOsm/L의 묽은 요가 배설된다.

반대로 과도하게 물을 섭취하면 체액의 삼투질 농도가 감소하고 체내의 수분은 재흡수되지 않고 배설된다. 신피질 부위의 삼투질 농도는 체내 다른 부위와 마찬가지로 300mOsm/L이지만 수질로 가면서 농도는 높아져서 신우 끝에서는 1,200mOsm/L나 된다. 그러므로 요는 농축되어 콩팥에서 요관으로 흘러간다.

8. 소화기계

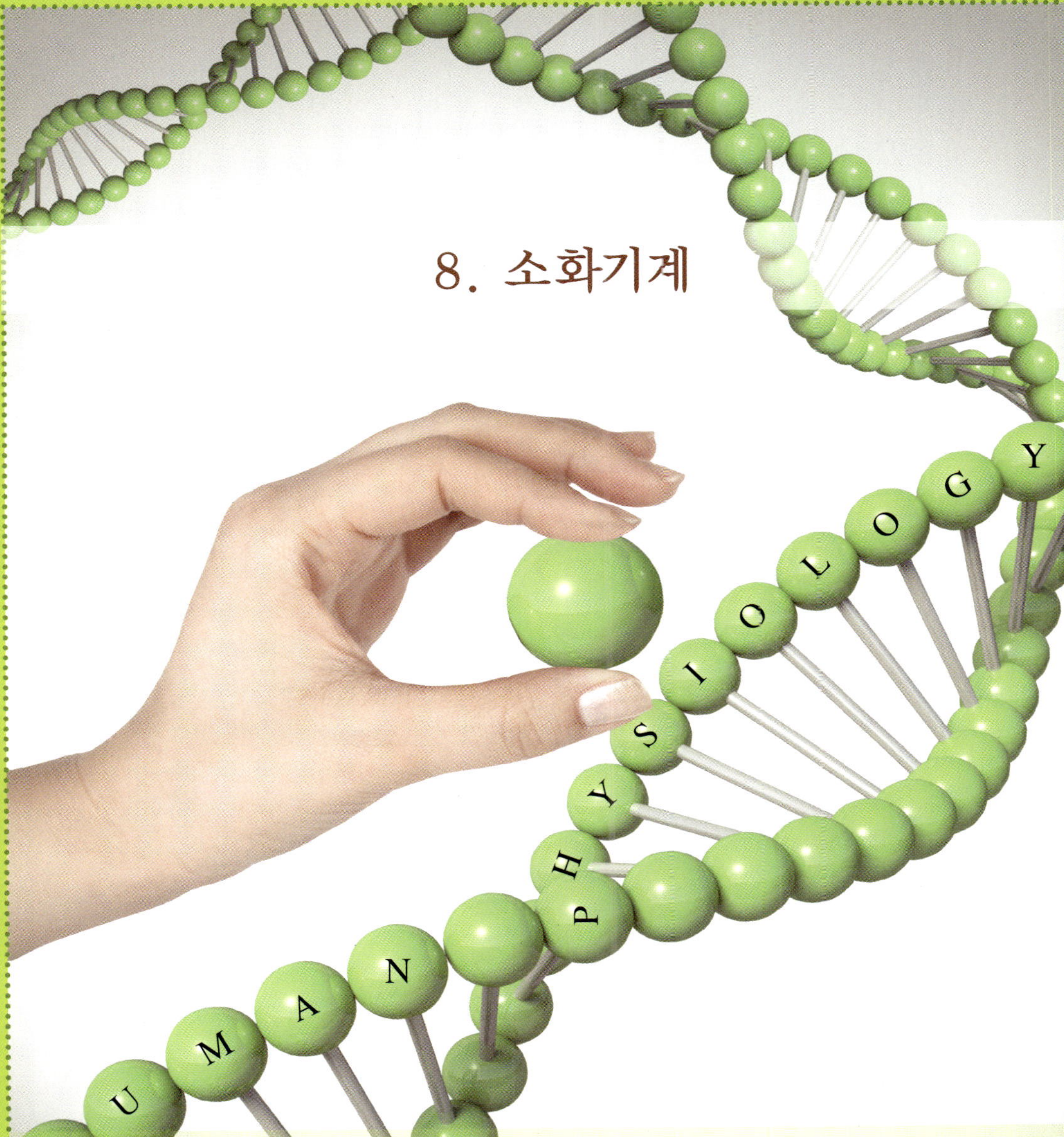

인체가 필요로 하는 에너지와 구성 물질을 공급하기 위해서는 식품 섭취를 통해 필요한 영양을 공급받아야 한다. 인체가 영양을 공급받는 과정은 섭취, 소화, 흡수, 대사의 4가지 단계로 이루어진다.

소화(digestion)란 거대분자 상태인 식품을 여러 과정을 거쳐 우리 몸에서 흡수할 수 있도록 작은 크기의 분자로 분해하는 과정이다. 소화는 크게 기계적 소화와 화학적 소화로 나뉜다. 기계적 소화는 소화계를 구성하고 있는 기관의 물리적 운동에 의한 소화로 저작작용, 연동운동, 분절운동 등이 여기에 속한다. 화학적 소화는 주로 효소에 의해 일어나는 가수분해반응에 의한 소화로 기관별로 다른 소화 효소가 작용하고 있다.

소화 과정은 소화계라고 부르는 우리 몸의 여러 기관이 작용하여 이루어지는 복잡한 과정이다. 소화계는 다시 **소화관**과 **부속기관**으로 구성되는데 소화관은 실제 음식물이 통과하며 소화가 진행되는 기관들을 의미하며 입, 식도, 위, 소장, 그리고 대장이 소화관에 해당한다. 여기에 음식물이 직접 지나는 길은 아니지만 소화 작용을 돕기 위한 부속 기관으로 침샘, 간, 담낭, 췌장이 속한다.

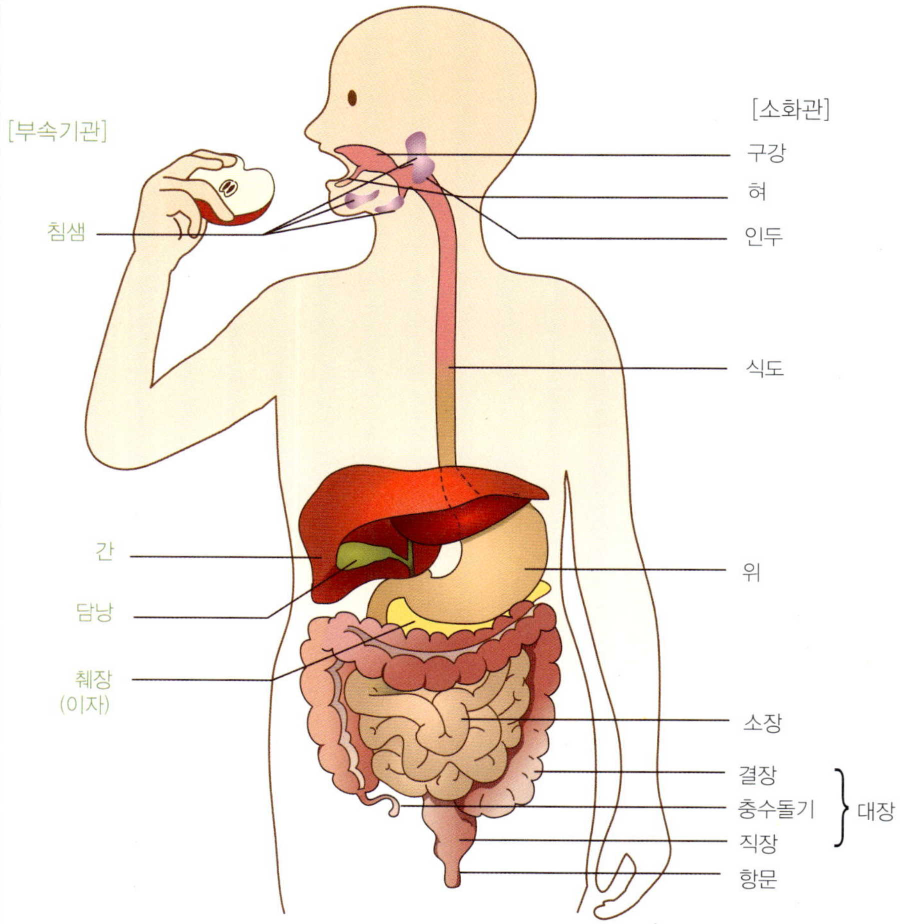

그림 8-1 소화계

1. 소화기계의 구조

인체의 소화를 담당하고 있는 소화계는 음식물이 직접적으로 통과하는 소화관과 소화관의 소화 작용을 도와주는 부속기관으로 구성된다.

음식물이 직접 통과하는 소화관은 구조를 살펴보면 공통적으로 소화관 내부로부터 점막(mucosa), 점막하(submucosa), 근육(muscular layer), 장막(serosa)의 4부분으로 구성된다. 점막은 상피세포와 소화관을 보호·지지하는 기능을 한다. 상피세포는 분비샘이 존재하여 점액과 함께 소화액을 분비한다. 분비샘을 통한 소화액의 분비는 교감신경에 의해 억제되고 부교감신경에 의해 촉진된다 점막하층은 점막과 연결된 결합조직과 함께 혈관, 림프관, 신경이 분포되어 있다.

소화관을 구성하고 있는 근육은 환상근과 종주근이 있고 두 가지 근육 사이에 근층 간 신경총이 존재한다. 소화관을 구성하는 근육은 대부분 평활근인 불수의근이다. 소화관 안쪽에 위치한 환상근은 수축을 통해 소화관의 내경을 좁게 하고 종주근은 수축을 통해 소화관의 길이를 짧게 한다. 이러한 근육의 움직임이 음식물을 소화관 내에서 이동시키고 혼합시키는 기능을 한다. 위의 시작 부위, 항문 등 일부 소화관의 부위에서 환상근은 수축환을 형성하여 조임기능을 가지게 되는데 이러한 근육을 괄약근이라 한다. 장막층은 소화관의 외부를 감싸고 있다.

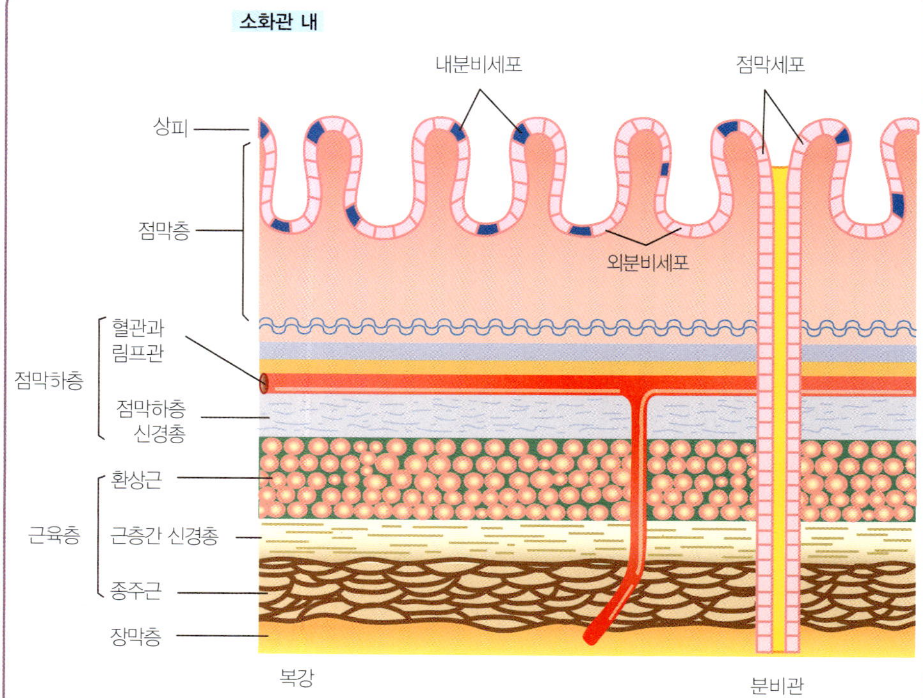

그림 8-2 소화관의 구조

2. 소화 과정

음식물이 섭취되고 인체에서 대사를 통해 에너지를 공급하거나 인체 구성물질로 작용하기 위해서는 음식물의 각 영양성분이 화학적으로 분해되어야 한다. 이를 위해 구강으로부터 시작되는 소화과정은 각 소화관별로 부속기관과의 상호작용에 의해 특징적인 기계적 또는 화학적 소화가 진행된다. 음식물의 섭취 후 소화계의 각 기관에서 일어나는 소화과정을 살펴보자.

1) 구강

음식물의 섭취와 소화는 구강에서 시작된다. 구강에서는 화학적 소화와 기계적 소화가 모두 일어나는데 치아가 음식물을 잘게 부수는 저작 과정이 기계적 소화이다. 사실 구강에서의 기계적 작용은 소화의 단계 중 아주 작은 부분에 해당하지만 음식물을 삼키는 연하과정을 위해서는 필수적이다.

(1) 타액의 기능

구강에서 음식물은 타액과 섞이게 된다. 타액은 침샘에서 분비되는데 이 침샘은 소화계의 부속기관으로 구강 내의 위치에 따라 귀밑샘(이하선), 혀밑샘(설하선), 턱밑샘(악하선)으로 구분되며 침샘은 한 쌍씩 6개의 침샘이 존재한다.

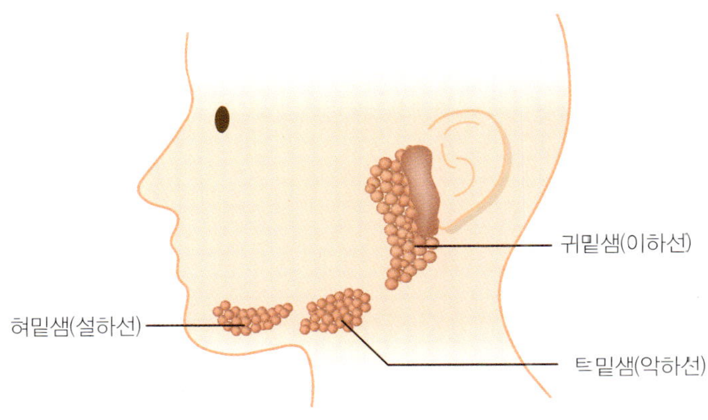

그림 8-3 침샘의 위치

타액에는 프티알린(ptyalin)이라고 불리는 α-아밀레이스와 점성을 가지는 단백질 등이 포함되어 있다. α-아밀레이스는 전분을 소화시키는 효소로 음식물이 구강에 머무는 동안 전분을 분해하여 맥아당, 포도당 등으로 전환시킨다. 타액은 또한 식품의 성분을 용해시켜 미뢰세포가 맛을 감지할 수 있게 하며 음식물과 혼합되어 점성을 부여한다. 이러한 과정을 통해 음식물이 연하 작용을 통해 인두를 거쳐 식도로 이동할 수 있게 한다.

(2) 타액의 분비

타액은 자극의 종류에 따라 조건반사와 무조건반사 과정을 거쳐 분비되거나 신경에 의해 조절된다. 조건반사는 음식물에 대한 냄새, 소리, 영상 등 기존의 경험에 따라 음식과 관련된 자극에 반응하여 타액 분비가 이루어지며 무조건반사는 구강 내 점막, 미각 신경 등을 음식물이 직접 자극하게 되면 타액 분비가 이루어지는 과정이다. 또한 부교감 신경이 자극되면 묽은 상태로 다량의 타액이 분비되며 교감신경이 자극되면 양은 줄어드나 점성이 증가한 타액이 분비된다.

2) 인두와 식도

음식물은 연하과정 중 인두를 지나게 된다. 인두는 구강과 비강으로부터 이어지는 통로가 하나로 연결되어 다시 식도와 기도로 나누어지는 통로이다. 즉, 인두는 음식물이 지나는 통로인 동시에 호흡 시 공기가 지나는 통로인 것이다. 인두에 존재하는 후두개는 기도를 통한 호흡이 일어날 수 있도록 평소에는 열려 있는 상태로 존재하나 음식물의 연하과정에서 일시적으로 음식물에 밀려 후두개가 닫히고 기도를 막게 된다. 음식물이 식도로 이동된 후 후두개는 다시 열려 정상적인 호흡을 가능하게 한다.

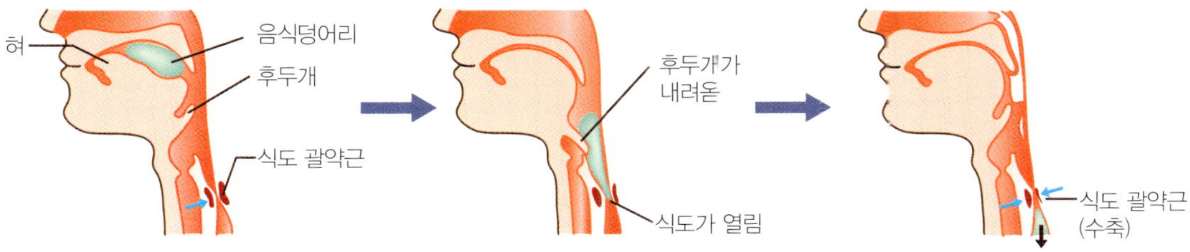

그림 8-4 인두의 연하과정

식도에는 화학적 소화를 위한 소화효소는 존재하지 않으나 연동운동을 통해 음식물을 위(stomach)로 이동시키는 역할을 한다. 소화관의 근육층에 존재하는 환상근과 종주근이 식도에서도 작용하여 이 두 가지 근육이 교대로 수축과 이완을 반복하여 근육의 파동을 일으키게 되고 식품을 이동시키게 된다.

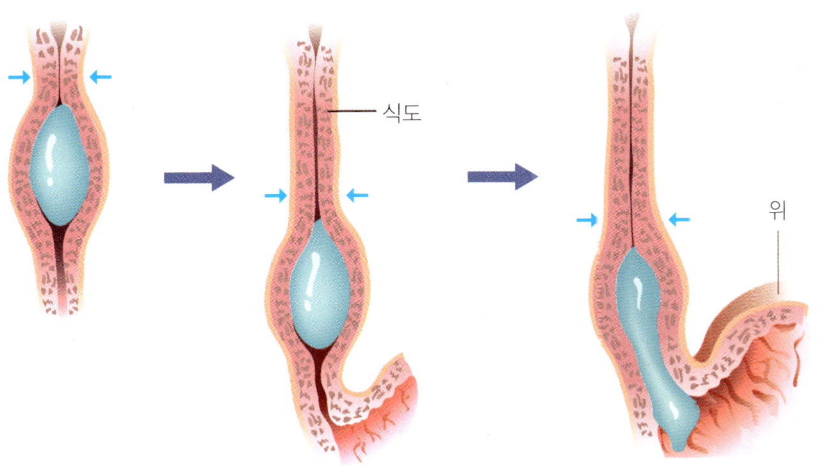

그림 8-5 연동운동

3) 위

위의 구조를 살펴보면 식도 쪽에 위치한 분문부, 중앙에 위체부, 십이지장 쪽에 위치한 유문부로 구성된다. 위의 근육에도 다른 소화관과 마찬가지로 환상근과 종주근이 존재하여 연동운동을 하며 소화를 담당하는 위액이 분비되는 등 기계적 소화와 화학적 소화 과정이 동시에 진행된다.

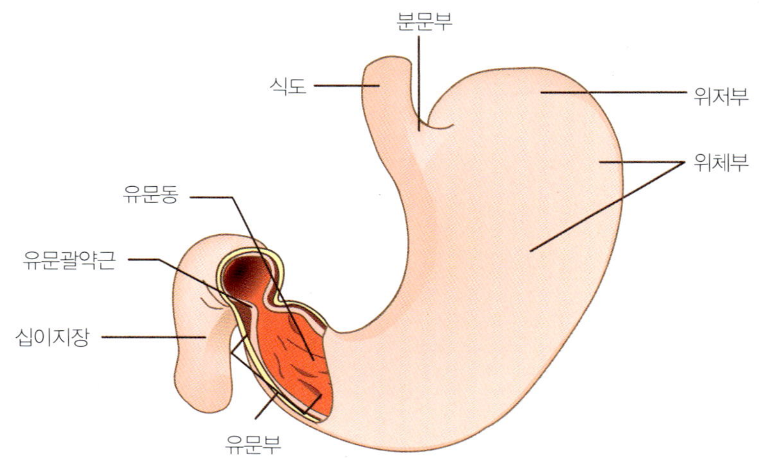

그림 8-6 위의 구조

(1) 위의 운동과 위배출

식도와 위 사이에는 아래식도조임근(lower esophageal sphincter)이라고 불리는 괄약근이 존재하여 식도에서 위로 이동한 음식물의 역류를 막아주는 역할을 한다. 위에서는 기계적 소화 과정인 연동운동이 일어나는 데 위의 위체부에서 시작되어 유문부 쪽으로 연동운동이 나타나 음식물을 이동시킨다. 위와 십이지장 사이에는 유문괄약근이 존재하여 십이지장으로 음식물의 유입을 조절한다. 유문부로 이동한 음식물은 위액과 충분히 섞일 때까지 십이지장으로 이동하지 못하고 위 안에서 위액과 섞여 분해과정을 지속하게 된다. 이러한 과정을 거쳐 음식물이 위액과 섞여 산성상태의 점성을 가지는 미즙(chyme)을 형성한 후 십이지장으로 이동하는 현상을 위배출이라 한다.

(2) 위액의 분비와 기능

위의 분비샘은 벽세포(parietal cell), 주세포(chief cell), 점액경세포(mucous neck cell) 등으로 이루어져 있다. 이들 분비샘은 위에서 화학적 소화를 담당하는 위액의 성분인 염산, 펩시노겐, 점액(mucin), 내인성 인자(intrinsic factor) 등을 분비한다.

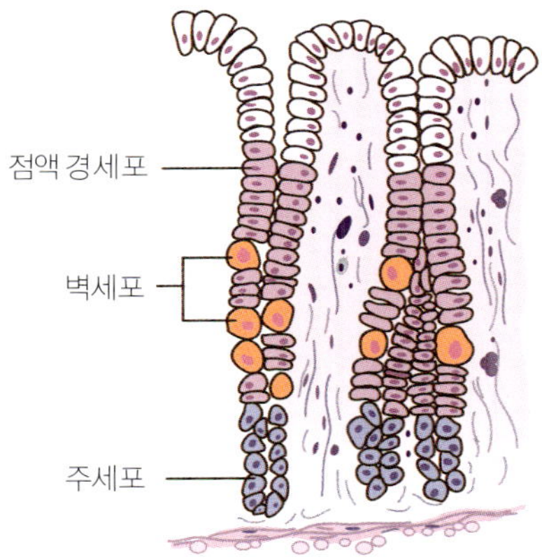

그림 8-7 위의 분비샘

염산은 벽세포에서 분비되는 강산으로 위액의 pH를 1.0~1.5 정도로 유지한다. 위액의 강한 산성은 위 속으로 이동된 음식물을 분해하는 역할을 하며 동시에 살균작용을 담당하고 있다. 염산은 또한 위액에 포함된 소화효소의 전구효소(zymogen)인 펩시노겐을 활성형인 펩신으로 전환시키고 십이지장에서 작용하는 세크레틴, 엔테로가스트론과 같은 호르몬의 분비를 자극한다.

펩시노겐은 주세포에서 분비되는 데 단백질 분해효소인 펩신의 비활성형으로 염산에 의해 펩신으로 전환된다. 인체에서 작용하는 대부분의 소화효소와 달리 펩신은 산성 pH 2.0 정도에서 활성을 나타낸다. 점액은 점액경세포에서 분비되는데 펩신이나 염산에 의해 위벽을 구성하는 세포들이 손상되는 것을 막아준다. 당단백 성분인 내인성 인자는 벽세포에서 분비되며 비타민 B_{12}의 흡수에 필수적이기 때문에 내인성 인자의 분비가 부족한 경우 악성빈혈이 나타날 수 있다.

(3) 위액의 분비

위액의 성분 중 펩신의 분비는 부교감신경, 가스트린 등에 의해 조절된다. 부교감신경이 자극을 받거나 위의 유문부의 G-세포에서 가스트린이 분비되면 펩신의 분비를 촉진한다.

위액의 분비는 뇌상, 위상, 장상으로 구분되는데 뇌상은 음식물에 대한 생각, 음식물의 냄새, 또는 음식물을 보는 행위 등에 의해 위액이 분비되는 현상으로 조건반사에 해당한다. 뇌상은 외부의 자극이 대뇌에 전달되면 신경말단으로부터 아세틸콜린이 분비되어 위액의 분비를 촉진하는 과정이다. 위상은 음식물이 위 안으로 들어오면 위의 확장과 함께 음식물에 의한 직접적인 자극에 의해 아세틸콜린, 히스타민, 가스트린 등의 분비가 촉진되고 결과적으로 위액의 분비가 촉진되는 과정이다. 장상은 소장 내로 들어온 음식물이 위액의 분비를 촉진하는 과정이다. 소장 내로 음식물이 들어오면 소장에서 가스트린이 분비되고 분비된 가스트린은 혈관을 따라 이동하여 위에 자극을 주어 위액의 분비를 촉진하게 된다. 장상은 뇌상, 위상에 비해 위액의 분비 촉진 효과가 약하다.

4) 소장

소화과정은 소장에서 가장 활발하게 이루어진다. 소장은 직경 2.5cm, 길이 6~7m 정도 되는 소화관으로 십이지장, 공장, 회장으로 이루어지는데 이 중 십이지장에서 대부분의 소화가 진행된다. 소화의 결과 탄수화물은 단당류로, 중성지방은 글리세롤과 지방산으로, 단백질은 아미노산으로 분해되어 흡수가 이루어질 수 있도록 소장에는 음식물의 영양성분인 탄수화물, 지방, 단백질에 대한 소화효소가 모두 작용한다. 이러한 소화효소는 소화관과 함께 부속기관인 간, 담낭, 췌장에서 분비되거나 저장되어 호르몬이나 신경계의 작용에 의해 분비가 조절된다.

표 8-1 소화기능 조절호르몬

	가스트린	세크레틴	콜레시스토키닌
화학적 분류	펩티드	펩티드	펩티드
분비 기관	위(유문동)	소장	소장
분비 촉진인자	위 내 아미노산 장내 펩티드 부교감신경	소장 내의 산	소장 내 아미노산 또는 지방
역할	위산 분비 자극 유문동 수축 자극 대장 집단운동 자극	위산 분비 억제 유문동 수축 억제 췌장액 분비 촉진 담낭 수축 촉진 콜레시스토키닌 활성 촉진	췌장액 분비 촉진 담낭 수축 촉진 세크레틴 활성 촉진

(1) 소장의 운동

소장에서는 식도, 위에서와 마찬가지로 연동운동을 통해 음식물을 이동시킨다. 또한 소장에서는 음식물이 소화액과 잘 섞일 수 있도록 **분절운동**이 일어난다. 분절운동 역시 소장 근육의 수축과 이완에 의해 일어나는데 수축된 부위가 이완될 때 그 중간지점에서 새로운 수축이 일어나 음식물을 잘게 나누는 동시에 미즙을 소장의 소화액과 잘 혼합하여 소화액에 의한 가수분해가 활발히 일어나게 한다. 소장에서 연동운동과 분절운동은 부교감신경이 자극되면 촉진되고 교감신경이 자극되면 억제된다.

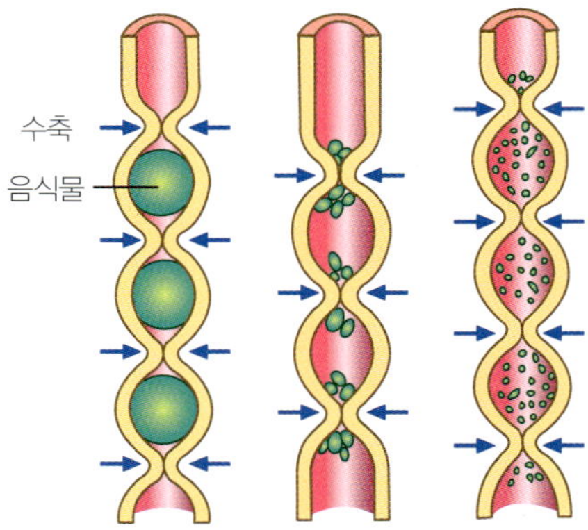

그림 8-8 분절운동

(2) 소장의 소화액

위에서 이동해온 미즙은 산성 상태이므로 소장에서 소화를 진행하기 위해서는 중화 과정이 필요하며 지방의 소화를 위해서는 유화제가 필요하다. 또한 탄수화물, 지질, 단백질이 흡수될 수 있는 분자상태로 완전히 가수분해되기 위한 다양한 소화효소가 작용하게 된다. 소장에서는 일어나는 이러한 다양한 소화과정은 소장에서 분비하는 소장액뿐만 아니라 부속기관인 췌장에서 분비되는 췌장액, 간에서 생성된 후 담낭에 저장되는 담즙 등의 상호 작용에 의해 이루어지는 복잡한 과정이다. 소장에서 작용하는 소화액의 종류별로 분비와 기능에 대해 살펴보자.

① 췌장액

췌장은 소화계의 부속기관으로 췌장액을 생산하여 소장으로 분비한다. 췌장액은 200~800㎖ 정도가 하루에 분비되는데 소화효소를 비롯해 중탄산염 등을 포함한다. 중탄산염은 위에서 산성상태로 소장으로 들어온 미즙을 중화하여 소장벽이 손상되는 것을 방지하며 소장에서 활성을 가지는 소화효소들이 작용할 수 있는 최적의 pH를 유지하게 한다.

췌장액에는 탄수화물, 지질, 단백질에 관련된 소화효소가 모두 존재한다. 탄수화물의 소화효소로는 전분을 가수분해하여 맥아당으로 분해하는 α-아밀라아제가 있다. 지질의 소화효소로는 리파아제가 존재하는데 중성지방을 분해하여 지방산과 글리세롤 또는 모노글리세리드, 디글리세리드를 생산한다. 수용성 환경인 소장 안에서 중성지방을 가수분해하는 리파아제가 지방에 작용하기 위해서는 효소와 지방의 미셀을 형성해 줄 유화제가 필요한데 바로 담즙이 이러한 유화제 작용을 담당하고 있다. 이에 대해서는 담즙에서 자세히 알아보기로 하자.

표 8-2 소장의 주요 소화효소

소화액	소화효소	영양소 소화작용
췌장액	α-아밀라아제	전분을 맥아당, 포도당 등으로 가수분해
	리파아제	중성지방을 글리세롤, 지방산, 모노글리세리드 등으로 가수분해
	트립신	아르기닌, 리신과 같은 염기성 아미노산의 카르복실기 방향의 펩티드 결합 가수분해
	키모트립신	페닐알라닌, 티로신, 트립토판과 같은 방향족 아미노산의 카르복실기 방향의 펩티드 결합 가수분해
	엘라스타제	엘라스틴, 피브린 등의 펩티드 결합 가수분해
	카르복시펩티다아제	단백질의 C-말단으로부터 아미노산 사이의 펩티드 결합 가수분해
	리보뉴클레아제	RNA를 뉴클레오티드 등으로 가수분해
	데옥시리보뉴클레아제	DNA를 뉴클레오티드 등으로 가수분해
소장액	말타아제	맥아당을 포도당 2분자로 가수분해
	수크라아제	자당을 과당과 포도당으로 가수분해
	락타아제	젖당을 포도당과 갈락토오스로 가수분해
	아미노펩티다아제	펩티드의 N-말단으로부터 아미노산 사이의 펩티드 결합 가수분해
	엔테로키나아제	트립시노겐을 트립신으로 활성화

취장액에 존재하는 단백질 분해효소로는 트립신(trypsin), 키모트립신(chymotrypsin), 엘라스타아제(elastase), 카르복시펩티다아제(carboxypeptidase) 등이 있다. 각각의 단백질 분해효소는 단백질을 구성하고 있는 아미노산의 종류나 말단 부위의 위치에 따라 다르게 작용한다. 단백질로 구성되어 있는 소화관을 보호하기 위해 단백질 분해효소는 먼저 **지모겐(zymogen)** 형태로 분비된 뒤 음식물의 섭취에 따라 활성형으로 전환된다.

소장에서 지모겐으로 분비된 단백질 분해효소를 활성형으로 전환시키기 위해서는 효소가 필요하다. 지모겐인 트립시노겐을 활성형인 트립신으로 전환시키는 효소는 엔테로키나아제이다. 트립신으로 전환된 후에는 그 자체로 트립시

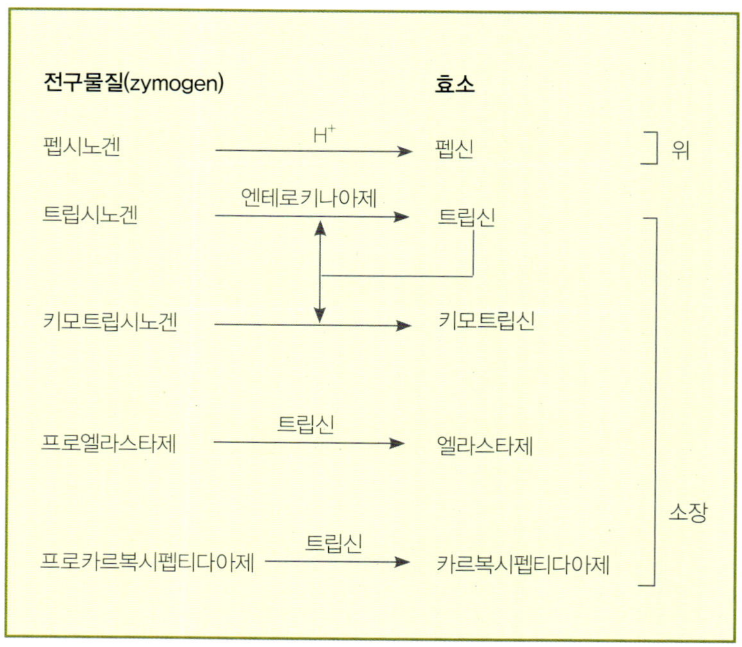

그림 8-9 단백질 분해효소의 활성화 과정

노겐을 트립신으로 전환시킬 수 있다. 지모겐인 키모트립시노겐, 프로엘라스타제, 프로카르복시펩티다아제는 트립신에 의해 활성형인 키모트립신, 엘레스타제, 카르복시펩티다아제로 각각 전환되어 단백질 분해효소로서 단백질을 가수분해한다. 췌장액에는 또한 핵산을 분해하는 효소도 포함되어 있는데 RNA를 분해하는 리보뉴클레아제(ribonuclease)와 DNA를 분해하는 데옥시리보뉴클레아제(deoxyribonuclease)가 포함되어 있다.

췌장액의 분비는 십이지장 점막에서 분비되는 호르몬인 세크레틴과 판크레오지민 콜레시스토키닌(pancreozymin cholecystokinin: PZ-CCK)에 의해 촉진된다. 세크레틴은 산이나 소화분해산물의 자극에 의해 분비되고 PZ-CCK는 단백질과 같은 영양소의 소화분해물의 자극에 의해 분비되어 혈관을 통하여 이동하여 췌장을 자극하고 췌장액의 분비를 촉진한다. 신경계에 의한 분비 조절은 부교감신경이 자극되면 췌장액 분비는 촉진되고 교감신경이 자극되면 췌장액 분비는 감소된다.

② 담즙

지방의 소화를 돕는 담즙은 간에서 생성된다. 간은 간소엽이라는 기능 단위로 구성되는데 간소엽은 간정맥을 중심으로 모세혈관, 담관 등이 육각형 모양을 이루고 있는 구조이다. 간에 연결된 간문맥은 소장에서 흡수된 영양소를 간으로 이동시키는 혈관이며 간동맥은 간에 영양을 공급하는 혈관이다.

간은 담즙의 생산 이외에도 인체에서 여러 가지 기능을 수행하고 있다. 간은 탄수화물, 단백질, 지질의 대사에 모두 관여하고 있는데 탄수화물 대사 중 혈당을 일정하게 유지하기 위하여 글리코겐의 합성과 분해를 조절한다. 공복 등의 이유로 혈당이 낮아지면 글리코겐을 분해하여 포도당을 공급하며 반대로 식사 후 혈당이 높아지면 포도당을 글리코겐으로 전환시켜 저장한다. 간에서는 과잉된 탄수화물과 단백질을 지방으로 전환하며 중성지방, 지단백, 인지질, 콜레스테롤 등 지질을 합성하여 저장하거나 필요한 기관으로 전달한다. 단백질의 구성단위인 아미노산도 간에서 탈아미노 과정과 아미노기 전이반응을 통해 비필수아미노산으로 전환되거나 당신생에 사용된다.

간은 아미노산으로부터 분리된 인체에 유해한 암모니아를 요소로 전환하는 기능을 수행한다. 또한 간으로 유입되는 독성물질을 해독하고 인체 내에 노화된 세포, 수명이 다하거나 손상된 적혈구 등을 분해하여 처리하는 기능을 가지고 있으며 인체 방어 기능에도 관련되어 있다.

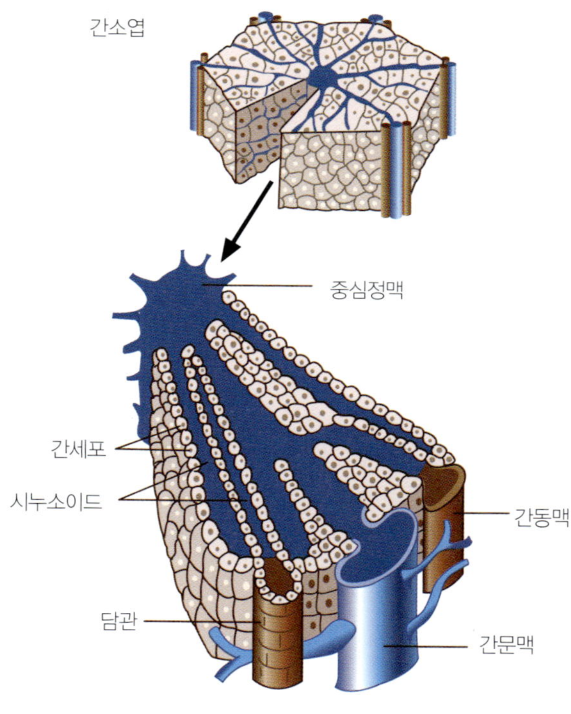

그림 8-10 간소엽의 구조

담즙은 하루에 250~1,100㎖ 정도 분비되는데 간의 다각형 세포에서 생산되어 총간관을 통해 담낭에 저장되었다가 소화를 위해 총담관을 통해 십이지장으로 분비된다. 담즙은 담즙산염, 담즙색소, 콜레스테롤, 레시틴 등으로 구성된다.

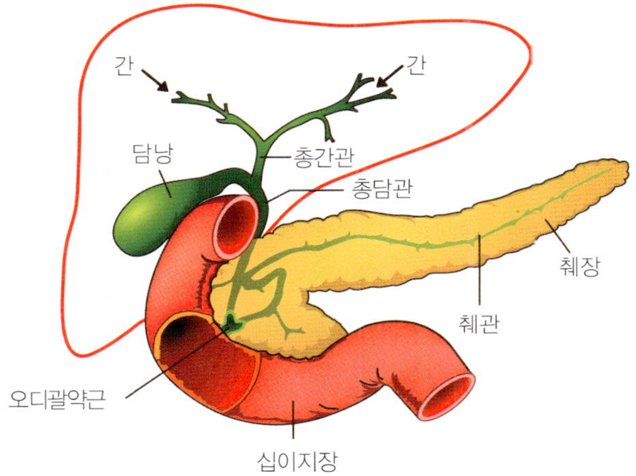

그림 8-11 간관, 담관, 췌관의 위치

지방의 소화를 도와주는 담즙의 주요 성분은 담즙산염으로 콜레스테롤에서 유도된 콜산, 데옥시콜산 등이 글리신, 타우린 등의 아미노산과 결합된 후 K^+나 Na^+의 염 상태로 존재한다. 소장의 수용액 환경에서 작용되는 리파아제에 의해 식이 중의 지질 성분이 소화되기 위해서 필요한 **유화작용**을 담즙산염이 담당하고 있다. **담즙산염**은 지질과 수분 사이의 표면장력을 감소시켜 지질이 유화되도록 하고 리파아제의 작용을 용이하게 한다. 지방의 소화 작용 후 담즙산염은 소장의 회장에서 대부분 흡수되어 문맥을 통해 간으로 회수되고 다시 담즙의 구성성분으로 포함되어 분비되는 장간순환을 반복하게 된다. 회장에서 흡수되지 않은 일부 담즙산염은 대변으로 배설된다.

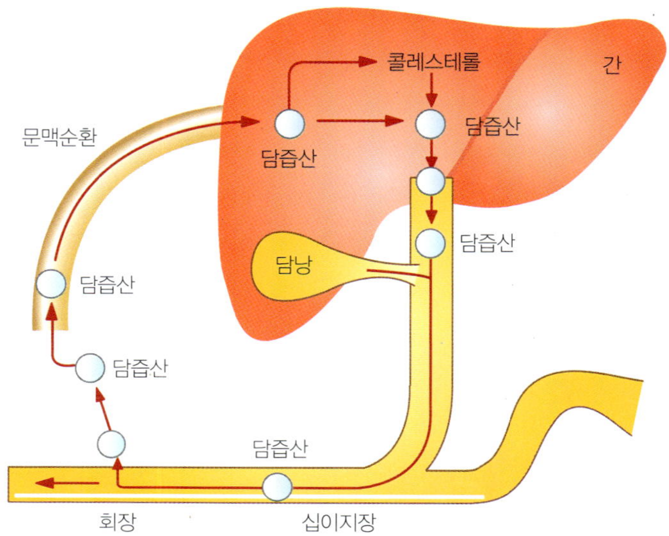

그림 8-12 담즙산염의 장간순환

담즙색소의 주성분인 빌리루빈은 손상된 적혈구가 비장, 간 등에서 분해될 때 혈색소인 헤모글로빈의 헴 부분으로부터 생성된다. 담즙의 성분으로 소장에 분비된 빌리루빈은 장 내에서 세균에 의해 무색의 유로빌리노겐(urobilinogen)으로 전환된 후 대부분 갈색의 스테르코빌린(stercobilin)으로 전환되어 배설되는데 대변의 갈색을 나타내는 성분이다. 일부는 다시 장에서 흡수되어 간으로 이동하여 담즙으로 재구성되거나 소변의 노란색을 나타내는 유로빌린(urobilin)으로 산화되어 배설되기도 한다.

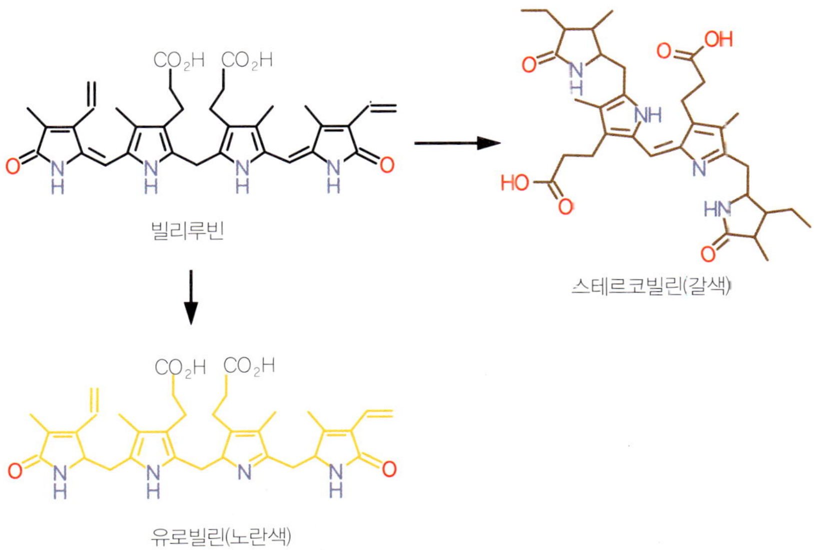

그림 8-13 빌리루빈의 전환 경로

담즙의 분비는 간에서의 분비와 담낭에서의 분비 조절로 구분된다. 간에서의 담즙의 생성에 의한 분비는 지속적으로 일어나는 데 식후에 더욱 촉진된다. 세크레틴, PZ-CCK, 가스트린에 의해 간에서의 담즙 분비가 촉진된다. 부교감신경의 흥분도 담즙의 분비를 촉진하며 교감신경의 흥분에 의해서는 억제된다.

담낭에 저장된 담즙은 음식물의 섭취 시 분비된다. 십이지장과 담관 사이에는 오디괄약근(sphincter of Oddi)이 존재하는데 음식물이 십이지장으로 들어오면 오디괄약근의 부교감신경의 자극을 통해 담낭이 수축되고 오디괄약근이 이완되어 담즙이 배출된다. 또한 십이지장에 들어온 음식물의 자극에 의해 십이지장의 점막에서 PZ-CCK가 분비되어 혈관을 통해 이동하여 담낭의 수축을 유드한다. 가스트린과 담즙산염도 담낭을 수축시키는 작용을 한다.

③ 장액

췌장액의 소화효소는 소장관 내에서 작용하는 반면 장액의 소화효소는 소장점막의 상피에서 분해작용을 담당한다. 소장의 점막과 점막하층은 주름 구조를 이루고 있으며 주름 표면에는 수많은 융모(villi)가 존재하여 소화와 흡수가 효과적으로 이루어질 수 있도록 소장관 내의 넓은 표면적을 제공한다.

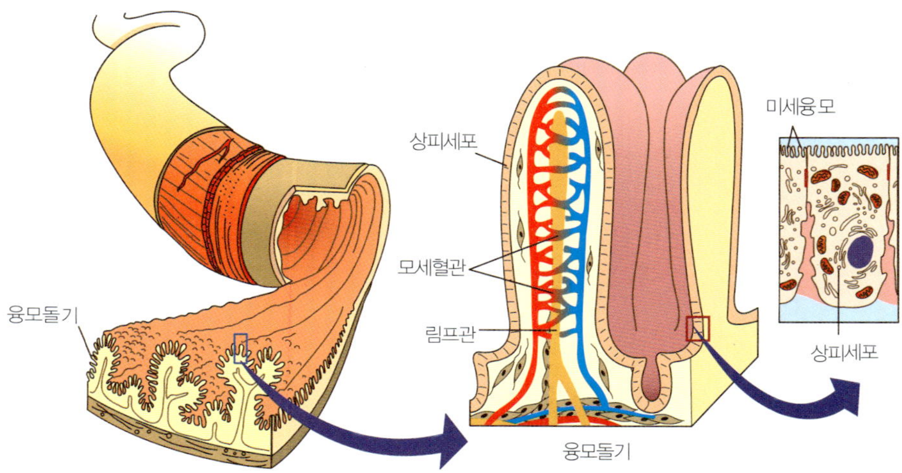

그림 8-14 소장관 융모

장액은 음식물의 소화 과정에서 각각의 영양소가 흡수될 수 있는 형태의 작은 분자로 분해되는 마지막 과정을 책임지고 있다. 장액에 존재하는 탄수화물 분해효소는 이당류를 분해하는 효소인 말타아제(maltase), 락타아제(lactase), 수크라아제(sucrase) 등이 있다. 말타아제는 맥아당을 포도당 2분자로 분해하고, 락타아제는 젖당을 포도당과 갈락토오스로, 수크라아제는 자당을 포도당과 과당으로 분해하여 흡수할 수 있는 단당류의 형태로 전환시킨다. 단백질 분해효소로는 아미노펩티다아제(aminopeptidase)와 디펩티다아제(dipeptidase)가 존재하는데 단백질의 중간 소화산물을 최종 흡수형태인 아미노산이나 디펩티드 등으로 분해한다. 장액에서 분비되는 엔테로키나아제(enterokinase)는 앞에서 설명했듯이 소장관 내에서 췌장액에 포함된 전구효소인 트립시노겐을 트립신으로 활성화하는 기능을 가진다.

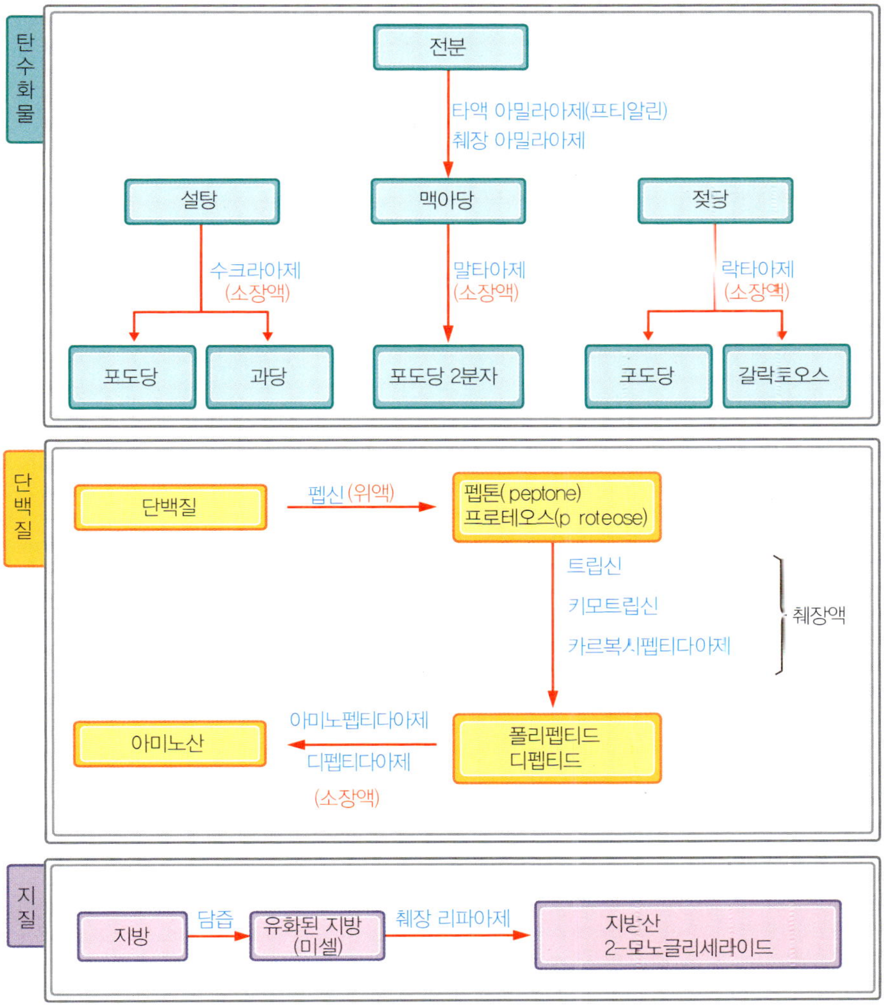

그림 8-15 탄수화물, 단백질, 지질의 소화 과정

이외에도 장액에는 알칼리 포스파타아제(alkaline phosphatase), RNA, DNA와 같은 핵산의 가수분해를 담당하는 뉴클레오티다아제(nucleotidase), 뉴클레오시다아제(nucleosidase) 등이 존재한다.

장액의 분비는 다른 소화액과 마찬가지로 세크레틴, 가스트린, 콜레시스토키닌에 의해 촉진된다. 소장의 음식물 유입에 따라 부교감신경계가 활성화되면 장액의 분비를 촉진하고 교감신경계는 분비를 억제한다.

5) 대장

대장은 직경 7.5cm, 길이 150cm 정도의 굵은 관으로 충수가 연결된 맹장, 상행결장, 횡행결장, 하행결장, S상 결장으로 구성되고 S상 결장은 직장과 항문으로 연결된다. 대장에서 소화효소는 작용하지 않으나 대장근육의 운동을 통해 흡수와 배설 과정을 담당한다.

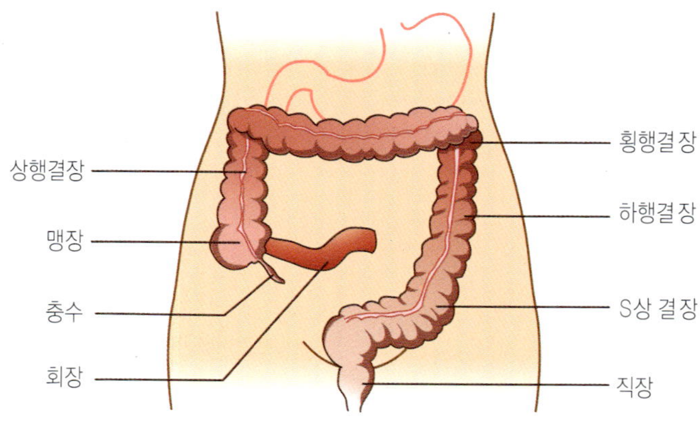

그림 8-16 대장의 구조

(1) 대장 운동

대장에서도 소장과 마찬가지로 연동운동과 분절운동이 일어난다. 대장의 분절운동 과정에서 근육의 수축에 의해 내용물이 이동하는 동안 수축되지 않은 부위는 불룩한 주머니 모양을 만들게 되는데 이 현상을 팽기(haustra)라 한다. 팽기가 발생하면 대장을 지나는 내용물이 잘 섞이게 되어 대장에서의 흡수가 용이해진다.

대장에서 발생하는 연동운동은 빈도가 적은 편이며 대장의 수축에 의해 내용물을 S상 결장과 직장으로 일시에 이동시키는 집단운동 형태로 나타난다. 집단운동은 하루에 3~4회, 1회에 30초 정도의 수축과 2~3분 정도의 이완으로 나타나며 주로 횡행결장과 하행결장에서 나타난다. 식후에 나타나는 집단운동으로 인해 변의가 느껴질 수 있는데 위대장반사(gastrocolic reflex), 십이지장대장반사(duodenocolic reflex)에 의해 유도된다.

(2) 배변

소화 후 흡수되지 않고 남은 음식물의 성분들은 집단운동에 의해 결장으로 옮겨지고 체외로 배설된다. 대장의 내용물이 직장에 도달하면 직장내압의 상승이 일어나고 배변반사가 시작되어 변의가 유발되고 직장의 수축에 의해 항문괄약근이 이완되어 배변이 이루어진다. 변의에 반응하여 배출이 이루어지지 않는 경우, 즉 변의를 무시하거나 참는 경우 변의를 발생하게 할 수 있는 직장내압이 증가하면서 변비가 나타난다. 또는 대장 근육의 운동성 감소, 스트레스 등도 원인이 되어 변비가 나타날 수 있다. 변비의 해소를 위해서는 직장내압을 증가시켜야 하는데 인체에서 소화되지 않는 식이섬유소가 많은 식품을 섭취하는 것이 바람직하다.

변은 소화되지 않은 음식물의 잔여물, 장 내 세균에 의한 대사산물과 함께 장 분비물, 점액 등 소화과정에서 분비된 물질들이 섞여 있다. 변의 색은 빌리루빈에서 유도된 스테르코빌린(stercobilin)에 의해 황갈색을 띠게 되고 아디노산의 대사

물질인 인돌(indole)과 스카톨(skatole), 황화물(sulfide)이 변의 주 냄새 성분이다.

3. 흡수

음식물을 인체에서 대사하기 위해서는 흡수가 이루어져야 한다. 소장의 십이지장에서 소화과정이 마무리되어 탄수화물, 단백질, 지질 등 거대분자들이 분해되고 식품의 성분들이 유리되면 흡수가 일어난다. 소장의 점막은 주름구조로 되어 있고 주름에 존재하는 융모구조로 인해 흡수가 효과적으로 일어날 수 있다. 식품의 성분에 따라 흡수 기작에 차이가 있는데 수분과 알코올은 위에서, 전해질과 수분 등의 경우 대장에서도 흡수가 이루어진다. 영양소별로 흡수 과정을 살펴보자.

1) 단당류의 흡수

탄수화물은 소장점막에서 단당류로 가수분해된 후 소장의 융모 모세혈관으로 흡수되어 주로 간문맥을 통해 간으로 이동한다. 단당류는 종류에 따라 다른 경로를 통해 흡수되는데 탄수화물의 대부분을 차지하는 포도당은 능동적 수송 과정인 Na^+/K^+ 펌프를 통해 에너지를 소모하며 흡수된다. 갈락토오스도 마찬가지로 Na^+/K^+ 펌프로 이동되지만 이동속도는 포도당보다 빠르다. 과당은 수동적 수송 과정인 촉진 확산에 의해 수송 단백질을 통해 흡수된다. 만노오스, 자일로오스, 아라비노오스도 흡수될 수 있으나 포도당이나 갈락토오스에 비해 흡수율은 낮은 편이다. 이러한 단당류의 흡수는 인슐린과 갑상샘호르몬의 작용에 의해 촉진된다.

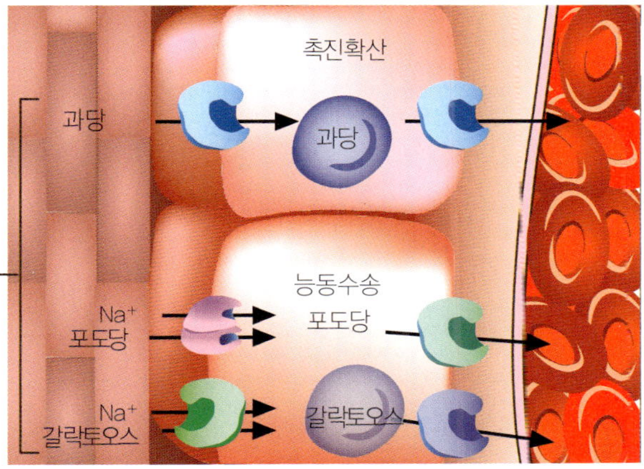

그림 8-17 단당류의 흡수 과정

2) 아미노산의 흡수

단백질은 소화 과정을 거쳐 아미노산이나 디펩티드(dipeptide), 트리펩티드(tripeptide) 등으로 분해된다. 아미노산의 흡수를 위한 수송 체계는 중성, 산성, 염기성 아미노산 각각의 종류에 따라 주요한 3가지 통로가 존재하는데 포도당과 마찬가지로 Na^{+}와 함께 이동한다. 디펩티드나 트리펩티드와 같은 작은 펩티드들도 개별적인 수송 통로를 통해 상피세포 내로 이동된 후 세포질 속의 효소에 의해 아미노산으로 분해된다. 이렇게 상피세포를 통과해 간문맥으로 들어갈 때는 대부분 아미노산의 형태로 이동한다.

3) 지질의 흡수

중성지방은 소장의 소화과정에서 지방산과 글리세롤, 모노글리세라이드, 디글리세라이드 등으로 분해되는 동안 미셀구조를 형성한다. 상피세포로 확산되기 위해 미셀구조를 상실하고 지방산, 모노글리세라이드 등은 확산을 통해 세포막을 통과한다. 세포 내에서 지방산과 글리세롤, 모노글리세라이드 등은 활면소포체에 존재하는 효소에 의해 다시 중성지방으로 조합되고 골지체로 이동해 단백질과 결합하여 유미미립(chylomicron)을 형성한다. 유미미립은 소포에 둘러싸여 상피세포 내에서 융모의 중심부 방향의 세포막으로 이동하게 된다. 탄수화물이나 단백질과 달리 유미미립은 혈관이 아니 림프관으로 이동된다. 이후 림프관에서 혈액 내로 이동하게 된다. 콜레스테롤도 소장상피세포에서 중성지방과 함께 유미미립을 형성하여 흡수된다. 수용성을 가지는 일부 글리세롤과 탄소수가 적은 지방산은 문맥을 통해 체내로 흡수되기도 한다.

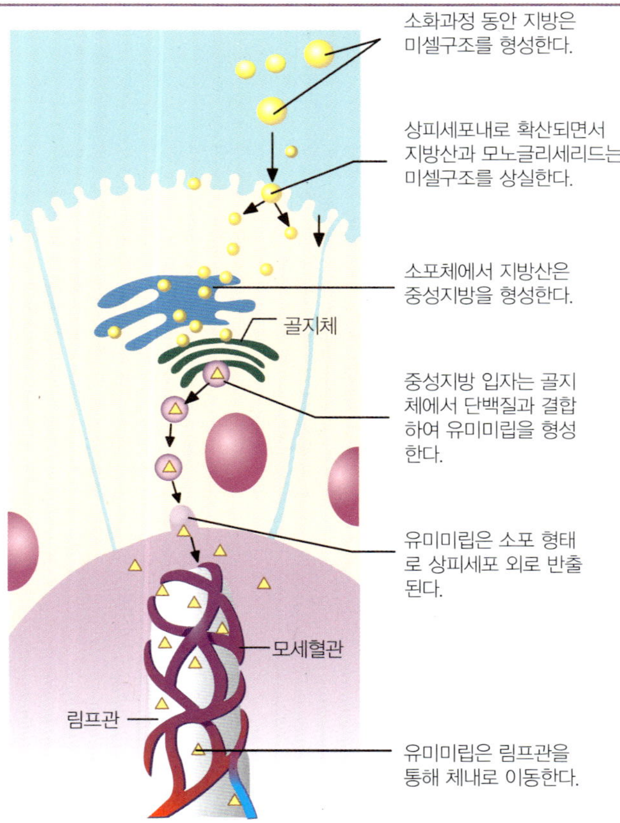

그림 8-18 지방산의 흡수

4) 수분의 흡수

수분은 위, 소장, 대장에서 흡수가 이루어진다. 이 중 위에서 흡수되는 양은 전체의 1/5~1/10 정도이며 소장에서 대부분의 수분이 흡수된다. 소장 내로 이동되는 수분은 사람에 따라 차이가 있어 5~10L 정도이다. 소장에 공급되는 수분의 양은 순수한 수분과 음식물에 함유된 수분뿐만 아니라 음식물과 함께 섞여 온 타액, 위액 그리고 소장에 분비되는 췌장액, 담즙 등을 합하여 평균적으로 8.5~9L 정도가 된다. 소장상피세포 사이의 밀착연접(tight junction)은 수분 통과가 용이하여 삼투에 의한 수분 이동이 활발한 편이다. 따라서 소장 내 수분의 대부분은 소장에서 삼투에 의해 흡수되고 500mℓ 정도가 대장으로 이동되어 흡수되는데 이 중 100mℓ 정도가 변과 함께 배설된다.

표 8-3 소장에 공급되는 수분의 양

형태	공급원	수분량
수분	식이(식품 속의 수분 포함)	1.0 ~ 1.5L
분비액	침샘(타액)	1.5L
	위(위액)	3.0L
	췌장(췌장액)	2.0L
	간(담즙)	0.5L

5) 비타민의 흡수

비타민은 인체 기능에 필수적인 영양소로서 식이를 통해 반드시 공급되어야 한다. 일부 비타민은 장내 미생물에 의해 합성되기도 하지만 흡수를 통해 체내로 이동되어야 한다. 비타민은 크게 수용성 비타민과 지용성 비타민으로 구성된다.

수용성 비타민은 대부분 확산, 촉진확산, 능동수송을 통해 소장상피세포에서 흡수되어 아미노산이나 단당류와 마찬가지로 이동된다. 다른 수용성 비타민과 달리 비타민 B_{12}의 흡수는 내인성 인자(intrinsic factor)와의 결합에 의해 이루어진다. 식품 내에서 비타민 B_{12}는 단백질과 결합된 상태로 섭취되어 위로 이동하고 위액 속의 염산과 펩신에 의해 비타민 B_{12}는 단백질로부터 분리된다. 이후 비타민 B_{12}는 소장으로 이동되어 내인성 인자와 결합하고 소장상피세포의 수용체가 이를 인지하여 흡수가 이루어진다. 수용체 인식 후 내인성 인자는 분리되고 비타민 B_{12}는 상피세포 내로 흡수된다. 내인성 인자는 위의 상피세포 중 벽세포에서 분비되어 소장 내로 이동한 후 비타민 B_{12}와 결합한다.

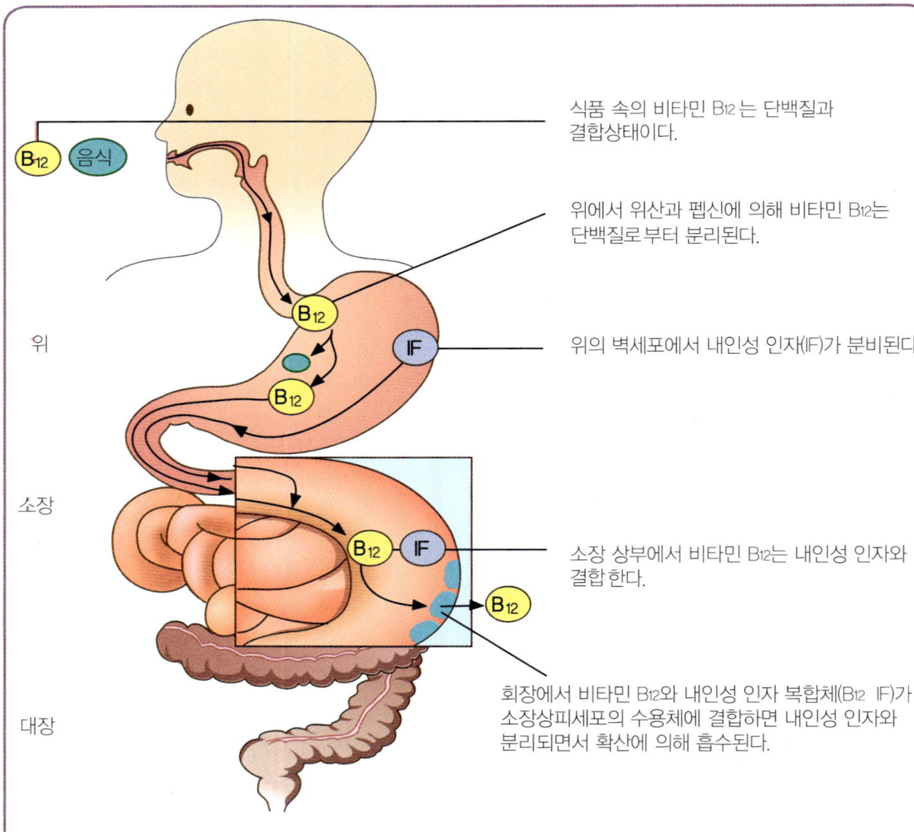

그림 8-19 비타민 B_{12}의 흡수

지용성 비타민은 지질과 함께 담즙산염과 결합하여 미셀을 형성하였다가 소장 상피세포로 흡수되면서 미셀구조에서 분리되고 상피세포 내에서 다른 지질 성분과 함께 유미입자를 구성하여 림프관을 통해 운반된다.

6) 무기질의 흡수

무기질의 흡수는 대부분 소장에서 이루어지며 체내의 무기질량에 따라 각각의 무기질의 흡수가 조절된다. Na^+는 능동적으로 소장에서 흡수되며 특히 알도스테론의 작용에 의해 공장과 회장에서의 흡수가 촉진된다. Cl^-는 Na^+의 흡수 과정에서 수동 수송에 의해 함께 흡수되어 전해질의 균형을 유지한다. 그러나 회장과 결장에서는 HCO_3^-와의 교환에 의해 능동적으로 흡수되기도 한다. Ca^{2+}의 흡수는 소장에서 능동 수송에 의해 이루어지는데 비타민 D와 부갑상샘호르몬의 비타민 D 활성화에 의해 촉진된다.

음식물로 섭취되는 철분은 헴철과 비헴철이 존재하는데 미오글로빈, 헤모글로빈 등을 구성하는 헴철의 경우 소화과정에서 위산이나 단백질분해효소의 작용에 의해 단백질 부분이 분리되면 헴 상태로 소장상피세포로 흡수된 뒤 Fe^{2+}는 혈관에서 다시 트랜스페린(transferrin)과 결합하여 이동한다. 비힘철의 경우는 소장상피세포에서 분비되는 트랜스페린과 결합하고 이 복합체를 소장점막의 수용체가 인지하면 트랜스페린과 분리되면서 소장상피세포 내로 흡수된다. 이러한 기작은 비타민 B_{12}의 내인성 인자와의 결합에 의한 흡수과정과 유사하다. 소장상피세포에서 혈관으로 이동된 철분은 다시 트랜스페린과 결합한다. 일부 Fe^{2+}는 소장상피세포 내에서 철분저장 단백질인 페리틴(ferritin)과 결합하여 저장된다. 인체 내 철분의 양이 부족한 경우 페리틴과의 결합량은 줄고 반대인 경우 페리틴 형태의 저장철을 증가시키는 등 철분의 흡수는 인체 내 철분의 상태에 따라 영향을 받는다.

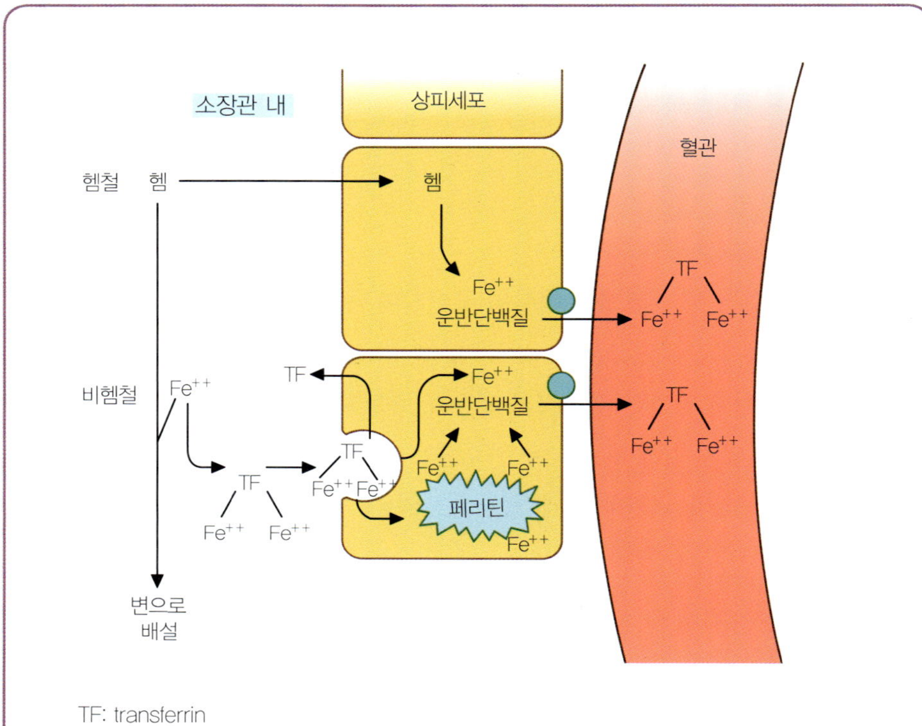

소장관 내
상피세포
혈관
헴철
헴
헴
Fe++
운반단백질
TF
Fe++
Fe++
비헴철
Fe++
TF
Fe++
운반단백질
TF
Fe++
Fe++
TF
TF
Fe++
Fe++
TF
Fe++
Fe++
Fe++
Fe++
페리틴
Fe++
변으로
배설
TF: transferrin

그림 8-20 철의 흡수

9. 내분비계

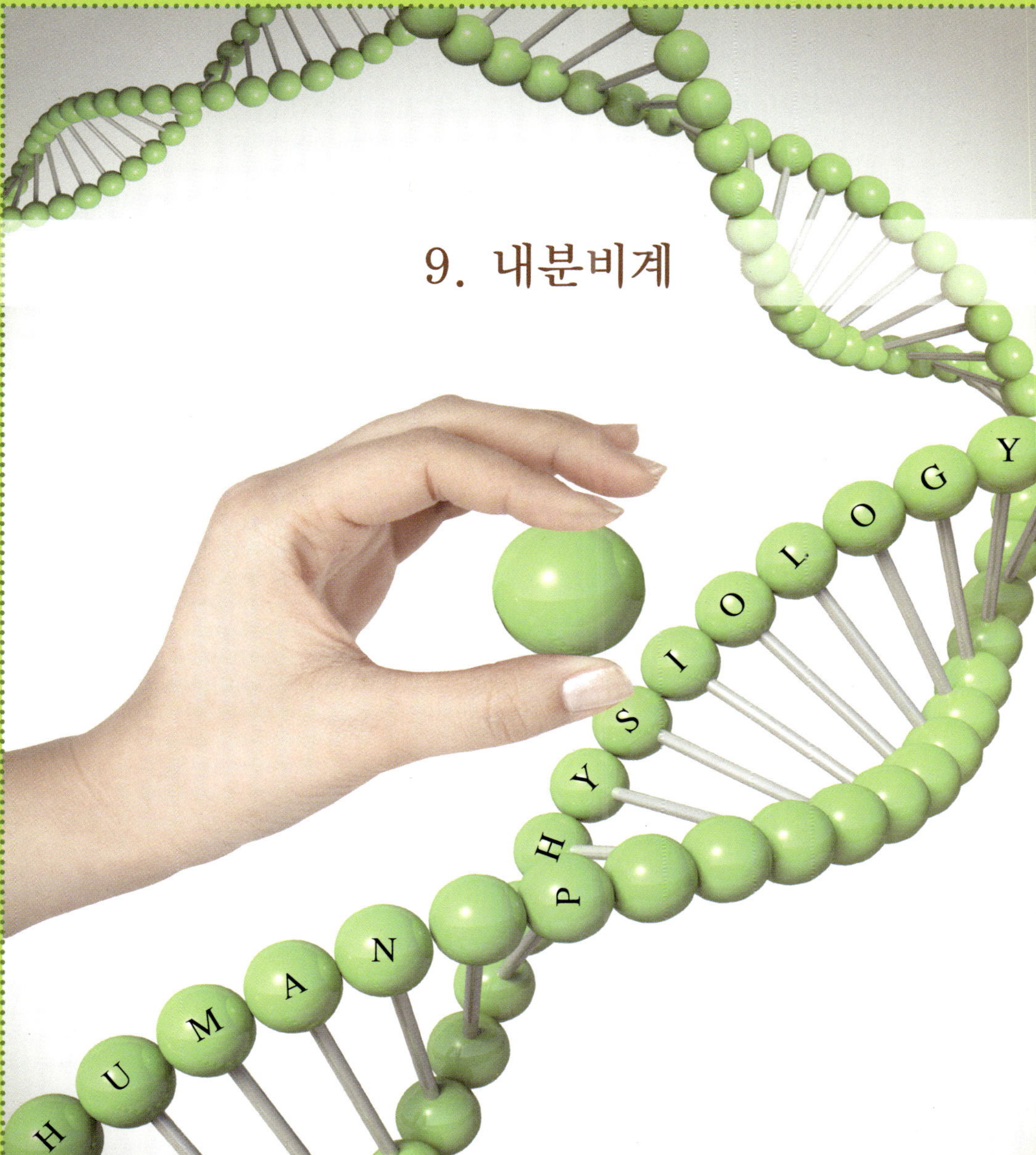

인체는 외적 · 내적 환경변화에 대하여 적응하기 위한 조절체계를 가지고 있는데, 대표적인 것이 신경계와 내분비계이다. **내분비계(endocrine system)**는 신경계와 더불어 각 기관의 기능을 조절하고 신체의 항상성을 유지시켜 주는 중요한 작용을 담당한다. 성장, 발달, 생식작용, 혈압 조절, 혈중 영양 성분 조절 등 주요 생리작용뿐 아니라 행동양식도 내분비계에 의해 조절된다. 내분비계는 **호르몬**을 생성하고 분비하여 신체의 대사, 성장, 생식이 제대로 이루어지도록 한다.

1. 내분비샘과 호르몬의 일반적 특성

1) 분비샘의 종류와 특성

내분비샘(내분비선, endocrine gland), 외분비샘(외분비선, exocrine gland)이 있다.

내분비샘은 특별한 도관이 없이 분비물을 직접 혈액 또는 림프액으로 분비하는 샘이다. 내분비샘에서 생성되어 혈액으로 분비되는 **호르몬(hormone)**은 신체의 생리 활성을 조절해 주는 대표적인 신호물질이다. 호르몬은 혈액이나 림프액에 의해 특정한 조직세포나 표적기관으로 운반되어 매우 적은 양으로도 대사를 조절한다.

외분비샘은 침샘, 땀샘, 눈물샘, 소화샘 등에서 분비되는 분비물을 도관(duct)을 통해 체외 또는 소화관으로 분비된다.

분비샘이 아닌 조직세포에서 동일하게 작용하는 물질을 분비하는 것을 **자가분비(autocrine)**라고 한다.

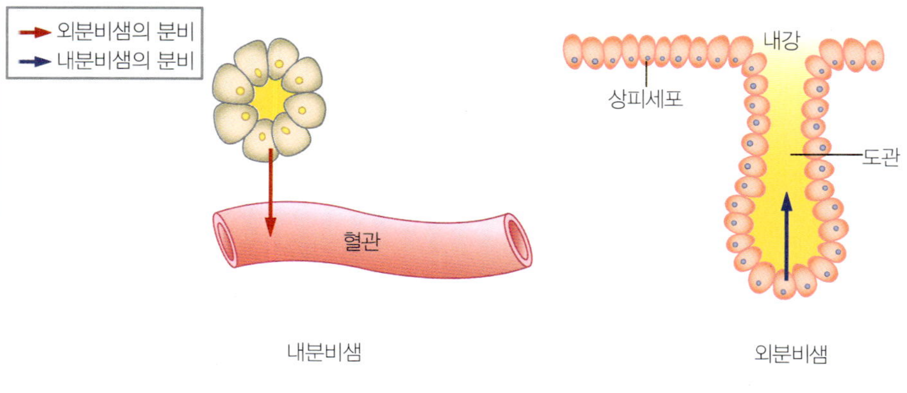

그림 9-1 내분비샘과 외분비샘의 분비작용

표 9-1 분비샘의 종류와 특성

종류	특징
내분비샘	• 도관을 이용하지 않음 • 혈액이나 림프액으로 호르몬을 직접 분비하여 특정 세포나 표적기관의 수용체에 결합해 세포의 기능을 원격 조절 • 호르몬은 매우 적은 양으로 대사 조절
외분비샘	• 도관을 이용함 • 소화효소, 침, 땀, 눈물을 소화샘, 침샘, 땀샘, 눈물샘에서 소화관 또는 체외로 분비

2) 내분비샘의 종류와 위치

인체의 내분비샘에서 시상하부, 뇌하수체, 갑상샘, 부갑상샘, 부신, 췌장, 송과체, 흉샘, 난소와 정소 등이 있다.

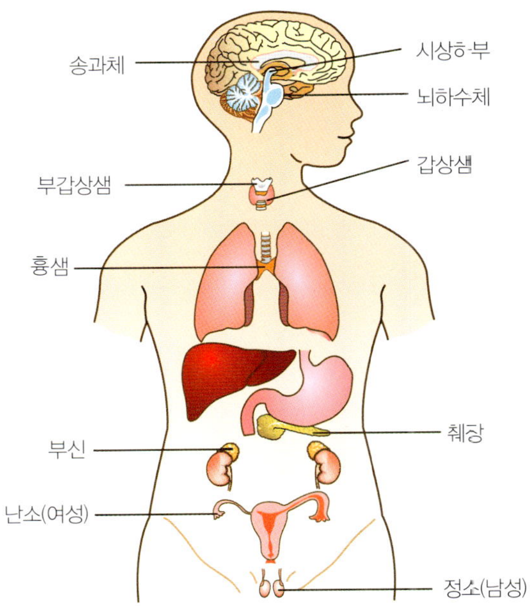

그림 9-2 내분비샘의 위치와 종류

3) 호르몬의 분류와 작용기전

호르몬은 체내에서 비타민이나 신경계와 마찬가지로 여러 조절작용을 하지만 체내에서 생성된다는 점에서 비타민과 차이가 있고, 신경조직과 같은 특수조직이 아닌 혈액을 통해 운반되어 필요한 곳으로 작용한다는 특징이 있다.

(1) 호르몬의 화학적 분류

호르몬을 화학적 성분에 따라 분류하면, 단백질로 이루어진 단백질계 호르몬과 콜레스테롤로 이루어진 스테로이드호르몬이 있다.

단백질계 호르몬은 여러 아미노산이 결합한 폴리펩티드로 이루어진 **펩티드호르몬**, 아미노산인 티로신으로부터 유래한 **아미노산 유도체호르몬**, 그리고 당단백질로 이루어진 **당단백질계 호르몬**이 있다. **스테로이드계 호르몬**에는 콜레스테롤에서 유래한 호르몬인 성호르몬과 부신피질호르몬이 있다.

표 9-2 호르몬의 화학적 분류

화학적 분류	내분비샘	구성
펩티드계 호르몬	뇌하수체 전엽	• 성장호르몬(191개 아미노산) • 부신피질호르몬(39개 아미노산) • 프로락틴(198개 아미노산)
	뇌하수체 후엽	• 옥시토신(8개 아미노산), 항이뇨호르몬(8개 아미노산)
	갑상샘	• 칼시토닌(32개 아미노산)
	부갑상샘	• 부갑상샘호르몬(84개 아미노산)
	췌장 랑게르한스섬의 α세포	• 글루카곤(29개 아미노산)
	췌장 랑게르한스섬의 β세포	• 인슐린(51개 아미노산)

화학적 분류	내분비샘	구성
아미노산유도체 호르몬	갑상샘	• 티록신(티로신과 요오드)
	부신수질	• 에피네프린(티로신 유도체)
스테로이드계 호르몬 (콜레스테롤)	부신피질	• 글루코코르티코이드, 알도스테론, 안드로겐
	난소	• 에스트로겐, 프로게스티론
	정소	• 테스토스테론

(2) 호르몬의 작용 기전

신체에 변화가 생기면 이를 감지한 내분비샘은 호르몬을 합성하여 혈액을 통해 표적세포(target cells)로 운반되어 세포에 존재하는 수용치와 특이적으로 반응하여 호르몬-수용체 복합체를 형성하여 작용을 나타낸다. 결합하는 호르몬에 따라 표적세포 내에서의 수용체 위치와 구조 및 작용 기전이 다양하다. 수용성인 펩티드 호르몬은 세포막을 통과하지 못하므로, 수용체가 세포막에 존재하고, 갑상샘호르몬과 지용성인 스테로이드 호르몬은 세포막을 통과하므르, 수용체가 핵과 세포질에 존재한다.

호르몬의 작용 기전은 핵호르몬-수용체 복합체나 핵에서 DNA 전사를 촉진하여 RNA 합성 효소 합성호르몬-수용체 복합체를 형성하고 직접 효소 합성을 유도하는 방식이 있다. 다른 하나는 호르몬의 작용을 중재하는 cycle AMP(cAMP) 또는 칼모듈린, 세포막호르몬-수용체 복합체 등의 이차 전령을 이용하여 세포질 내 효소의 활성을 조절하는 방식이다.

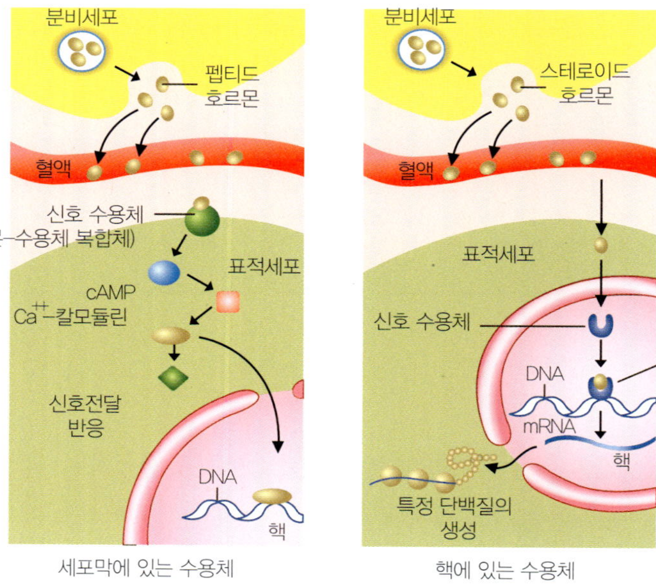

그림 9-3 호르몬의 작용 기전

(3) 호르몬 분비의 조절

신체의 외부 · 내부의 정보에 따라 호르몬의 분비는 적절하게 조절된다. 호르몬 분비 조절은 자율신경에 의한 것과 **자극호르몬**에 의한 조절이 있다. 자율신경에 의해 조절되는 호르몬은 위장관 호르몬으로 부교감신경에 의해 분비가 촉진된다. 자극호르몬에 의한 조절은 시상하부와 뇌하수체 전엽에서 분비된 특정 내분비샘의 성장 촉진 및 호르몬 분비가 자극되는 방식으로 **음성 되먹임**(negative feedback)으로 항상성을 유지한다.

예를 들어 시상하부의 갑상샘자극호르몬 방출호르몬이 분비되어 뇌하수체의 **갑상샘 자극호르몬**의 분비가 촉진되면, 이것이 갑상샘을 자극하여 티록신의 분비를 촉진한다. 그 결과 티록신 농도가 정상 이상으로 높아지면 각 내분비샘의 호르몬 분비를 억제하여 혈액의 호르몬 농도를 조절한다.

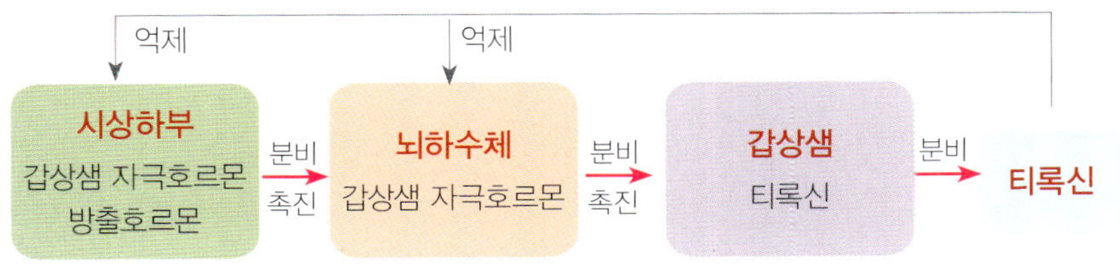

그림 9-4 음성 되먹임에 의한 갑상샘호르몬의 분비 조절

(4) 호르몬의 대사

호르몬이 작용을 한 후에 혈액 내의 호르몬의 농도가 다시 정상치로 복구되기 위해서, 간과 콩팥이 호르몬을 분해하거나 배출시키는 작용을 한다. 또는 호르몬이 작용을 한 세포 내에서 호르몬이 자체적으로 대사되어 분해되기도 한다.

카테콜아민, 펩티드호르몬은 분해, 배출이 빨라서 혈액에 머무는 시간이 몇 분에서 몇 시간으로 남아 있으나, 스테로이드호르몬들과 갑상샘호르몬은 분해, 배출이 느려 혈액에 머무는 시간이 몇 시간 내지 며칠 동안 남아 있게 된다.

(5) 호르몬의 기능

표 9-3 호르몬의 기능

내분비샘	호르몬	주요기능
시상하부	• 갑상샘 자극호르몬-방출호르몬	• 갑상샘 자극호르몬 분비 촉진
	• 부신피질 자극호르몬-방출호르몬	• 부신피질 자극호르몬 분비 촉진
	• 성선 자극호르몬-방출호르몬	• 난포 자극호르몬과 황체형성호르몬 분비 촉진
	• 성장호르몬-방출호르몬	• 성장호르몬 분비 촉진
	• 소마토스타틴	• 성장호르몬 분비 억제
	• 도파민	• 프로락틴 분비 억제

내분비샘	호르몬	주요기능
뇌하수체 전엽	• 갑상샘 자극호르몬	• 갑상샘호르몬 분비 촉진
	• 난포 자극호르몬	• 남성 : 정자생산 • 여성 : 난소에서 난포 성장
	• 성장호르몬	• 성장 촉진, 단백질 합성, 혈당 상승
	• 부신피질 자극호르몬	• 부신피질호르몬 분비 촉진
	• 프로락틴	• 분만 후 유즙분비 촉진
	• 황체형성호르몬	• 남성 : 고환에서의 테스토스테론 형성 • 여성 : 난소에서 배란 촉진, 황체 형성
뇌하수체 중엽	• 멜라닌세포 자극호르몬	• 멜라닌 색소 합성 촉진
뇌하수체 후엽	• 옥시토신	• 모유분비 촉진, 자궁운동성 촉진
	• 항이뇨호르몬	• 콩팥에서 수분의 재흡수 촉진
갑상샘	• 티록신	• 대사율 항진, 성장 촉진
	• 칼시토닌	• 혈중 칼슘 저하
부갑상샘	• 부갑상샘호르몬	• 혈중 칼슘과 인 조절 • 1,25-디히드록시비타민 D의 생성
췌장	• 글루카곤	• 혈당 상승, 이화작용에 관여
	• 인슐린	• 혈당 저하, 동화작용에 관여
부신수질	• 에피네프린 • 노르에피네프린	• 물질대사 촉진, 심장혈관 운동 항진 • 스트레스에 대한 반응
부신피질	• 글루코코르티코이드 • 무기질코로티코이드 • 안드로겐	• 물질대사 촉진, 스트레스에 대한 반응 • 콩팥에서 나트륨 재흡수와 칼륨 배출 촉진 • 생식계 발달, 남성 이차 성징 발현, 근육 발달
난소	• 에스트로겐 • 프로게스테론	• 여성 생식계 발달, 난포 발달 • 임신상태 유지, 체온 증가
정소	• 테스토스테론	• 생식계 발달, 남성 이차 성징 발현, 근육 발달
송과체	• 멜라토닌	• 신체리듬
흉선	• 티모포이에틴	• T-림프구 기능
소화기 • 위 • 소장	• 가스트린 • 콜레시스토키닌 • 세크레틴 • 위억제펩티드(GIP)	• 위 운동과 위산 분비 촉진 • 췌장효소 분비와 담낭수축 촉진 • 중탄산염 분비 촉진 • 위 운동과 위산 분비 억제

2. 시상하부와 뇌하수체

간뇌의 일부인 시상하부(hypothalamus)와 뇌하수체(pituitary gland)는 기능면에서 시상하부–뇌하수체 축(axis)을 이루며 갑상샘, 부신, 생식샘 등 수많은 내분비계 작용을 조절하는 상위의 배분기계이다.

1) 시상하부

시상하부의 특정 부위의 신경은 뇌하수체 전엽호르몬의 분비를 조절하는 뇌하수체 자극호르몬을 분비한다. 이들 시상하부호르몬은 시상하부 뇌하수체 문맥혈관에 뇌하수체 전엽으로 이동되어 뇌하수체 전엽 세포가 그들의 호르몬 분비를 조절하고, 신경 자극을 통해 후엽호르몬 분비를 조절한다.

시상하부는 총 4종의 방출호르몬과 2종의 억제호르몬이 분비되는데, 4종의 방출호르몬에는 갑상샘 자극호르몬–방출호르몬, 부신피질자극호트몬–방출호르몬, 성선자극 호르몬– 방출호르몬, 성장호르몬–방출호르몬이 있고, 2종의 억제는 성장호르몬의 분비를 억제하는 소마토스타틴과 프로락틴의 분비를 억제하는 도파민이 있다.

2) 뇌하수체

뇌하수체는 대뇌 아랫부분의 시상하부 아래에 위치한 대두 크기의 내분비샘으로, 위치상으로 볼 때 신경계와 내분비계를 연결하는 역할을 한다. 전엽, 중엽, 후엽으로 나누어지며 사람의 경우에 성인이 되면 중엽은 흔적만 남는다. 전엽과 후엽은 각각 다른 호르몬을 분비한다.

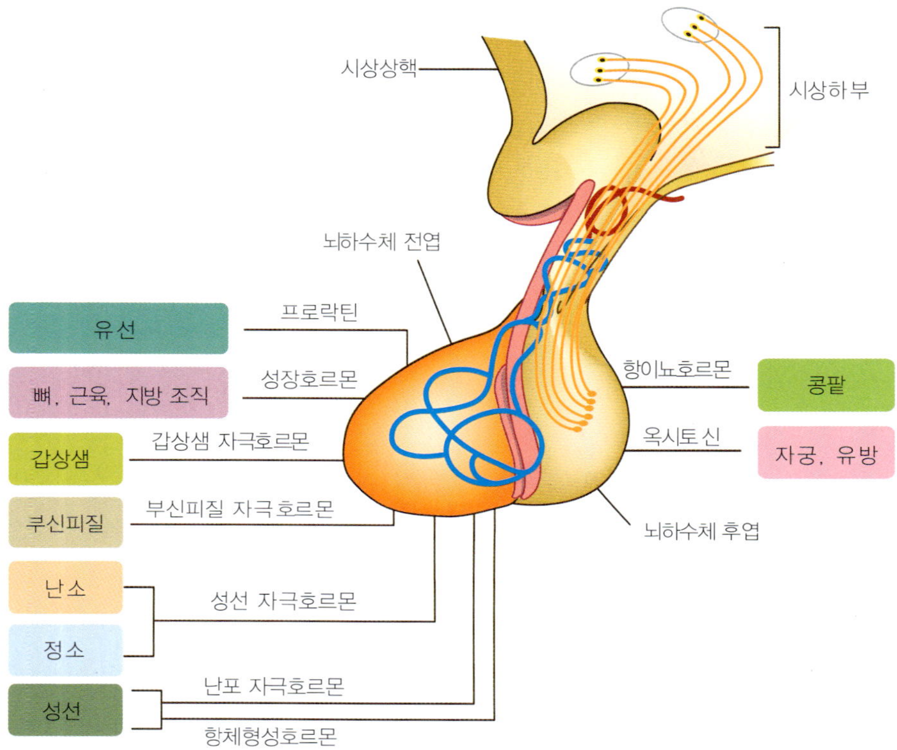

그림 9-5 뇌하수체 전엽 및 후엽의 호르몬과 표적기관

(1) 뇌하수체 전엽(pituitary anterior lobe)

시상하부에서 분비되는 신경펩티드의 조절작용으로 **뇌하수체 전엽**에서 여섯 개의 펩티드를 분비호르몬을 분비한다. 이 중에서 성장호르몬과 프로락틴을 제외한 4종의 갑상샘 자극호르몬, 부신피질 자극호르몬, 난포 자극호르몬과 황체형성호르돈은 또 다른 내분비샘에 작용하여 호르몬을 분비하도록 자극하므로 자극호르몬이라 한다.

① 성장호르몬(growth hormone: GH)

일정한 표적기관이 없이 신체의 모든 조직에 영향을 주어 성장을 촉진시키는 작용을 하는 호르몬이다. 성장호르몬은 세포의 크기와 수를 증가시키는, 뼈(장골)의 말단에 있는 연골의 증식을 촉진하여 키를 크게 하고, 단백질 합성을 촉진하여 근육과 체중을 증가시킨다. 또한 혈당을 상승시키고 지질대사를 촉진하는 작용도 한다. 성장호르몬의 분비는 저혈당증, 스트레스, 조직에 손상이 있는 경우와 임신기 등에 증가되며 평상시에는 취침 후 2시간 동안 성장호르몬의 분비가 가장 왕성하다. 고혈당증에서는 호르몬의 분비가 감소된다. 성장호르돈의 분비는 시상하부의 호르몬에 의해 조절된다.

성장기에 성장호르몬의 분비가 부족하면 성장 부진, 저신장, 중증비만, 사춘기 지연 등을 초래할 수 있다. 반대로 과다하게 분비되면 키가 정상에 비해 매우 크게 되는 거인증이 유발되고, 성장이 끝난 이후에는 인체의 말단인 손, 발, 광대뼈, 턱, 눈두덩이 등의 골격이 튀어나오는 말단비대증을 유발한다.

② 프로락틴(유즙생성호르몬, prolactin)

평소에는 주로 시상하부의 도파민에 의해서 분비가 억제된다. 분만 후에는 유선에 작용하여 생성을 촉진하므로 프로락틴의 분비가 항진되어 유선에서 유즙이 분비된다. 프로락틴의 분비는 수유에 의해 증가되며, 수유 중에는 난소주기가 억제되어 임신이 억제된다. 또한 남성 생식계를 조절하며 콩팥에서는 물과 전해질의 평형을 조절하는 역할을 한다.

③ 갑상샘 자극호르몬(thyroid stimulating hormone: TSH)

갑상샘호르몬의 생성 및 분비를 촉진하는 작용을 하여 갑상샘호르몬의 분비를 조절한다.

④ 부신피질자극호르몬(adrenocorticotropic hormone: ACTH)

부신피질호르몬인 글루코코르티코이드, 무기질코르티코이드, 그리고 안드로겐의 생성과 분비를 자극한다.

⑤ 난포 자극호르몬(follicle-stimulating hormone: FSH)

난자의 성숙과 난포의 성장을 촉진하며 난포 자극호르몬인 에스트로겐의 생성과 분비를 자극한다. 또한 남자의 경우에는 정소 세포에 작용하여 정자의 형성을 촉진한다.

⑥ 황체형성호르몬(luteinizing hormone: LH)

여성에게는 난포가 배란 후에 황체를 형성할 때, 황체의 형성을 촉진하며 황체호르몬인 프로게스테론의 생산을 자극하는 작용을 한다. 남성에게는 남성호르몬인 테스토스테론의 생성 및 분비를 촉진한다.

(2) 뇌하수체 중엽(pituitary intermediate lobe)

멜라닌세포 자극호르몬이 분비되어 멜라닌의 합성을 촉진하고, 피부와 눈 그리고 뇌에서 멜라닌색소의 형성을 조절한다.

(3) 뇌하수체 후엽(pituitary posterior lobe)

펩티드호르몬인 옥시토신과 항이뇨호르몬을 분비한다. 옥시토신과 항이뇨호르몬은 시상하부에서 생성되어 뇌하수체 후엽에 저장되었다 필요시 분비되므로 신경하수체호르몬이라고도 한다.

① 옥시토신(oxytocin)

임신 말기에 자궁 근육에 작용하여 자궁을 수축하여 분만할 수 있도록 하는 호르몬으로 진통촉진제로도 사용된다. 또한 유즙분비 작용이 있어 수유 시에는 유즙 배출을 촉진한다.

② 항이뇨호르몬(antidiuretic hormone: ADH)

혈액의 삼투압이 높아졌을 때에 콩팥의 원위세뇨관에서 수분의 재흡수를 촉진시켜 소변의 배설량을 감소하는 작용을 한다. 그 결과 혈액의 삼투압은 300mOsm/L로 조절된다. 또한 혈관을 수축시키는 작용이 있어서 **바소프레신**이라고 불리며 혈압 조절에 관여한다.

3. 갑상샘과 부갑상샘

1) 갑상샘

갑상샘은 후두와 기관지 사이에 위치하고 있는 나비모양으로 무게가 약 20g이다. 갑상샘에서는 신진대사를 조절하는 **티록신**(소포세포)과 혈장 칼슘 농도를 조절하는 **칼시토닌**(부소포세포)이 분비된다.

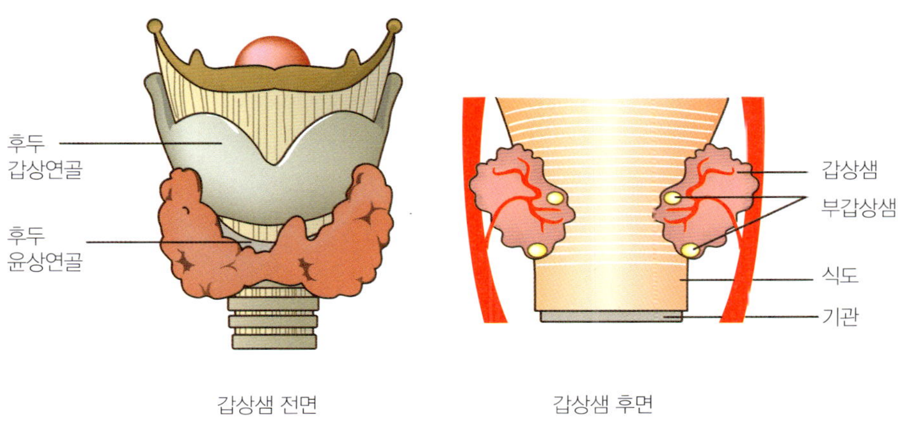

그림 9-6 갑상샘 전면과 후면

(1) 티록신

갑상샘에서는 주로 분비되는 호르몬인 **티록신**(thyroxin: T_4)은 아미노산유도체 호르몬으로 요오드가 4개 결합되어 있고, 요오드가 3개 결합되어 있는 **트리요오드타이로닌**(triiodothyronine: T_3)도 소량 분비된다. 이들은 조직세포의 신진대사율을 적절한 수준으로 유지·조절하는 기능을 한다.

① 생성과 작용

갑상샘의 선세포에서 아미노산인 **티로신**(tyrosine)과 **요오드**(iodine)를 사용하여 갑상샘호르몬을 합성한다.

티록신(T_4)은 아미노산인 티로신에 요오드 4개가 붙은 것이고, 트리요오드타이로닌(T_3)은 티로신에 요오드 3개가 붙은 형태이다. 순환하는 혈액 내의 갑상샘호르몬은 95%가 티록신이지만, 티록신은 표적세포 안에서 트리요오드타이로닌(T_3)으르 전환되어야 정상적으로 활성된다. 즉, 효과의 강도에 있어서는 T_3가 T_4보다 효력이 10배 강하다. 갑상샘호르몬 합성에 요오드 섭취는 필수적이다. 갑상샘호르몬의 생성과 분비는 뇌하수체의 갑상샘자극호르몬에 의하여 조절된다.

갑상샘호르몬은 기초대사율 상승, 대사율 증가(단백 분해 촉진으로 체중 감소, 탄수화물 분해 및 지질 분해 촉진), 심장박동수 상승 및 당신생에 의한 혈당 상승, 정신 발육에 관여, 골격 발육을 촉진하여 신체를 성장시키고, 순환계 지능을 촉진시켜 심박출량 및 혈류량 증가, 혈관을 확장시키며 신경계 성숙을 촉진시켜 정신 기능을 자극한다.

② 갑상샘 기능 이상

갑상샘 기능 항진으로 갑상샘호르몬이 과다하게 분비되면 기초대사가 증가하면 발한, 빈맥(맥박이 비정상적으로 상승되는 것), 손의 떨림, 안구돌출, 정신적 흥분으로 인한 신경질적 상태, 갑상샘 비대로 인한 **갑상샘종**이 생기는 그레이브 병(Grave's disease) 또는 **바세도우 병**(Basedow's disease)이 나타난다. 바세도우 병은 중년 여성에게 많이 나타나며 갑상샘종, 빈맥, 안구돌출이 이 병의 3대 증상이다.

갑상샘 기능 저하로 갑상샘호르몬이 부족하면 체내 신진대사 저하로 인한 증상이 나타나게 된다. 호르몬의 분비가 소아기에 부족한 경우에는 성장발육에 장애가 생기는 갑상샘성 소인으로 되는데, 이를 **크레틴병**이라 한다. 이 경우에는 중추신경계의 발육 저하를 동반하여 지능 저하도 함께 나타난다. 성인이 된 다음에 갑상샘 기능 저하가 생기면 기초대사 저하, 정신기능 저하와 함께 피하에 점액 물질이 쌓여 부종같은 **점액수종**이 나타난다.

(2) 칼시토닌(calcitonin)

혈장 칼슘 농도를 저하시키는 역할을 하는 호르몬으로, 혈액에서 뼈로 칼슘을 이동하여 조골세포의 활성을 증가시켜 뼈에 칼슘을 침착하며, 칼슘의 유리를 억제하여 혈액 내 칼슘 농도를 감소시키는 작용을 한다. 또한 콩팥에서 칼슘의 흡수를 억제하는 작용을 한다. 혈액 칼슘 농도가 증가하면 칼시토닌의 분비가 증가하고, 혈액 칼슘 농도가 낮아지면 칼시토닌 분비가 억제된다.

2) 부갑상샘(parathyroid hormone: PTH)

갑상샘 뒤쪽에 상하 각 1쌍씩 4개가 있는 쌀알 크기(0.3g 정도)의 내분비샘이며, 여기에서 펩티드호르몬인 **부갑상샘호르몬**(parathyroid hormone)이 분비된다.

(1) 부갑상샘호르몬의 작용

혈액 중의 칼슘 농도를 높이는 작용을 한다. 즉, 갑상샘에서 분비되는 칼시토닌과의 반대작용을 한다. 혈장의 칼슘 농도가 낮으면 부갑상샘호르몬이 분비되어 소화기와 콩팥과 뼈에 작용하여 칼슘을 이동시켜 **혈장칼슘 농도**를 9~11㎎/dℓ로 유지시킨다.

부갑상샘호르몬은 비타민 D를 활성형인 칼시트리올[활성형 비타민 D, 1,25 $(OH)_2D_3$]로 전환시킴으로써 활성형 비타민 D(칼시트리올)가 소장에서 칼슘의 흡수를 돕고, 콩팥에서 칼슘의 재흡수를 높이고 뼈의 칼슘을 혈장으로 이동하도록 하여 혈장 칼슘 농도를 상승시키는 것이다.

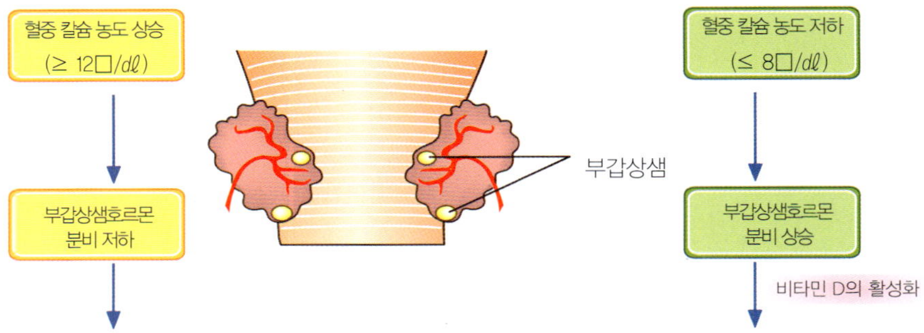

칼슘 흡수 감소	소장	칼슘 흡수 증가
칼슘 재흡수 감소	콩팥	칼슘 재흡수 증가
칼슘 용출 저하	뼈	칼슘 용출 증가
정상 칼슘 농도 유지(9~11□/dℓ)		

그림 9-7 부갑상샘호르몬에 의한 혈장 칼슘 농도 조절

(2) 분비 이상

부갑상샘호르몬이 과다하게 분비되면 뼈에서 칼슘 용출이 증가하여 골다공증이 발생하고, 혈관이나 내장 등의 연조직의 경화가 일어나며, 신장 결석을 형성하기도 한다.

브갑상샘호르몬 분비가 부족하여 혈중 칼슘의 감소로 테타니(tetany)가 되면 근육의 경련, 경직, 호흡곤란과 질식을 일으킬 수 있다.

4. 부신

부신(adrenal gland)은 콩팥 위에 덮여 있는 삼각형 형태를 한 내분비샘으로, 무게는 약 10g이다. 바깥쪽은 피질(adrenal cortex), 안쪽은 수질(adrenal medulla)이라 한다.

부신피질에서는 부신피질 자극호르몬(ACTH)의 자극으로 염류코르티코이드(알도스테론, aldosterone), 당류코르티코이드(코르티솔, cortisol), 안드로겐(androgen) 3종의 스테로이드호르몬을 분비한다. 부신수질은 교감신경의 지배를 받아 카테콜아민인 에피네프린과 노르에피네프린을 4:1 비율로 분비한다.

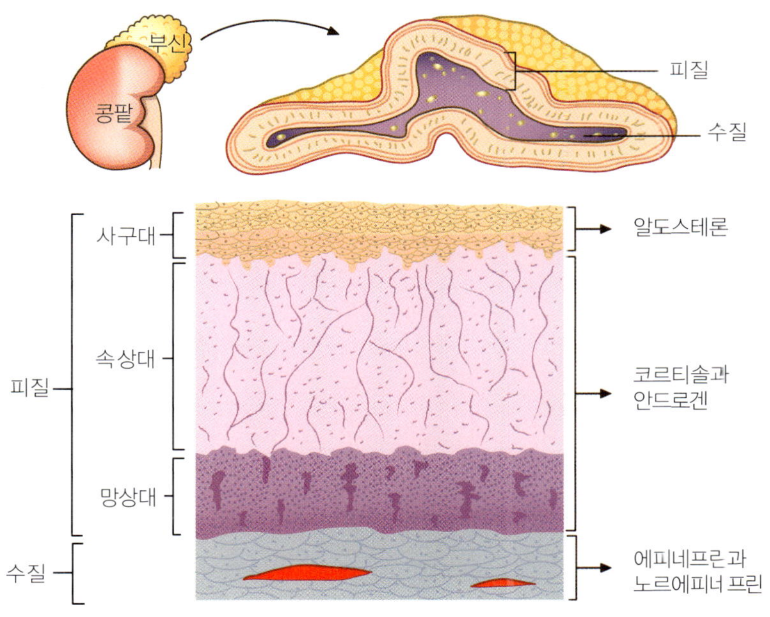

그림 9-8 부신피질과 부신수질에서 분비되는 호르몬

1) 부신피질

(1) 염류 피질 호르몬

무기질코르티코이드(mineralocorticoids)라고도 불리고 알도스테론이 대표적이다. 이 호르몬은 콩팥의 원위세뇨관에서 Na^+의 재흡수와 K^+의 배출을 촉진시켜 혈액 전해질 농도를 정성으로 유지함으로써 삼투압을 조절하고 혈압을 조절하는 역할을 한다.

(2) 당류 피질 호르몬

글루코코르티코이드(glucocorticoids)라고 불리는 당류 피질호르몬의 주요 물질인 코르티솔은 지질과 단백질을 탄수화물로 전환시키는 작용을 한다. 이러한 포도당 신생 작용에 의하여 혈당을 상승시키는 효과가 있어 글루코코르티코이드가 과잉 분비되면 당뇨병이 된다. 코르티솔은 항염증, 항알레르기 작용도 한다. 글루코코르티코이드는 뇌하수체 전엽의 부신피질자극호르몬에 의해 분비가 촉진되며, 스트레스를 받으면 분비가 증가된다.

(3) 안드로겐

정소에서 분비되는 안드로겐과 작용이 같다.

(4) 기능 이상

알도스테론, 글루코코르티코이드, 부신 안드로겐이 모두 과다하게 분비되는 질환을 쿠싱증후군(Cushing's syndrome)이라 한다. 이 경우에는 당뇨, 고혈압, 굵은 목, 여성의 경우에는 남성화된 용모 등이 나타난다. 반대로 이들 호르몬의 분비가 부족하게 되면 혈압과 혈당 농도가 감소하고, 주의력과 체력이 약해지며, 피부가 검게 변하는 애디슨 병(Addison's disease)이 나타난다.

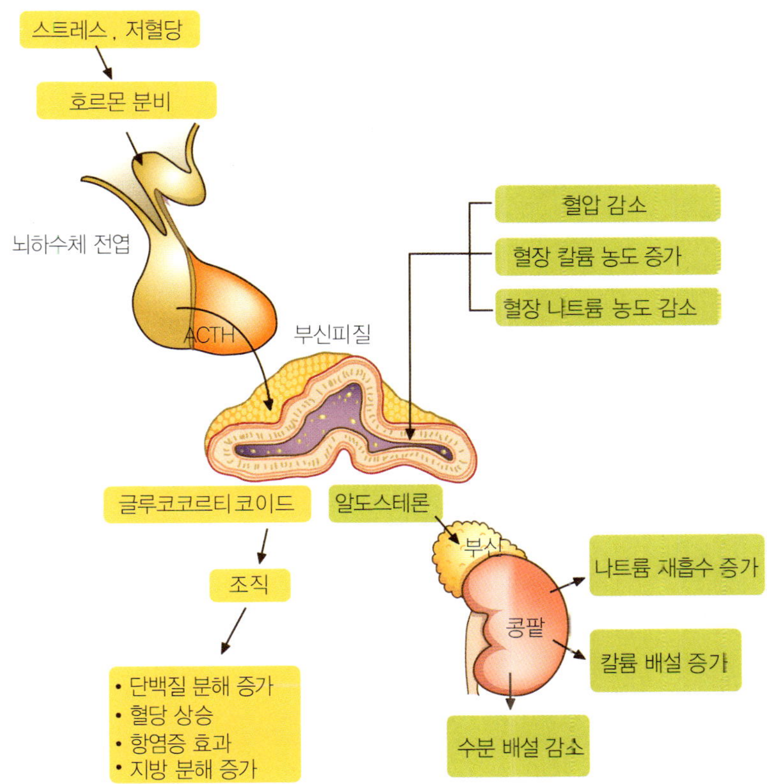

그림 9-9 부신피질호르몬의 작용

2) 부신수질

부신수질호르몬은 모두 아미노산 유도체호르몬으로 화학구조가 아미노산 유도체인 카테콜아민인데, 에피네프린과 노르에피네프린이 약 4:1의 비율로 분비된다. 호르몬의 생성과정을 보면, 티로신 → DOPA → 도파민 → 노르에피네프린(NE) → 에피네프린(N)으로 생성된다. 스트레스, 운동, 격투 등 교감신경이 자극받는 상황에서 분비되어 각성상태 촉진, 글리코겐 및 지방 분해 촉진, 심장박동 증가, 혈압 상승, 소화관 운동 저하 등을 수행한다.

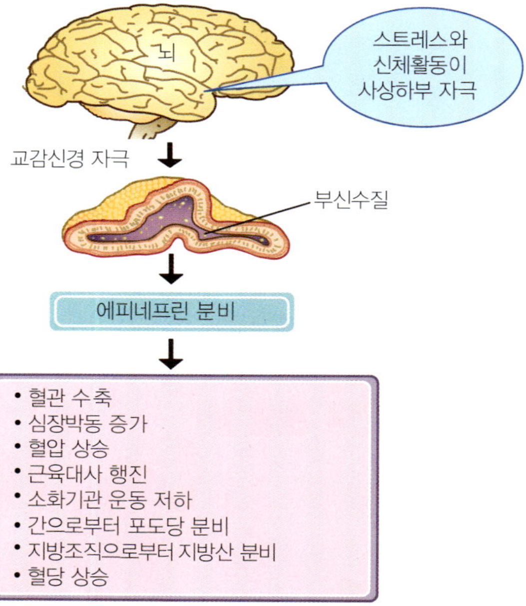

그림 9-10 부신수질호르몬의 작용

5. 췌장

췌장(pancreas)은 위장 뒤쪽, 복부 뒤편에 가로질러 위치해 있으며 췌장관을 통해서 십이지장과 연결되어 있다. 췌장은 음식물의 소화와 흡수를 돕는 체액과 소화효소를 생산하는 외분비샘인 동시에 호르몬을 분비하는 내분비샘으로 구성되어 있다.

췌장의 내분비샘인 랑게르한스섬은 호르몬 분비세포 군집으로 췌장 무게의

1~2%를 차지한다. 랑게르한스섬의 α-세포(20%)에서는 글루카곤이 분비되고, β-세포(75%)에서는 인슐린이 분비되며, δ-세포(5%)에서는 소마토스타틴이 분비되는데, 이들은 모두 펩티드호르몬이다. 그중 인슐린은 인체에서 분비되는 호르몬 중 혈당을 낮추는 유일한 호르몬이다.

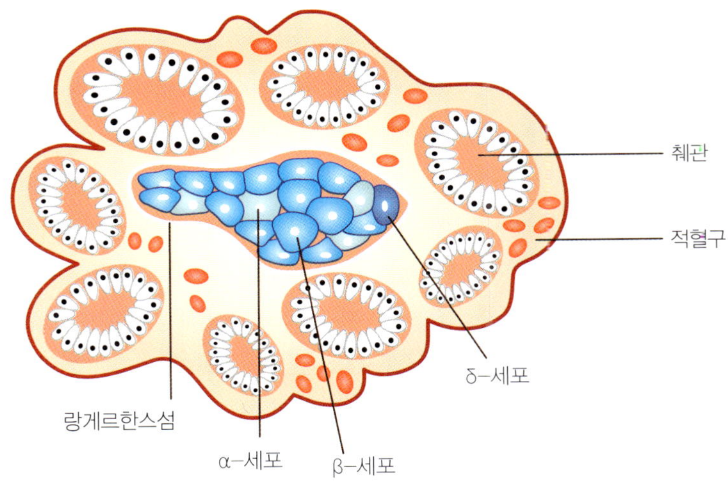

그림 9-11 췌장조직

1) 인슐린

췌장의 β-세포에서 분비되고, 동화작용에 관련된 호르몬으로, 당 대사와 관련하여 혈당을 저하하는 작용을 한다. 식후에 혈당이 올라가면 인슐린이 분비되어 혈당을 저하시켜 혈당이 70~110mg/dℓ로 일정하게 유지되도록 조절한다. 인슐린의 혈당 저하작용은 혈액 중의 포도당을 세포 안으로 유입하여 에너지원으로 이용하고 남은 것은 조직세포 내에 저장하는 작용을 통해 이루어진다. 인슐린에 의하여 간으로 들어온 포도당은 글리코겐으로 합성되어 간에 저장된다. 또한 인슐린은 지방세포에서는 지방의 합성을 촉진하는 작용을 한다. 포도당이 세포 안으로 이동될 때 인슐린의 작용이 필요한 조직세포에는 근육, 지방조직, 심근, 자궁근 등이 있다. 인슐린의 분비나 작용이 부족하면 고혈당과 여러 대사 합병증을 나타내는 증상을 **당뇨병**이라고 한다.

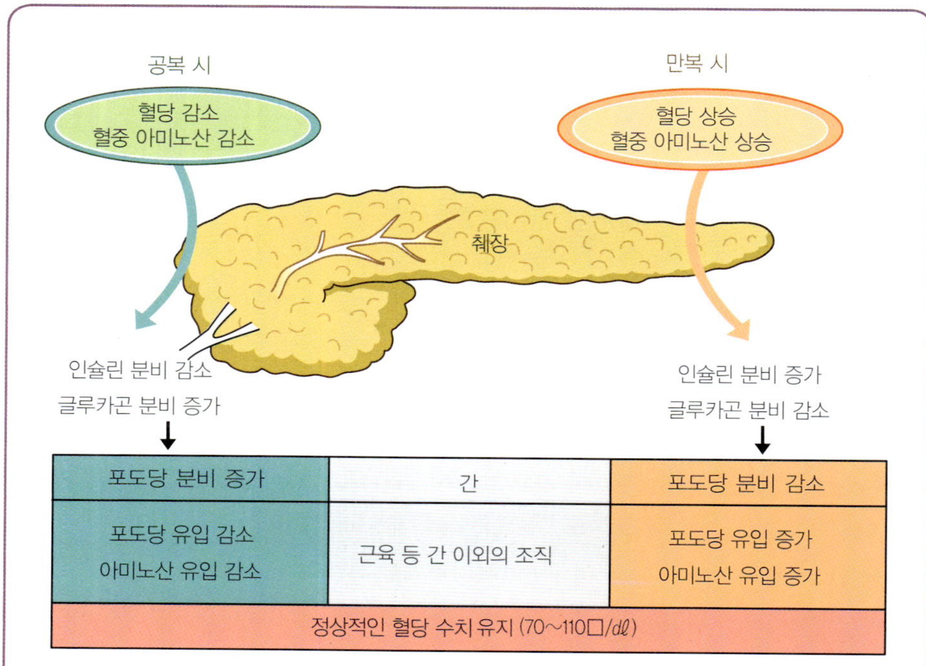

그림 9-12 인슐린과 글루카곤의 분비 조절

2) 글루카곤

췌장의 α-세포에서 분비되고, 혈당을 상승시키는 작용을 하는 호르몬이다. 공복 시 혈당이 70mg/dℓ 이하로 저하되면 이 호르몬이 분비되어 간에 저장되어 있는 글리코겐을 포도당으로 분해하여 혈액으로 분비해 혈당을 상승시킴으로써 혈당을 정상 수치로 조절하는 역할을 한다. 또한 글루카곤은 비장세포에 작용하여 지방산을 유리하여 간으로 이동시켜, 간에서 지방산의 분해와 케톤체 생성을 촉진한다. 글루카곤 외에도 혈당을 상승시키는 작용을 하는 호르돈으로는 글루코코르티코이드, 에피네프린, 성장호르몬 등이 있다.

표 9-4 혈당조절에 관여하는 호르몬 종류와 대사 조절

혈당	호르몬	내분비샘	탄수화물대사	지질대사	단백질대사
저하	인슐린	췌장 랑게르한스섬의 β세포	• 글리코겐 합성 증가 • 글리코겐 분해 감소 • 포도당 신생 감소 • 포도당 이용 증가	• 지방합성 증가 • 지방합성 감소 • 케톤체 생성 감소	• 단백질 합성 증가
상승	글루카곤	췌장 랑게르한스섬의 α세포	• 글리코겐 합성 감소 • 간 글리코겐 분해 증가 • 포도당 신생 증가	• 지방분해 증가 • 케톤체 생성 증가	–
	글루코코르티코이드	부신피질	• 간 글리코겐 분해 증가 • 포도당 신생 증가	• 지방합성 감소 • 지방분해 증가 • 케톤체 생성 증가 • 혈중 지질 상승	• 단백질 분해 증가 • 혈중아미노산 상승
	에피네프린	부신수질	• 글루코겐 합성 감소 • 간 글리코겐 분해 증가 • 포도당 신생 증가	• 지방 분해 증가 • 케톤체 생성 증가	–
	성장호르몬	뇌하수체 전엽	• 글리코겐 분해 증가 • 포도당 신생 증가 • 포도당 이용 감소	• 지방합성 감소 • 지방분해 증가 • 케톤체 생성 증가	• 단백질 합성 증가

3) 소마토스타틴(somatostatin)

췌장의 δ-세포에서 분비되고, 성장호르몬, 갑상샘 자극호르몬, 인슐린, 글루카곤의 분비를 억제한다. 또한 부교감신경말단에서 아세틸콜린의 분비를 억제하여 위장관 활동을 감소시킨다.

6. 기타 내분비샘

1) 송과체

간뇌에 위치한 **송과체**(pineal gland)에서는 트립토판의 유도체인 **멜라토닌**(melatonin)이라는 호르몬을 생성한다. 멜라토닌은 뇌하수체의 성선 자극호르몬인 난포 자극호르몬과 황체형성호르몬의 분비를 억제하여 사춘기의 조기 발현을 방지하는 효과를 지니고 있다. 멜라토닌은 밤과 낮의 길이나 계절에 따른 일조시간의 변화 등과 같은 광주기를 감지하여 수면, 각성, 생식활동과 같은 일주성, 연주성 생체리듬에 관여한다.

2) 흉샘

대동맥과 흉골 사이에 위치하는 **흉샘**(흉선, thymus)은 어린아이에게는 비교적 크지만 사춘기 이후에 점차 퇴화한다. 흉샘은 면역체를 조절하는 호르몬을 분비한다. 백혈구 중의 T세포의 생성 및 분화와 성숙을 촉진하여 세포면역 항체의 생산에 관여하고 있다.

3) 성선

남성의 성선은 정소이고, 안드로겐으로 총칭되는 남성호르몬을 분비하고, 테스토스테론(testosterone)이 대표적이다. 여성의 성선은 난소이고, 에스트로겐(estrogen)과 프로게스테론(progesterone)을 분비한다. 성호르몬의 합성과 분비조절 및 작용에 대해서는 '제11장'에서 다룬다.

7. 국소호르몬

호르몬은 특정 내분비샘에서 생성되고 분비된 후 혈액에 의해 표적기관의 세포로 운반되어 여러 조절작용을 한다. 그런데 국소호르몬(local hormone)은 특정 내분비샘에서 생성 분비되는 것이 아니라, 한 기관의 조직에서 생성되어 동일 조직에 조절작용을 수행하거나(자가분비물질, autocrine regulator), 한 기관의 하나의 조직에서 생성되어 인접한 다른 조직에 조절작용을 한다(측분비물질, paracrine regulator). 국소호르몬으로는 에이코사노이드(eicosanoids)와 사이토카인(cytokinase)을 들 수 있다.

1) 에이코사노이드

세포막의 인지질을 구성하고 있는 지방산 중에 탄소 수가 20개인 오메가-6계 지방산과 오메가-3계 지방산으로부터 만들어지는 물질로 프로스타글란딘(prostaglandin), 트롬복산(thromboxane), 프로스타사이클린(prostacyclin), 그리고 류코트리엔(leukotriene) 네 종류가 있다. 이 중 대표적인 국소호르몬인 프로스타글란딘은 거의 모든 기관에서 생산되어 그 기관의 조직세포에서 다양한 조절작용을 한다. 면역계와 관련된 작용으로 통증, 발열, 염증 과정을 촉진하며, 난소에서는 배란에 관여하고, 분만 시에는 자궁 수축에 중요한 역할을 한다. 소화기계에서는 위액 분비를 억제하며, 호흡기계에서는 폐와 기관지의 평활근의 긴장도를 변화시켜 호흡기의 작용을 조절한다. 트롬복산은 혈관 수축과 혈액 응고를 촉진하는 반면에, 프로스타사이클린은 혈관 이완과 혈액 응고 억제작용을 한다. 류코트리엔은 탐식작용을 하는 백혈구와 대식세포의 화학주성을 촉진하고, 염증 반응이나 알레르기 반응을 촉진한다. 아스피린은 프로스타글라딘의 합성을 억제한다.

표 9-5 에이코사노이드의 작용

에이코사노이드	합성 부위	작용
프로스타글라딘	혈관벽	혈액 응고 억제, 혈관 이완
트롬복산	혈소판	혈액 응고 촉진, 혈관 수축
프로스타사이클린	혈관벽, 내피세포	혈액 응고 억제, 혈관 이완
류코트리엔	백혈구, 혈소판, 대식세포	화학주성, 염증 반응, 알레르기 반응

출처: 김창임 외(2017).

2) 사이토카인

사이토카인(cytokine)은 자가분비 물질 중에서 주로 면역계를 구성하는 세포에서 분비되어 다른 세포를 조절하는 단백질 물질이다. 림프구에 의해 생성되는 사이토카인은 림포카인((lymphokine))이며, 특히 항원에 의해 T세포가 만들어내는 사이토카인을 인터루킨(interleukine)이라고 한다. 면역계에는 100종류 이상의 사이토카인이 존재하는데, 서로 다른 면역체계에 있는 세포들 간의 정보교환을 조정하여 표적세포의 분열을 조절하고 분비를 자극하는 등의 작용을 한다. 이를 통해 면역 반응에서 여러 기능을 수행한다.

10. 대사조절

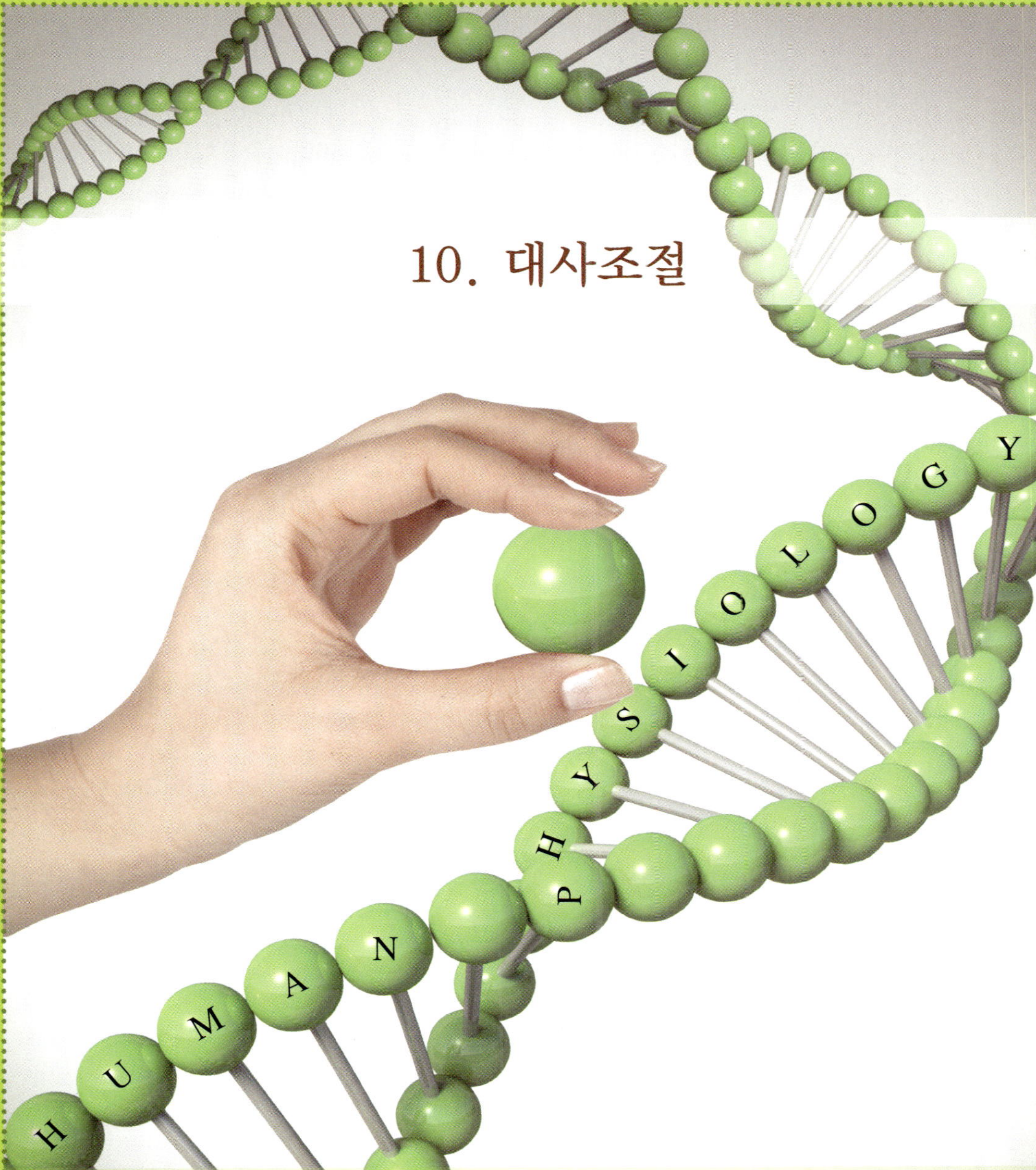

인체대사 체계는 에너지를 발생하고 노폐물을 제거하며 여분의 에너지는 저장하고 적절한 체온을 유지한다.

에너지대사(energy metabolism)는 섭취와 소비에너지의 균형을 이룸으로써 건강한 대사를 지속한다. 건강한 에너지균형은 건강한 체중을 유지하게 하며 비만으로 오는 질병을 막을 수 있다.

인체대사 체계는 자동차 엔진과 매우 닮았다. 에너지를 발생하고 노폐물을 제거하고 여분의 에너지는 저장하고 적절한 온도를 유지하는 복잡한 시스템이다. 이에 더하여 인체는 자신을 보수하고 유지하고 만들어가는 능력을 가졌다.

에너지는 이러한 일을 수행하는 능력이다. 음식물의 섭취는 생명현상을 유지하는 데 필수적인 에너지를 받아들이는 것이다. 생명 유지를 위하여 일을 하는 것은 섭취한 음식물에 든 탄수화물, 지질, 단백질이 대사되어 얻는 에너지를 씀으로써 이루어진다. 근육수축이나 물질의 수송 유기분자의 합성 과정이며 이에는 에너지를 필요로 한다.

에너지 대사는 인체가 다량 영양소에서 에너지를 얻고 이용하는 대사경로를 포함한다. 대사경로는 새로운 화합물을 만들거나 변화시키는 과정이다. 이 과정은 에너지를 방출하거나 소비함으로써 이루어진다. 에너지는 새로 생성되거나 파괴되지 않는다. 다른 형태로 변화하는 것이다. 에너지 중의 약 50%는 ATP로 옮겨져서 일 에너지로 쓰이지만 나머지는 열로 소실(thermal energy)된다. 골격근도 효율이 낮은 기계적 에너지를 사용하지만 75%는 열로 소실된다. 일 에너지는 외부 일과 내부 일을 하며 이에 소비하는 에너지의 비율을 대사율(metabolic rate=에너지 소비/단위시간)이라 한다. 대사율의 기본단위는 1g의 물을 1℃ 올리는 데 요구되는 열의 양인 칼로리(cal)로서 인체 적용을 위하여 1,000배인 킬로칼로리(kcal)로 표현한다.

인체 내 일을 하는 대사 반응은 이화작용(catabolism)과 동화작용(anabolism)으로 구분한다. 이화작용으로 방출되는 에너지는 대부분 아데노신 3인산(adenosine triphosphate: ATP) 형태로 저장한다. 이는 에너지의 화폐와 같은 기능을 가지며 재화를 저축하는 것과 같이 필요할 때까지 세포에서 저장된다. 동화작용 역시 에너지를 필요로 하여 ATP를 소비한다. ATP를 만들기 위해 세포는 충분한 산소가 있으면 많은 양을 생산할 수 있다(호기적 대사, aerobolic metabolism). 그러나 필요한 ATP가 충분하지 못하면 산소가 부족해도 조금은 만들어낼 수 있다(혐기적 대사, anaerobic metabolism). 산소가 미토콘드리아까지 충분히 공급되면 조효소 A와 반응하여 크렙스 회로를 거치면서 전자전달계에 전자제공으로 많은 양의 ATP를 생산하므로 충분한 에너지를 쓸 수 있다. 산소가 없을 때는 **해당과정**(glycolysis)을 통하여 ATP를 생산하는데 이는 혈액의 포도당이나 근육 또는 간에 저장된 글리코겐을 분해하는 것이다.

세포의 에너지 수준을 유지하기 위하여 섭취에너지와 소비에너지의 균형이 필요하다. 에너지가 공급되지 못하는 **공복상태**(post-absorptive state)나 24시간 이상 섭취 에너지가 없는 **단식**(fasting)에서는 저장된 에너지원에서 이끌어 쓰지만 **식후 흡수상태**(absorptive state)에는 소화관으로 유입되는 일부 영양소를 이용하여 에너지를 사용한다. 우리 몸은 다음에 쓸 에너지를 저장하여 두기 때문에 과다한 에너지 섭취는 저장되어 체중을 높인다. 성인기 이후는 에너지 균형을 이루어 바람직한 체중을 유지함이 필요하다.

에너지의 소비는 체온 조절에 중요한 열을 발생한다. 일정한 체온유지는 체내 모든 반응을 일정하게 유지하기 때문에 꼭 필요하다. 체온조절을 위하여 우리는 체온이 떨어지면 일을 함으로써 ATP를 사용하고 에너지 소모에 따른 열 발생으로 체온을 회복하며 체온이 올라가면 순환하는 혈액으로 열을 방출한다.

1. 영양과 에너지 대사

세포는 에너지 급원인 탄수화물 지방 또는 단백질에 잠재되어 있는 화학에너지를 사용하여 생물적으로 유용한 형태의 에너지인 아데노신 3인산(ATP)을 만든다. 이러한 에너지의 변환은 해당과정과 크렙스 회로(krebs cycle), 산화적 인산화 과정으로 정교하게 생산·조절한다.

우리는 식품을 충분하게 섭취할 수도 있지만 기아상태에 놓이기도 한다. 탄수화물, 지방, 단백질은 음식 중에 골고루 함유되어 있으며 소화된 후 혈액으로 흡수되어 문맥을 통하여 간으로 이동하여 각 조직에 전달된다.

흡수된 탄수화물은 식후 몇 시간 동안 에너지원이 되어 이산화탄소와 물로 분해하면서 가용 에너지 ATP를 공급한다. 골격근은 식후 혈액 포도당을 이용해 에너지원으로 쓰고 일부 글리코겐으로 저장한다. 대사의 중심에는 포도당이 있다.

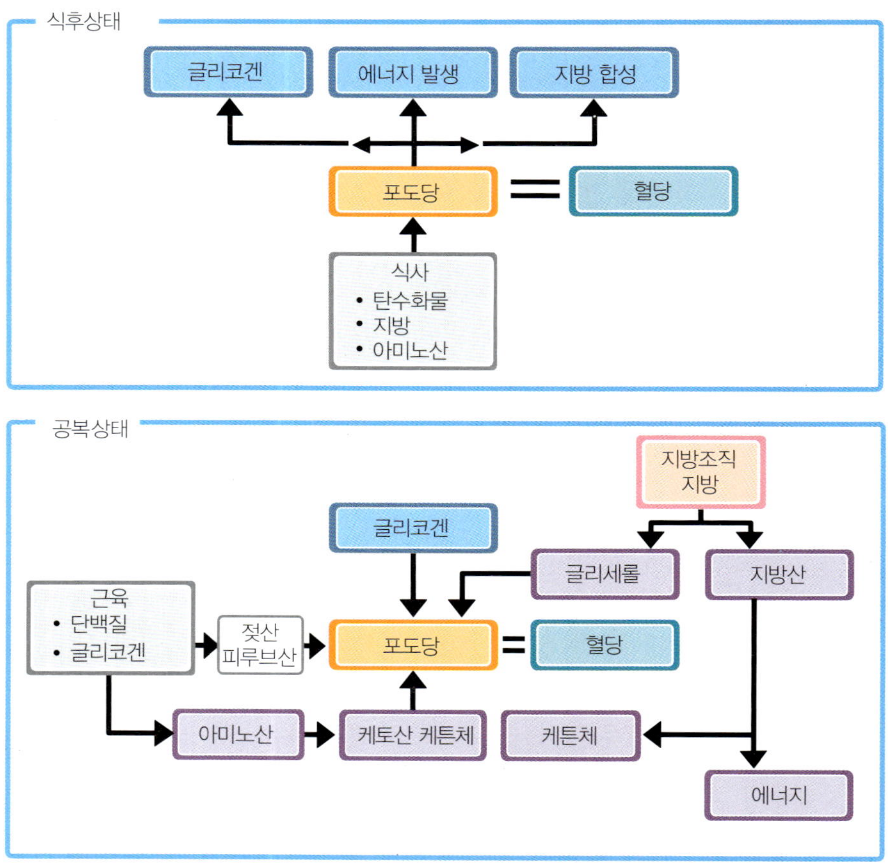

그림 10-1 식후상태와 공복상태에서의 대사

1) 식후 대사

식후 만복상태에서 세포는 소화관에서 흡수되어 혈액으로 수송되는 영양소를 에너지원으로 이용하고 잉여분은 저장하여 공복상태에 대비한다.

소화관의 흡수 영양소는 문맥을 통해 간으로 이동하며 간에서는 받은 흡수영양소를 혈액과 심장을 거쳐 온몸으로 전달한다.

소화관에서 흡수되는 당은 대부분 포도당이다. 거의 모든 세포가 식후 몇 시간 동안 포도당을 분해하여 에너지로 사용한다. 세포 내 포도당은 해당과정을 통해 피루브산으로 분해되고 크렙스 회로와 산화적 인산화를 통하 탄산가스와 물로 분해되면서 에너지를 공급한다. 잉여의 포도당이 골격근과 간에 글리코겐으로 저장되거나 지방조직에서 중성지방으로 저장된다. 글리코겐은 소화관에서 충분한 포도당 공급으로 세포질에 글리코겐 합성 반응을 촉매하는 효소의 작용으로 이루어진다. 첫 반응은 인산기가 포도당에 전달되어 포도당6인산을 만들고 피루브산으로 분해되는 과정이 아닌 글리코겐합성 경로로 나아간다. 식흐 잉여포도당은 지방조직에서는 지방산 합성으로 진행된다.

소화관에서 킬로미크론 형태로 흡수된 중성지방은 간에서 VLDL의 형태로 혈관 내벽 세포에 있는 지단백질 분해효소(LPLase)에 의해 분해되고 모든 조직세포에 들어가 산화되어 에너지를 제공한다. 남은 대부분의 지방산은 지방세포에 들어가서 다시 중성지방이 되어 저장된다. 이때 α-글리세롤인산이 필요한데 이는 포도당에서 만들어진 것이어서 지방세포에서의 중성지방합성에 포도당이 요구된다.

단백질은 간과 근육조직에서 아미노산 형태로 받아들여 조직단백질 합성에 사용된다. 남은 아미노산은 분해되어 에너지원이 되는데, 탈 아미노반응을 거쳐 α-케토산으로 전환되어 에너지를 발생하거나 포도당 또는 지방산 합성의 재료가 된다.

2) 공복대사

식후 3~4시간이 지나면 더 이상 글리코겐이나 지방 또는 단백질 합성이 일어나지 않고 분해가 시작된다. 혈액에 포도당을 공급하기 위해 글리코겐과 지방, 단백질이 분해되어 혈당을 공급한다. 간에 저장된 글리코겐은 분해되어 혈액으로 들어가 혈당을 높이는데 이는 교감신경 등 자극으로 즉각적 반응으로 나타나지만 2~3시간이 지나면 고갈된다. 지방조직은 저장된 중성지방을 글리세롤과 지방산으로 분해하여 혈액으로 방출하여 다른 조직에서 에너지원으로 사용한다. 글리세롤은 간에서 포도당 합성에 사용되어 간접적 혈당 상승에 기여한다. 공복상태가 장기화하면 단백질 분해가 일어난다. 근육에 저장된 단백질은 분해되어 아미노산 형태로 간으로 이동한다. 여기서는 아미노기를 떼고 α-케토산으로 분해하여 포도당 합성에 쓰인다. 공복상태는 피루브산, 젖산, 글리세롤, 아미노산 등이 모두 포드당으로 바뀌는 이런 대사과정을 **포도당 신생**(gluconeogenesis) 과정이라 하며 이 과정을 통하여 혈당을 높인다. 경과에 따라 포도당의 혈액공급은 간과 콩팥에서도 일어난다. 그럼에도 공복상태가 장기화되면 신체의 모든 세포는 적응을 위해 포도당 사용을 최소로 하고 지방산이나 케톤체를 사용해 에너지를 충당하는데 이런 적응 현상을 **포도당 절약작용**(glucose sparing action)이라 한다.

2. 에너지 대사율의 조절

에너지 대사는 식후상태와 공복상태에서 대사가 다르므로 이들의 조절에는 내분비계와 신경계에 의하여 통합적으로 대사조절이 이루어지고 있다.

1) 내분비성 조절

췌장의 랑겔한스섬을 구성하는 세포 중에서 β-세포는 인슐린을 븐비하고 α-세포는 글루카곤을 분비하여 대사를 조절한다. 인슐린은 에너지 대사 조절에 가장 중요하다. 식후 분비가 증가하고 식후 만복상태에서 일어나는 대사과정 수행을 촉진한다. 주로 골격근, 심장근 등 근육과 지방세포 간세포에 표적기간으로 작용하여 에너지 대사를 수행한다. 간과 근육에서는 글리코겐 합성을 촉진하고 근육에서는 단백질 합성을, 간과 지방조직에서는 지방 합성을 촉진한다. 글루카곤도 조절에 참여하나 공복 시에 대사를 촉진하는데 간에 작용하여 인슐린과 반대로 글리코겐을 분해하고 포도당을 새로 만들도록 자극하며 케톤체 합성을 높인다. 즉, 포도당과 케톤체 증가로 공복에 대비하게 만들고 있다. 갑상샘호르몬은 두뇌를 제외한 모든 조직에서 산소 소비를 늘리고 열 생산을 높여 대사를 촉진하는데 이를 **열 생성 효과**(ketogenic effect)라 한다. 이 작용은 에피네프린도 같아서 글리코겐과 중성 지방의 분해를 촉진하여 열 방출을 늘린다. 감정적으로 스트레스를 받았을 때 열 발생이 많아지는 것은 근육 긴장과 함께 부신수질에서 에피네프린의 분비량이 많아져서 일어나는 현상이다.

2) 신경성 조절

부신수질의 에피네프린과 각 조직의 교감신경도 대사조절을 수행한다. 에피네프린은 에너지 기질 대사에 직접 조절작용을 하고 교감신경과 함께 인슐린 분비를 억제하고 글루카곤 분비를 촉진하여 대사조절에 참여한다. 골격근에서 에피네프린은 포도당 분해를 촉진하고 간에서는 포도당 신생과정으로 혈당을 높인다. 간에서 글리코겐의 분해와 포도당 생성을 높이고 지방조직에서는 지방븐해를 촉진하는데 에피네프린이 호르몬 민감성 리파아제(hormon-sensitive lipase) 활성을 증진시켜 중성지방의 분해를 촉진하기 때문이다. 이 효소는 인슐린에 의해 활성이 억제되므로 인슐린과 에피네프린은 서로 상반된 작용을 한다. 교감신경이 활성화되면 일련의 반응을 통해 공복에 적응하도록 에너지 기질대사를 변화시킨다. 부신수질은 교감신경이 활성화되면 에피네프린 분비를 높인다. 간과 지방조직은 교감신경 활성화로 에피네프린에 의한 조절작용이 더욱 항진된다. 코르티솔은 공복상태에 필요한 대사 적응을 할 수 있게 만들고 스트레스 상태에서 코르티솔은 에너지 대사 허용작용 이상의 일을 하는데 인슐린에 길항작용으로 공복상태의 대사적 상황을 유도하고 비정상적인 코르티솔 분비는 인슐린 결핍상태와 같은 증상을 보인다. 성장호르몬은 단백질 합성을 증가시키고 신체성장을 촉진한다. 이 호르몬의 과부족은 대사에 이상을 초래할 수 있다. 성장호르몬이 지방세포에 작용하여 지방분해를 촉진하고 간에서는 포도당 신생을 높이면서 근육과 지방조직에서 인슐린 작용을 억제해 포도당이 유입되는 것을 줄인다.

3) 운동과 스트레스 상태에서의 에너지 항상성 유지

운동을 하면 골격근이 활발해지고 근섬유에서 에너지 대사가 항진된다. 근섬유는 근육세포의 다발로서, 저장된 글리코겐과 혈중 포도당을 에너지원으로 사용한다. 또 지방 조직은 저장된 중성지방의 분해로 지방산을 공급한다. 운동 강도에 따른 에너지 소비의 차이를 볼 수 있는데, 낮은 강도 운동에서는 ATP가 산화적 인산화를 거쳐 제공되므로 지방산을 기질로 이용한다. 중등 강도의 운동에서는 ATP 공급원은 에너지 기질로 포도당과 지방산이 비슷한 비율로 사용된다. 높은 강도의 운동에서는 산소를 충분히 공급하지 못하므로 세포 내 저장된 ATP의 신속한 공급을 위해 포도당을 해당과정으로 제공하므로 강도 높은 운동은 근육 글리코겐을 소진한다. 낮은 강도 운동이 지방조직의 중성지방을 줄이는 데 기여한다. 운동 지속시간에 따라서도 소비하는 에너지는 차이가 있다. 근육활동 초기는 저장된 글리코겐의 분해로서 에너지원으로 쓰지만 점차 근육 글리코겐의 양이 제한되어 지방조직의 중성지방을 사용하게 된다. 운동 개시 30분 이후에는 포도당과 지방산의 이용 비율이 비슷하지만 운동시간이 길어지면 지방산 이용이 늘어난다.

장시간의 지구력 훈련이 근육의 모세혈관 밀도와 미토콘드리아의 수를 증가시키므로 저강도와 중강도의 운동은 근육에 더 많은 산소를 공급하고 중성지방 분해에 의한 에너지 동원을 증가시킨다. 규칙적인 운동은 지방분해효소의 활성을 높이고 지방조직 분해를 통해 에너지 소비를 촉진하여 바람직한 신체조성을 가능케 한다.

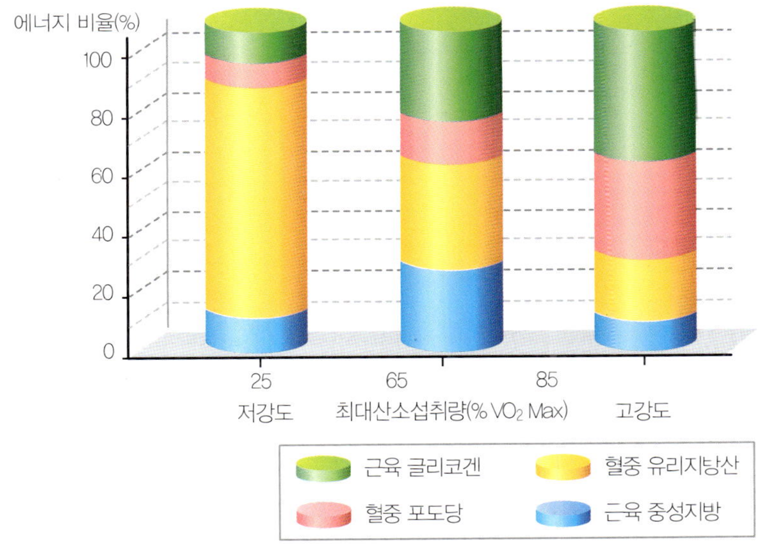

그림 10-2 운동강도에 따른 에너지 동원 비율

근육 글리코겐은 주로 에피네프린 작용으로 분해가 촉진되고 노르에피네프린도 비슷한 작용을 한다. 에피네프린과 노르에피네프린은 세포막의 포도당 운반체 수를 늘려서 포도당 유입을 증가시킨다. 간에서도 글리코겐 분해를 촉진하고 중성지방의 분해를 높이며 기타 조직에서는 포도당 사용을 억제하여 혈당농도를 유지한다.

운동종료 후에도 인체는 지방연소 시스템을 어느 정도 유지한다. 그러므로 운동 직후 완전한 휴식보다는 정리운동을 통해 에너지 대사를 증가시키도록 한다. 운동 중 증가된 산소섭취량은 운동 후 급격히 감소하지 않고 서서히 감소한다. 이러한 운동 후 초과산소 섭취량을 통하여 근육의 크레아틴인산 수준을 회복하고 젖산을 포도당으로 전환하여 혈액과 근육에 쌓인 젖산을 제거한다. 운동 동안에 증가된 에피네프린, 노르에피네프린 호르몬이 운동 직후 바로 감소되지 않기 때문에 회복 시 산소섭취량이 안정 시만큼 떨어지지 않고 높은 심박동수와 호흡수를 당분간 유지한다. 이로써 운동 후에도 지속적인 에너지 소비가 발생한다는 점을 인식하고 정리운동으로 운동 후 초과 산소섭취량을 증가시키는 것이 필요하다.

3. 에너지 균형과 체온 조절

1) 에너지 균형

음식 속의 에너지는 몸속에서 최종적으로 열로 전환된다. 신체 에너지는 섭취된 음식물에 들어 있는 에너지다. 세포들은 이 영양소 에너지를 인산결합으로 잡아두고 생물적 활동을 위해 사용되거나 음식을 섭취하지 못하는 기간에 대비하여 몸속에 저장한다. 에너지 소비는 외부의 일이나 내부의 일을 하는 데 사용한다.

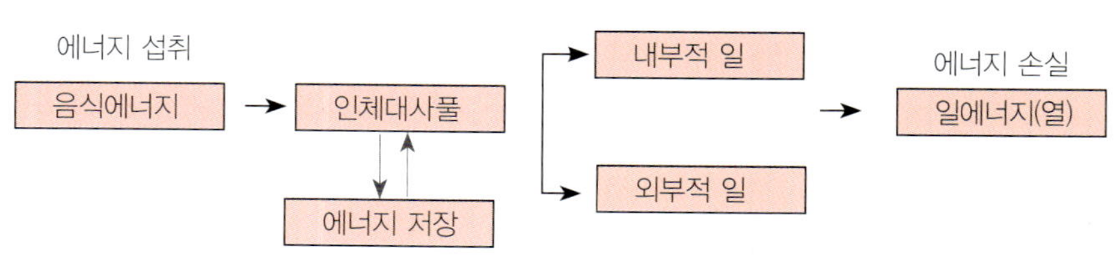

그림 10-3 에너지 입력과 출력

에너지 섭취량과 에너지 사용량이 같을 때 일정한 체중을 유지한다. 성인은 비교적 오랜 기간 일정체중을 유지하는데 이는 에너지의 섭취와 소비 사이에 균형을 유지하기 위한 체내의 항상성 기전이 몸 안에 있다는 것이며, 신체활동량은 수의적으로 조절할 수 있고 내부 일과 열 생산의 변화 기전은 총 에너지 균형보다는 체온조절을 목적으로 하고 있다.

음식의 섭취는 시상하부에 있는 한 쌍의 식욕조절중추에서 조절한다. 시상하부에는 외측에 한 쌍의 섭식중추(feeding center)와 복내측에 다른 쌍의 포만중추(satiety center)가 있다. 식욕을 담당하는 세포는 자극을 통해 허기짐을 느끼게 하고 과식을 유도한다. 포만감(satiety)이나 이미 충분히 먹었다는 느낌을 전달한다. 실제는 좀더 복잡한 시스템이 포만과 섭식을 조절하는데 이 내용을 그림으로 표현하면 그림 10-4와 같다.

에너지의 입력과 출력 그리고 에너지 양을 알아주는 칼로리 수용체는 없다. 그럼에도 에너지상태를 알려주는 혈액의 화학인자들이 음식조절에 기여한다. 그래서 음식섭취는 한두 가지 신호에 의존하지 않고 신체의 에너지상태에 관한 정보의 통합결과이다. 신체의 에너지는 항상성, 즉 에너지 균형은 세심하게 조절되는 편이다. 지방세포는 지방 저장 장소로서 에너지 항상성에 기여하고 렙틴을 분비한다. 시상하부는 렙틴작용의 부위로서 렙틴수용체가 있다. 음식섭취를 줄이는 식욕억제기능을 담당하고 대사율을 높이고 에너지 소비를 늘린다. 시상하부는 뉴로펩티드라는 식욕자극제를 분비하고 에너지 소비를 낮추고 대사율 감소를 유도하는 상반된 작용을 하는 물질과 함께 균형 작용을 유지한다. 시상하부 안쪽에는 오렉신으로 알려진 뉴로펩티드가 있다. 이는 음식섭취를 강력히 자극한다. 위저에서 분비되는 호르몬인 그렐린은 단식이나 공복상태에서 많이 분비된다. 그렐린의 분비는 위의 팽창이나 수축 및 에너지원의 흡수에 의해 조절되는 것으로 보인다. 위장관의 팽창 정도와 혈중 포도당이나 인슐린 분비 정도는 포만감에 영향을 미치며 콜레시스토키닌은 식사량 조절의 포만감 신호를 제공한다. 이런 신체내적 조건 외에도 먹는 습관은 사회적 관례와 관습에 영향을 받으며 먹는 기쁨이 식품섭취에 더욱 강화요인이 된다. 스트레스나 걱정은 포만감에 큰 영향을 미침도 우리는 느낄 수 있다. 실제 비만은 몸에서 연소되는 것보다 많은 칼로리가 섭취되었을 때 일어난다. 과도한 에너지는 지방조직에서 중성지방으로 저장된다. 이 과정에 렙틴 신호체계의 장애와 운동부족 및 유전적 경향도 연구대상이 되고 있다.

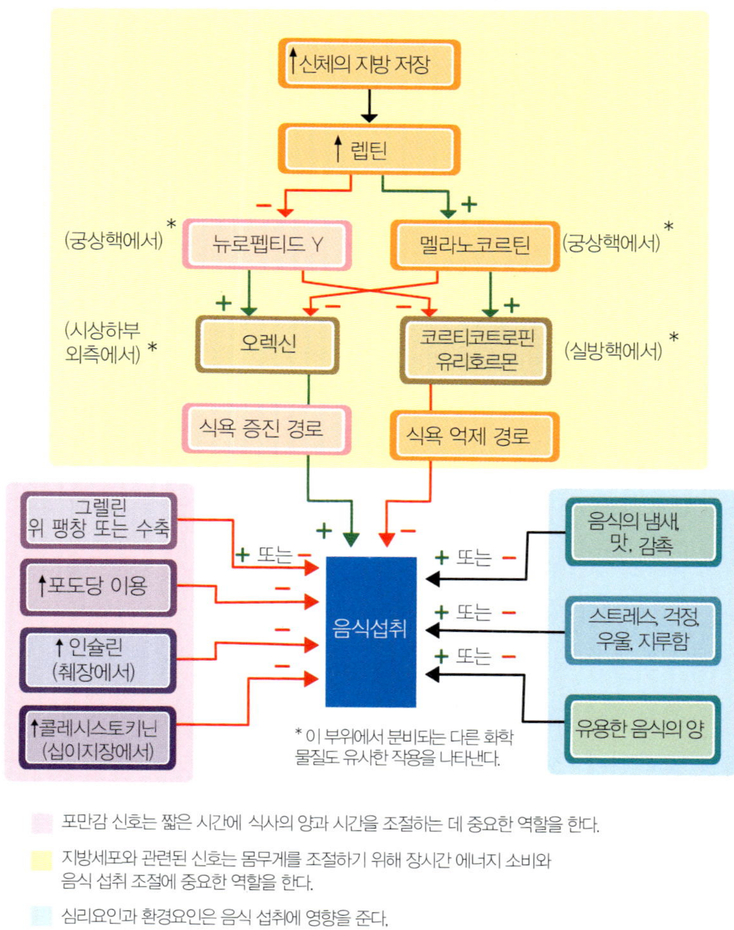

그림 10-4 음식섭취의 영향 요인

2) 체온 조절

사람은 체온보다 낮은 온도의 환경에서 살고 있어 끊임없이 열을 생성하여 체온 유지를 돕는다. 체온 증가는 세포의 화학적 반응을 높이고 체온 저하는 반응을 느리게 한다. 내부체온의 변동에 반응하기 때문에 최적 온도를 유지하여 세포 대사를 안정된 상태로 진행한다.

정상체온은 37℃ 내외로 인식되어 왔다. 하루에도 약간의 변동은 있으며 조직 부위에 따라 차이가 있으나 내부 핵심에서의 온도(중심체온, core temperature)는 비교적 일정하다. 중심체온이 변화하는 시기는 하루 중에서 아침이 낮으며 여성의 월경주기에 따라 배란기 이후 0.5도 정도 더 높음을 확인할 수 있다. 중심체온의 증가는 운동이다.

체내에서 생산되는 열은 중심체온의 유지에 중요한 요소이다. 중심체온이 떨어지면 골격근의 수축활동이 불수의적으로 증가하는 '떨림'이 나타난다. 떨림은 내적인 일로서 소비되는 에너지는 거의 열로 발산된다. 이를 떨림열생산(shivering thermogenesis)이라 한다. 열 생산을 위한 수의적 근육활동으로 열을 생산하기도 하지만 적극적인 신체활동으로 열 생산을 늘릴 수 있다. 반대로 중심체온이 올라가면 열 생산이 줄어든다. 기본적인 불수의적 근수축이 억제되고 수의적인 근육 활동도 감소한다. 열 생산이 줄어도 중심체온이 올라간 상태면 세포 내 반응속도가 빨라져서 소모되는 ATP도 증가한다.

4. 체중 조절

건강한 체중이란 외모뿐만 아니라 몸과 마음의 건강을 지켜주는 요소이다. 건강 체중을 지속하려는 노력은 끊임없이 이루어져 왔다. 이는 적절한 식생활과 운동을 일상생활로 받아들여 지속적으로 노력해야 얻을 수 있는 성과이다. 잘못된

체중 인식은 오히려 몸과 마음의 건강을 해치게 된다.

1) 과체중과 비만

과체중(overweight)은 체지방이 정상 이상으로 과다한 상태를 말하고, **비만**(obesity)은 극단적인 과체중 상태를 의미한다. 비만이나 과체중을 판정하는 데 키와 몸무게로 간단히 계산할 수 있는 **체질량지수**(body mass index: 몸무게 kg을 키 m^2으로 나눈 값)를 널리 사용한다. 인구집단마다 지표와 질병 발생 위험 간 상관을 기초하여 결정하는데 동양인은 23~25를 과체중으로, 25 이상을 비만으로 판정한다.

체지방량을 근거로 비만을 판정하는 경우 체지방 측정은 **생체 전기저항 측정법**이 빠른 방법이다. 물과 나트륨 같은 이온은 전기를 전하고 지방조직은 수분과 전해질이 적어 전기 흐름에 저항하는 원리를 이용하여 체지방의 비율을 알아본다. 일반적으로 이용하는 방법은 켈리퍼를 이용하여 피하지방 두께를 측정하여 체지방 비율을 알아보는 방법이다. 남성은 체지방 25% 이상, 여성은 30% 이상일 때 비만으로 분류한다.

과체중과 비만의 원인은 근본적으로 에너지의 섭취와 소비의 불균형에서 온다. 에너지 섭취는 증가하지만 소비는 감소하여 에너지 균형이 양으로 되어 일어난다고 보지만 다른 여러 요인도 작용하는 것으로 보인다.

① 비만 소인으로서 유전자의 **절약유전자**(thrify gene)를 들고 있으며 에너지 이용효율도 관여한다. **체중고정점**(set point) 이론이나 부모자녀 비만 일치도 등이 유전적 원인을 지지하고 있다.

② 풍족한 음식은 음식 자체의 맛과 향이 좋아서 식욕을 촉진하며 음식섭취로 느끼는 만족감은 생리적 만복감보다 더 섭취하게 만든다.

③ 식사 시간, 식사 횟수, 식사 속도와 고지방 음식의 과다섭취, 설탕이 많이 함유된 음식이나 식이섬유소의 부족은 비만의 원인이 되는 식행동으로 지목된다.

④ 운동부족 상태에서는 음식섭취가 줄지 않으면 양의 에너지 균형이 일어나게 된다. 활동량이 적으면 활동에 의한 에너지 소비가 적고 인슐린 저항성을 가져와 체지방 합성을 촉진하며, 기초대사량이 저하되고 지방합성관련 효소가 활성화되어 체지방 분해 호르몬의 분비를 막는다. 산업화된 사회환경은 직장과 가정에서의 노동량을 줄이고 전반적인 활동량을 줄이는 데 기여한다.

⑤ 내분비계의 이상이나 시상하부 질환은 드물지만 비만의 원인이 되기도 한다. 대사에 영향을 주는 갑상샘기능 저하증은 대사속도가 전반적으로 느려져 기초대사가 낮아지고 체지방이 축적되고 부종이 발생한다. 뇌하수체 기능 이상은 부신피질 자극호르몬 분비를 촉진하고 부신피질을 자극하여 과다한 코티솔 분비로 인하여 몸의 중심부에 지방세포가 증식하게 만든다. 고인슐린 혈증은 인슐린 과다분비로 체지방 합성이 증가된다. 폐경으로 인한 에스트로겐의 감소는 피하지방 합성을 촉진하며, 연령 증가에 따라 성장호르몬 분비가 감소하여 복부지방이 증가한다.

⑥ 관절염 천식 등 만성 면역질환의 치료제는 스테로이드 제제가 많아 식욕 항진으로 비만이 유발되고, 항우울제나 항불안제 등 약물도 체중 증가를 가져오는 원인이 된다.

⑦ 심리적 원인으로서 스트레스, 긴장, 불안, 고독, 우울 등은 과식, 폭식, 탐식을 유도하여 비만을 가져올 수 있다. 자녀에 대한 지나친 애정도 자녀를 비만으로 만들 수 있다. 자녀의 우수 행동에 음식으로 보상해주는 경우는 피해야 한다.

2) 체중 감량

건강한 체중을 유지하는 것은 에너지 균형 상태를 유지하면서 섭취와 소비 에너지의 조절로서 체중조절이 이루어진다. 과체중이나 비만일 경우 에너지 섭취량을 소비량보다 줄이고 에너지 소비량을 늘림으로써 전반적으로 음의 에너지 균형을 유지하면 체지방과 체중이 감소하게 된다.

우리 몸은 섭취에너지 감소와 소비에너지 증가로 체중이 감소하면 에너지 섭취 기능을 작동시켜서 체중을 다시 원래상태로 올리게 되는데 이는 몸 안에서 지방조직과 췌장, 간, 근육 간에 신호교환으로 식욕조절과 신경계 조절을 하도록 유도하는 에너지 항상성을 따르기 때문이다.

이러한 개인의 체중고정점(set point)은 환경 요인에 따라 변화될 수 있다. 비만인의 경우 배고픔 외에도 식욕을 만족시키고자 하는 경향이 강하고 포만감을 잘 느끼지 못해 과식하기도 한다. 식품섭취 형태에서도 액상식품은 포만감을 느끼지 못하는 경향이 있고 식사속도가 빠를수록 만복중추의 자극은 최소 20분 이상이므로 포만감을 느끼기 전에 이미 많은 음식을 섭취하게 된다.

바람직한 체중 감량은 우선 절약 대사가 체내에서 일어나는 것을 막고 지방조직의 에너지 분해를 최대로 하는 음의 에너지 균형을 유지하는 것이다.

소비에너지를 높이는 방법은 기초대사량이 떨어지지 않게 하는 방법이다. 기초대사에 영향을 미치는 요인은 체표면적이나 성별, 호르몬과 체온, 나이 등 내적·외적 요인이 있지만 단식이나 절식으로 굶게 되면 기초대사가 90% 이하로 떨어지게 되고 에너지 부족은 근육 단백질을 에너지원으로 사용하여 더욱 활동에 요구되는 근육량을 줄임으로써 기초대사는 더욱 낮아지게 된다. 이와 같이 에너지 섭취량의 감소가 신체의 대사경로를 절약하는 형태로 변화하므로 체중감량 효과를 충분히 얻을 수 없다. 이런 상태를 방지하기 위해 섭취에너지는 기초대사량 수준 이상으로 해야 하며 활발한 운동과 신체활동으로 근육의 손실을 방지하여 기초대사 수준이 낮아짐을 막는 활동대사를 높이는 것이다. 활동대사량을 올리는 것은 근육에서 소비되는 에너지로서 강도나 지속시간에 영향을 받지만 총 에너지 소비량의 15~30%에 불과하다. 그러므로 지속적인 활동 대사를 높이는 것이 체내 기능 향상과 소비에너지 상승을 이룰 수 있다. 인체가 스트레스에 노출되면 적응을 위해 소비되는 적응대사는 비자발적인 신체활동 증가로 소비되는 에너지이며 총 소비에너지의 10% 수준이지만 평상시에는 적은 양이므로 무시되기도 한다.

그러므로 이상적인 체중감량은 주 0.5kg으로 제안되고 있다. 즉, 하루 500kcal 정도의 음의 에너지 균형을 이룸이 필요하다(체지방 1kg은 7,700kcal에 해당되어 하루 500kcal 감량 섭취로써 1kg 체지방을 줄이려면 약 16일이 걸린다). 성장기에는 이보다 낮은 0.25kg/주 정도로 제안된다. 체중감량의 효율적 수행은 에너지 섭취량을 줄이고 운동을 늘리는 행동수정 방법이 동시에 이루어져야 한다.

HUMAN PHYSIOLOGY

11. 생식기계

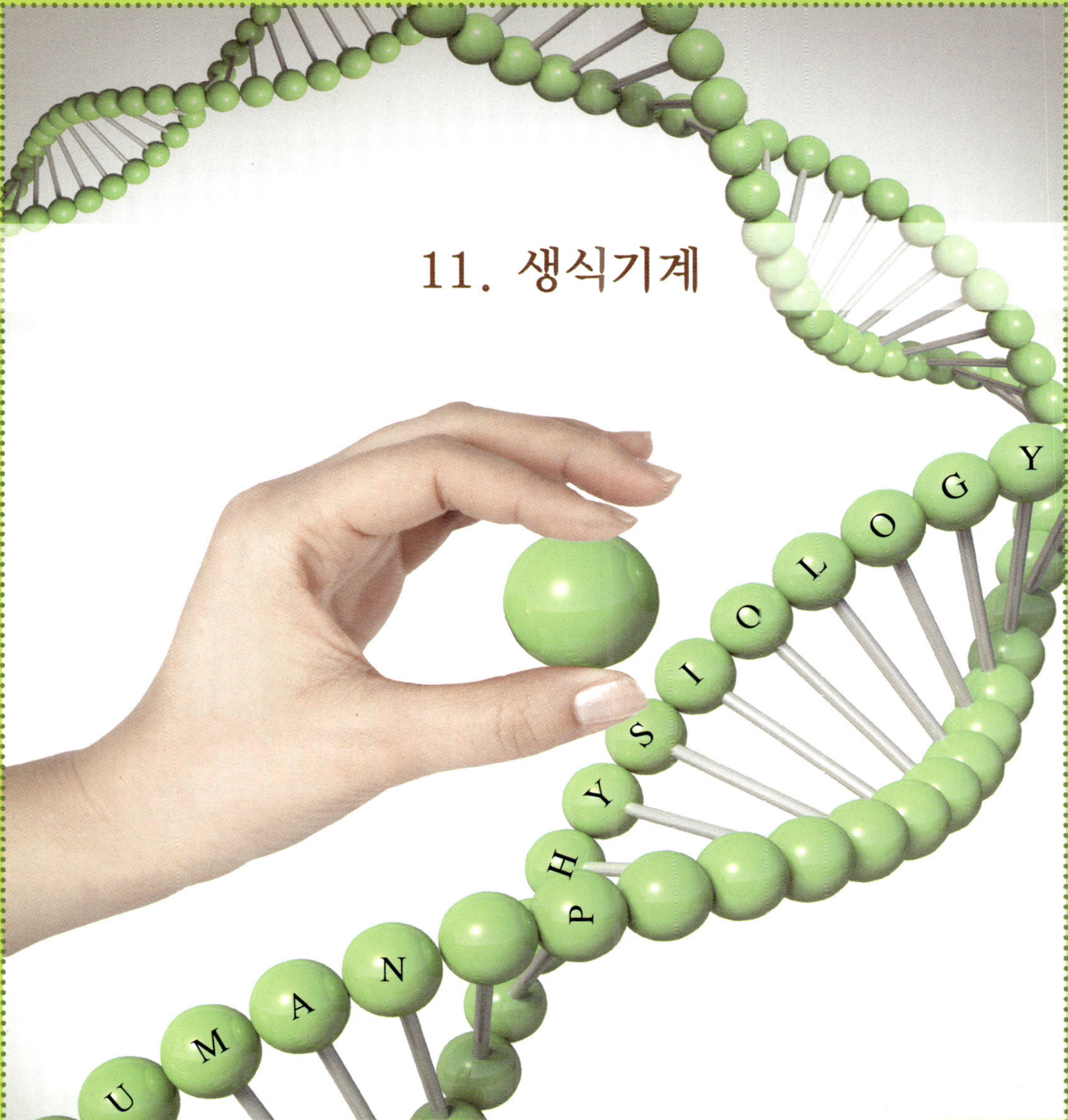

인간은 남성과 여성으로 나뉘어 정자와 난자를 생산하고 자녀를 생산할 수 있다. 두 성의 만남은 난자와 정자의 수정으로 이루어지고 임신과 분만으로 이어지면서 자녀의 출산이 성립된다.

생식(reproduction)의 처음 시작은 성의 분화이다. 첫 단계로서 유사분열에 의한 원시 생식세포가 증식하고 유사분열을 통하여 46개 염색체를 가진 세포분열 과정을 거쳐 두 번째 단계에 이른다. 이 시기는 감수분열과정으로서 염색체 교차 이후 이어지는 세포분열로 모계와 부계의 염삭분체 쌍이 두 개의 딸세포를 형성하는 과정이다.

인체 내분비 조절로서 생식계의 성장과 유지가 지속되지만 연령의 증가로 호르몬 분비 감소와 함께 생식계는 퇴화되어 점차 수태 능력을 상실한다.

성의 결정은 수정과 동시에 결정된다. 성염색체는 두 가지(X 염색체와 Y 염색체)로서 난자는 X 염색체만 공급하지만 정자는 X와 Y 염색체를 반반씩 공급함으로써 그 결합방식에 따라 XX, XY형으로 구분되며 성의 분화가 이루어진다.

생식기계의 기능은 사춘기 이후 호르몬의 자극으로 급격히 성장한다. 성선 자극 호르몬의 분비로 성 기관이 발달하고 성 기관에서는 성호르몬을 분비하여 남성은 정소에서 여성은 난소에서 각각 생식세포인 정자와 난자를 생산하고 방출한다.

성호르몬은 남성의 테스토스테론과 여성의 에스트로겐, 프로게스테론으로서, 분비를 통하여 신체적 성장, 생식기계 발달, 성의 성숙, 성적 요구와 행동을 하게 유도한다.

1. 남성의 생식기계

남성 생식기계는 두 개의 정소와 부수 생식기관으로 이루어졌다.

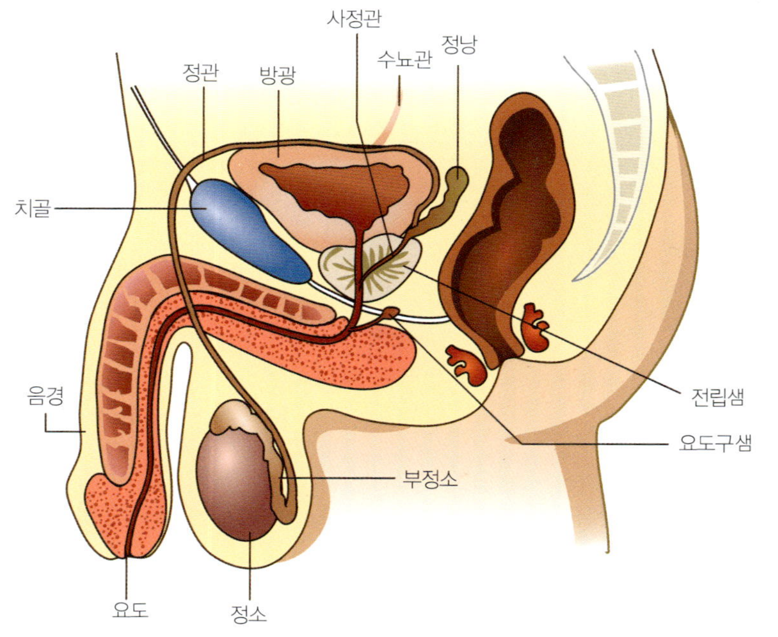

그림 11-1 남성 생식기계의 구조

1) 남성의 내생식기

(1) 정소(testes)와 부정소(epididymis)

정소는 고환이라고도 불리는 계란형 구조이다. 내부는 여러 개의 망상구조를 형성하는 정세관으로 이루어져 정자를 생성한다. 정소의 위쪽에는 부정소가 연결되어 정자를 성숙시키고 성적 자극을 통해 정자는 정관으로 이동한다.

(2) 정관(vas deferens)과 정낭(seminal vesicle)

부정소에서 시작된 정관은 방광 위를 거쳐 전립샘을 통과하면서 정낭에서 생산된 정액과 합하여 사정관을 형성하여 사정할 때 요도를 거치게 된다.

정낭은 방광 아래 위치하여 정액의 60%를 생산하고 여기 포함된 성분들은 정자의 영양공급과 운동을 활성화한다.

(3) 전립샘(prostate gland)과 요도구샘(bulbourethral gland) 및 요도(urethra)

전립샘과 요도구샘은 방광 아래 위치하여 사정 시 물성분을 포함한 정액을 소량 분비한다. 요도는 방광의 기저부에서 음경 끝까지 이어져 있는 부분이며 남성의 요도는 생식기계와 비뇨기계에서 동시에 사용하는 정자 통로이자 소변 통로이나 동시에 통과시키지는 않는다.

2) 남성의 외생식기

남성의 외생식기에는 음낭과 음경으로 구분할 수 있다. 음낭은 몸체와 떨어져 있어 체온보다 낮은 상태를 유지하므로 정소에서의 건강한 정자생성에 적합하다. 음경은 작은 기둥 모양이며 끝부분은 귀두이며, 주름 잡힌 포피에 싸여 있다. 안쪽의 해면성 요도가 발기성 조직으로서 혈액으로 채워지면 확장되어 발기된다.

3) 정자의 생산과 호르몬 분비

(1) 정자의 생산

정소의 **정세관**은 분화되지 않은 생식세포인 **정원세포**가 있어 사춘기 이후 분화된다. 정자생성 과정은 정원세포가 유사분열을 하는 것부터 시작되는데, 뇌하수체의 **여포 자극호르몬**(FSH)의 분비 증가로서 일차 정모세포를 형성하고, 일차 감수분열로서 이차 정모세포를 형성하고 이후 한 번 더 감수분열을 통하여 정자세포를 형성한다. 이 **정자세포**는 운동성이 없으므로 운동성을 가진 형태로서 머리, 중간부, 꼬리부분으로 분화하여 정자의 모양을 완성한다.

정자 생산 기간은 일차 정모세포에서 정자 형성에는 68일 정도 필요하지만 이후에도 미숙한 정자는 이동하는 동안 성숙되고 정관에서 사정 때까지 보관된다.

(2) 정자의 배출

정자가 몸 밖으로 이동하는 데에는 발기와 사정의 과정을 거치게 된다. 음경은 평소에 혈액의 흐름이 부족하여 늘어진 형태이나 성적 흥분이 있으면 소동맥이 확장되어 혈액의 높은 압력으로 음경이 단단해지는데 이를 **발기**라 한다. 이 반사는 생식기의 자극이나 고위 뇌중추에서 생각, 감정, 시각 또는 향기 등으로 자극이 오면 발기가 일어날 수 있다. 사정은 척수반사로서 교감신경의 자극은 평활근을 수축하여 정자와 정액이 요도를 통하여 배출되게 한다.

(3) 호르몬 분비

정소의 **간질세포**는 **테스토스테론**을 생산하는데 사춘기가 되면 뇌하수체의 여포자극호르몬(FSH)의 분비로 정세관에서 정자를 생산하도록 자극하고 **황체형성호르몬**(LH)은 간질세포를 활성화하여 이때부터 평생 꾸준히 테스토스테론을 생산한다.

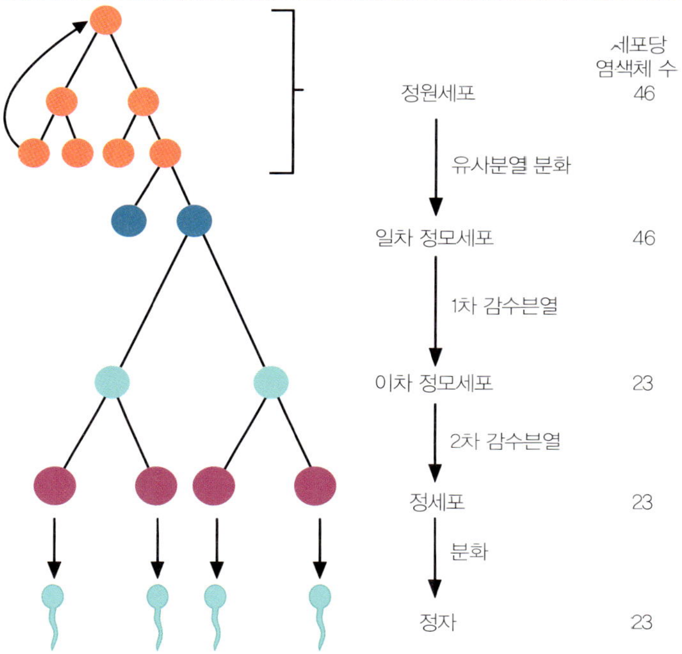

그림 11-2 정자생성 과정

남성 호르몬인 테스토스테론은 남성 생식기관을 발달시키고 정자를 생성하며 외형적인 이차 성징을 나타내도록 만든다. 기초대사율을 높이고 성장촉진 작용도 한다.

남자는 14세 이후 정소에서 호르몬의 분비가 증가되며 이로써 남성형의 체격과 성기 및 부속기관의 성숙과 작용을 원활하게 한다. 성호르몬의 부족은 남성성이 사라지고 여성적인 체형을 나타내고 골격과 근육도 크게 성장하지 못하는 현상이 생긴다.

그 밖에 남성 부속기관에서 분비되는 성 분비샘은 정낭과 전립샘 및 요도구샘으로서 각기 정액을 형성하고 정자의 생존시간을 높여주며 윤활유 구실을 하는 등 작용을 담당한다. 또한 프로스타글란딘은 정액에서 발견되었지만 다양한 조직에서 분비되어 신호전달물질로 작용한다.

2. 여성의 생식계

난소는 난자의 생성과 난모세포의 성숙 및 성숙난모세포의 배출, 여성호르몬의 합성과 분비작용을 한다. 배란 전의 난소는 난모세포의 성숙 과정이고(난포기 follicular phase), 배란 후의 기능은 내분비 기능으로서 황체호르몬(progesteron)을 분비한다(황체기, luteal phase).

1) 여성의 생식기계

여성은 남성에 비해 복잡한 구조와 특성을 가진다. 난자의 주기적인 생산과 여성호르몬의 분비에서도 주기성을 보이며 배란기와 황체기를 구분하는 대표적인 주기를 월경주기라 한다. 구조는 내생식기인 난소, 난관, 자궁, 질이 있고 외생식기와 유방이 있다.

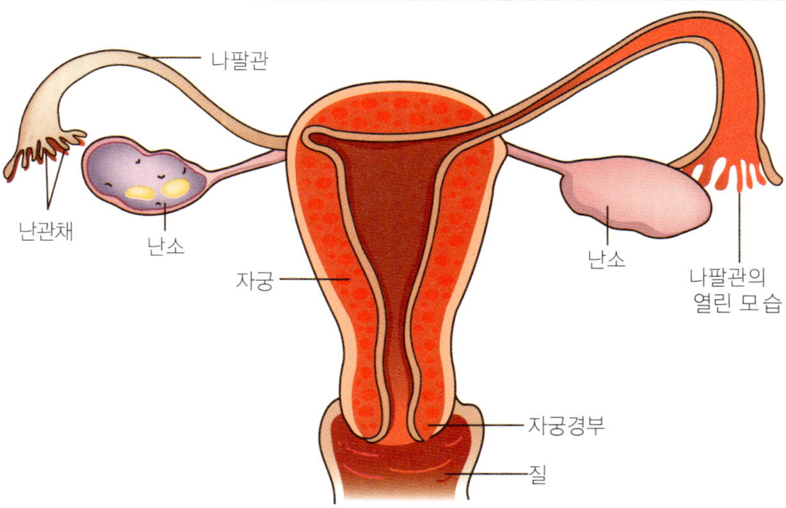

그림 11-3 여성 내생식기의 구조

(1) 여성의 내 생식기

① 난소(ovary)

난소는 자궁의 양쪽에 위치하여 길이는 약 3cm가량이다. 골반벽과 난관, 자궁과 연결된 인대로 연결되며, 외층에는 성숙란이 될 원시세포가 무수히 많이 존재한다. 난소 피질상피 아래에는 난포가 있다.

② 난관(uterine tube)

난관은 자궁체부의 윗부분의 양쪽에 난소를 향한 10cm 정도의 관이고 그 끝에는 깔때기 모양의 난관 팽대부가 있다. 방사상의 돌출된 난관채가 있으며 난소와 직접 연결되지 않는다. 난관채가 배란된 난자를 받아 난관 팽대부를 통하여 난관으로 보낸다. 난관에서 정자와 만나 수정되면 수정란이 되어 자궁으로 이동한다. 수정이 이루어지지 못하면 자궁내막이 탈락된 월경혈과 함께 몸 밖으로 배출된다.

③ 자궁(uterus)과 질(vagina)

자궁은 골반 속에 위치하여 방광과 직장 사이에 있는 주머니 모습이다. 길이는 6cm 정도이며 2/3는 근육층이고 근육에 둘러싸인 작은 공간이 자궁강(uterine cavity)이다. 자궁강의 윗부분은 난관과 통하고 아랫부분은 질을 향하고 있다. 안쪽의 자궁내막은 호르몬에 의해 두꺼워졌다가 또 수정란이 착상되지 않았을 때는 떨어짐을 반복한다.

질구에서 자궁 입구까지의 8~10cm 정도는 질이라 하며 작은 주름형태로서 점막이 덮고 있다.

(2) 여성의 외생식기

여성의 외생식기는 치구, 대음순, 소음순, 음핵, 요도구, 질구, 질전정으로 되어 있는데, 질구는 지방이 많은 둥근 치골결합 아래 위치하여 음모로 덮여 있다. 치구 앞의 대음순과 소음순은 커다란 피부주름과 그 안의 예민한 피부주름으로 구성되어 있다. 질전정은 대음순에 둘러싸여 있고, 앞쪽은 외요도구가 뒤쪽은 질구가 있다.

2) 난자의 생산(oogenesis)

출생 시에 난소(ovary)는 총 200~400만 개의 난자를 함유하고 있다고 추정한다. 즉, 신생아기에 이미 생식세포를 모두 가지고 있으나, 약 400개 정도의 일부만이 생애주기 동안 배란에 이른다.

태아 초기에는 원시 생식세포인 **난원세포(oogonia)**가 유사분열을 수행하고 수태 후 7개월경 태아 난원세포는 분열을 멈추어 더 이상 새로운 생식세포는 발생하지 않는다. 태아 시기에 난원세포는 일차 **난모세포(primary oocytes)**로 발생하는데 처

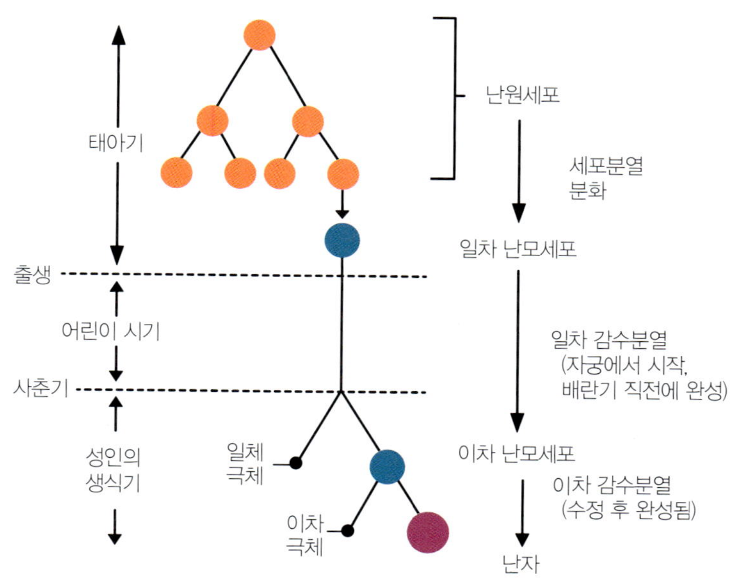

그림 11-4　난자생성(oogenesis) 과정

음 감수분열을 시작한다. 그러나 출생 후 난자는 일차 난모세포로서 46개 염색체를 가지고 있고 두 개의 염색분체를 이루어 감수분열 멈춤(meiotic arrest) 상태를 유지한다. 사춘기 이후 난소에서 새로이 활성을 시작하면 23개 염색체를 가진 딸세포를 형성한다. 그중 하나는 이차 난모세포라 불리고 다른 하나는 일차 극체를 형성하며 이미 세포 기능이 없다. 이차 난모세포는 이미 난자 크기를 이루고 있으며 염색체와 영양이 풍부한 세포질을 가지고 있다. 배란 후 이차 감수분열이 일어난다. 이는 이차 난모세포가 수정되었을 때 이루어지며 한 개의 난자와 이차 극체의 두 개로 나뉜다.

3) 난포의 성숙과 배란 및 황체형성

난소에서 난자(ovum)는 난포(follicle)라고 알려진 구조 안에 존재한다. 월경주기의 시작 시기에 난포는 난포강을 형성하여 초기 난포 중에서 10~25개 정도가 크게 발달한다. 일주일쯤 경과하면 성장한 난포들 중에서 한 개를 우세난포로 선택하여 지속적인 발달을 하고 나머지는 퇴화한다. 우세난포는 배란시기가 다가오면 난자는 멈춤상태에서 벗어나 일차 난모세포로 감수분열이 일어나고 성숙난포(일명 그라프 난포)는 커져서 난소의 표면에 부풀어 있다.

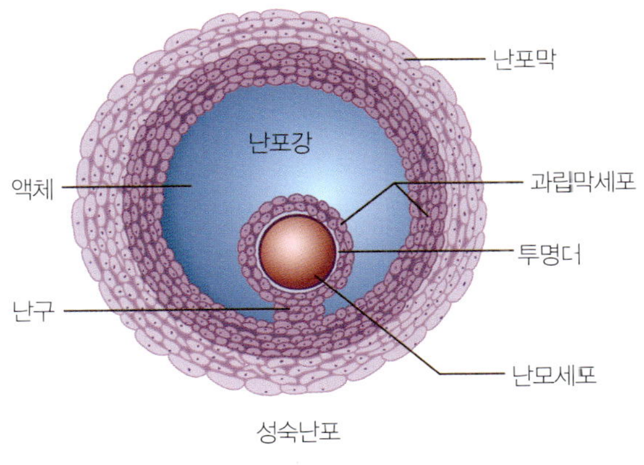

그림 11-5 성숙난포와 난모세포

이후 배란 촉진 호르몬인 뇌하수체의 황체형성호르몬(LH)의 다량 분비로 절정을 이룰 때 난자를 난소에서 내보내게 되며(배란, ovulation), 남은 공간은 분비샘 구조로 변화하여 **황체**(corpus luteum)를 이룬다. 황체는 프로게스테론 호르몬을 분비한다.

난포가 성숙하고 배란된 후 황체를 형성하고 난자의 수정이 없으면 백체(corpus albicans)로 바뀌어 호르몬을 분비하지 못하면서 새로운 난포의 형성이 시작되는 주기를 월경주기라 하며 뇌하수체 호르몬과 에스트로겐 프로게스테론의 분비로 조정된다.

4) 월경주기(menstruation cycle)

난포기와 황체기의 주기적 변화로 월경주기가 나타난다. 이는 복잡한 호르몬의 작용이며 전반부는 난포에서 분비하는 에스트로겐 작용이고 후반부는 황체의 프로게스테론 분비 작용이나 이는 뇌하수체의 FSH와 LH의 영향으로 이루어진다.

(1) 여성의 신체 호르몬과 난포의 변화

호르몬의 변화와 난소의 상태 및 난포의 발달과정을 보면 호르몬의 분비량에 영향을 받는다.

전반적인 변화는 그림 11-6에 제시하였고 변화되는 과정은 그림 11-6의 번호에 따라 표시하였다. ① 먼저 FSH와 LH 분비량이 증가한다. ② 여러 개의 난포가 커지기 시작하고 에스트로겐을 분비한다. ③ 혈장 에스트로겐이 증가한다. ④ 한 개의 우세난포가 선택되고 많은 에스트로겐을 분비한다. ⑤ 혈장의 에스트로겐이 급격히 증가한다. ⑥ 우세난포 외의 난포는 폐쇄로 소멸 과정을 거친다. 뇌하수체의 FSH 농도가 잠시 낮아지는 시기에, ⑦ 혈장은 에스트로겐 FSH의 양성 되먹임 기전으로 작용하여 양이 증가하며, ⑧ LH 폭주를 이끌어 낸다. ⑨ 난자는 첫 감수분열을 완성하고, 세포질이 성숙한다. 그동안 난포는 약간의 황체호르몬 형성으로 혈액의 에스트로겐은 감소한다. LH의 분비가 급격히 증가되면서 ⑩ 배란을 유도하여 배란이 이루어진다. 배란 이후의 공간은 황체로 차게 되며 이곳에서 황체호르몬을 분비하기 시작한다. ⑪ 혈액의 황체호르몬이 증가한다. 이와 함께 ⑫ 혈장 에스트로겐도 황체호르몬 농도 증가에 따라 증가한다. 뇌하수체는 ⑬ FSH

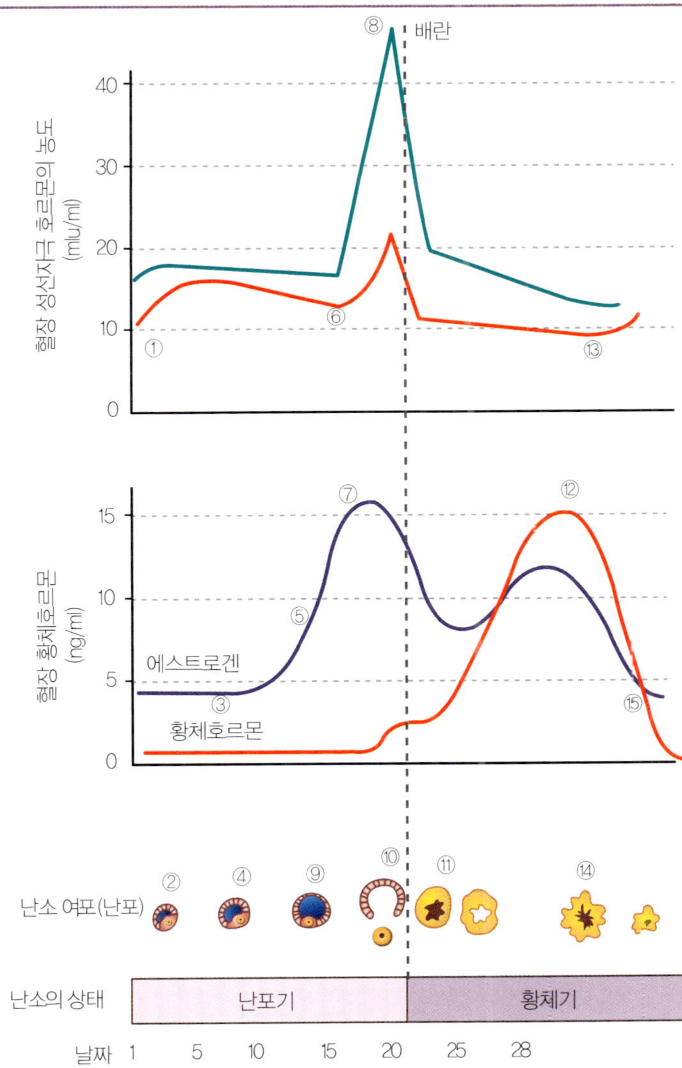

그림 11-6 월경주기 동안의 난소와 호르몬의 변화

LH의 분비를 억제하여 혈장농도는 감소한다. 수정이 이루어지지 않으면 서서히 황체가 퇴화하며, ⑭ 황체 퇴화에 따라 황체 호르몬 분비는 감소한다. 따라서 ⑮ 혈장의 에스트로겐과 황체호르몬 감소하게 되며, 이러한 현상은 뇌하수체를 자극하여 FSH와 LH의 분비가 시작되고 혈액 중 농도가 증가하면서 ①로 돌아가 새로운 월경주기가 시작된다.

(2) 여성의 자궁내막 변화

이때 자궁내막도 함께 주기적인 변화가 나타나는데 난포기에는 **증식기**(proliferative phase)를, 황체기에는 **분비기**(secretory phase)를 이루고 백체로 변화될 때는 자궁내막의 **박탈과 재생기**(desquamative and regenerative phase)를 이룬다.

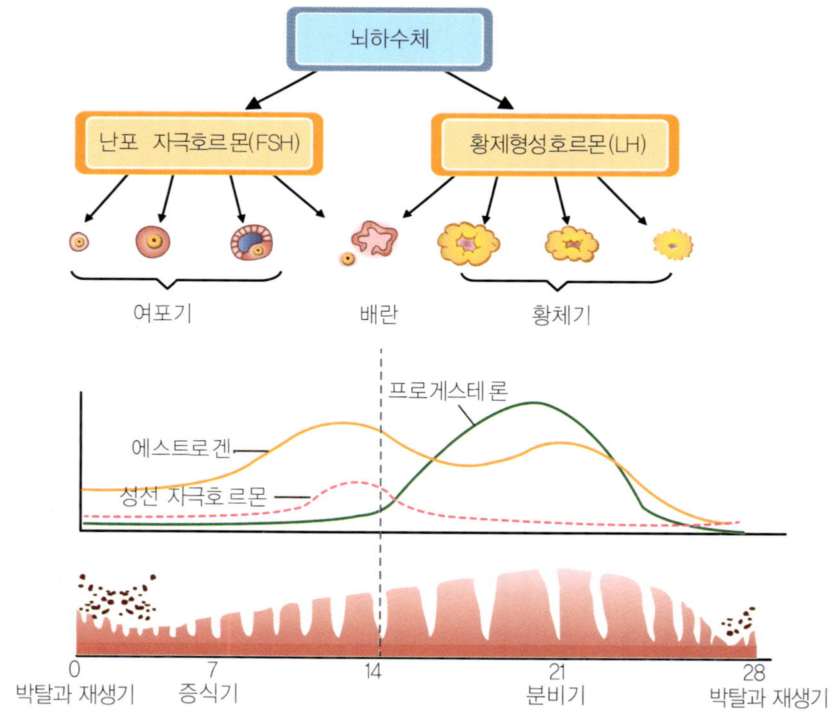

그림 11-7 호르몬 분비 변화에 따른 자궁내막의 변화

5) 임신(pregnancy)과 분만(delivery)

수정과 착상이 진행되면 황체는 계속 자라면서 프로게스테론과 에스트로겐을 분비한다. 태반을 형성하기 전까지 임신 유지에 필요한 호르몬을 생산한다. 태아의 성장은 자궁의 변화와 태반의 발달로 이루어지며 이로써 한 개의 수정란은 모체로부터 영양을 받아 태아로 성장하고 분만 과정을 거쳐 건강한 아기로 태어난다.

(1) 수정(fertilization)과 착상(implantation)

배란시기에 난자는 복강으로 배출되나 난관이 넓게 열려 있는 나팔관으로 받아들인다. 나팔관은 섬모가 있어 쉽게 난자를 받아들이고 섬모작용으로 난관 내의 이동이 이루어진다. 정자가 자궁을 거쳐 난관 부위에 올라가면 난관의 난자와 결합한다. 이 상태를 수정이라 한다. 정자는 난자 안에 들어가기 위하여 구멍을 만들고 정자의 머리가 난자의 세포질로 들어가면 정자와 난자의 핵이 서로 합하여 **수정란**(fertilized ovum)이 되고 하나의 세포로 세포분열을 계속할 수 있다. 임신가능 기간은 월경 시작일로부터 12~16일이며 자궁 안에서의 정자 생존기간인 3일과 합하여 약 8일 정도이다. 정자와 난자의 만남은 접합자를 이루어 유사분열을 계속하여 상실배를 형성하고 자궁으로 이동한다. 이는 배란 후 일주일 경과한 상태로서 증식과 분화과정을 거치면서 포배를 형성하여 자궁점막에 착상이 가능하다. 수정란이 난관에서 이동하여 자궁에 도달하면, 수정란이 분비하는 트립신이 자궁내막을 녹여 자궁상피 안으로 침투하여 매몰된 상태를 유지한다. 이 모습을 착상(implantation)이라 한다.

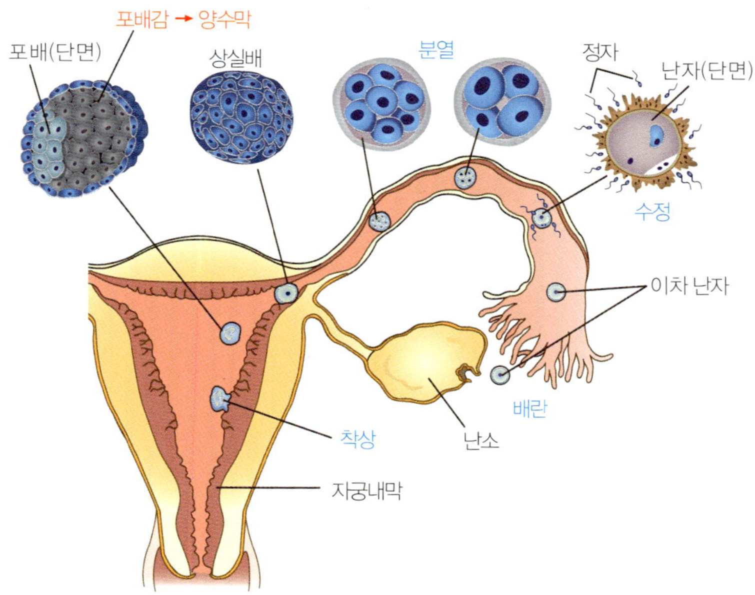

그림 11-8 수정란의 형태 변화와 이동 및 착상

(2) 임신 지속과 태아의 성장

착상 이후 임신 상태가 지속되면 유방과 자궁이 커지고 태아가 자라면서 모체는 생리적 변화를 경험한다.

① 호르몬 분비의 변화

수정란 착상 후 호르몬은 황체호르몬 분비로서 임신이 지속된다. 이후 태반이 형성되면서 태반 호르몬이 분비되어 생리적 변화를 주도하며, 임신 초기 성선 자극호르몬의 급격한 농도 증가 이후 프로게스테론과 에스트로겐의 농도는 지속적으로 증가한다. 프로게스테론과 에스트로겐의 농도 증가는 자궁내막의 증식과 태반형성, 유방 발달과 태아 성장에 관여하여 임신을 지속하도록 만든다.

② 임신기 신체 변화

자궁은 조직이 증가하고 배아 쪽에서 영양막세포가 발달하여, 이후 태반을 형성하는 근간을 만든다. 모체와 태아 사이의 자궁내막세포는 대사에너지를 공급하고 배의 성장에 필요한 원료물질을 제공하지만 임신 4개월 이후에는 태반(placenta)이 발달하여 태아의 성장 발달을 위한 영양소의 통로가 된다.

③ 태아 부속물

임신기 자궁 내에서는 태반과 함께 태아의 부속기관이 발달한다. 즉, 난막 탯줄 양막과 양수 등이다. 탯줄(umbrical cord)은 제대동맥(umbrical artery)과 제대정맥(umbrical vein)을 통해 모체와 태반 간에 혈액 이동이 있으며, 양수(amniotic fluid)는 태아를 외부 충격과 운동으로 보호하는 역할을 한다.

④ 임신기 생리적 변화

임신기간에는 모체의 생리적 변화를 경험하는데 소화기에서는 입덧현상을 보이며 임신 후반기에는 장의 이완으로 변비 위험에 노출된다. 태아가 필요로 하는 영양소와 산소를 공급하기 위해 심혈관계의 기능이 증대된다. 실제 심장은 비대해지고 심박출량이 증가한다. 혈액량도 증가하고 혈액성분에 변화가 일어난다. 또한 콩팥기능이 항진되면서 포도당 배출이나 영양소 손실과 방광염이나 신우염에 걸리기 쉽다. 그 밖에도 색소침착이나 부종, 피하지방 증가 현상이 뒤따른다. 임신기 체중 증가는 모체조직과 태아조직의 성장에 필요한 현상이며 저장된 지방조직은 수유 시 필요에 대비하기 위함이다.

(3) 분만(delivery)

분만이란 태아와 그 부속물이 모체 밖으로 완전히 배출되는 과정이다. 임신 280일 전후로 일어나며 분만의 시작 요인으로서 에스트로겐 농도를 들 수 있다. 분만 전 에스트로겐의 폭발적 증가로서 분만과 진통준비를 하게 변화시킨다. 이와 함께 옥시토신은 강력한 자궁수축제이며 진통을 유도하는 데 기여하며 시상하부와 태반에서 분비되는 **부신피질자극호르몬 방출호르몬**(CRH)은 태아의 상태를 대비하는 것으로 알려졌다. 진통은 **옥시토신**(oxytocin) 분비의 양성 되먹임으로 주기성을 가지고 자궁 수축을 지속하며 자궁근의 수축을 유도한다. 분만 과정의 경과는 다음과 같다.

① 자궁경부의 이완

자궁경부의 이완은 자궁문이 열린다고 말하는데 최대 10cm 정도 열린다. 이는 수 시간 이상 지속되는 과정이다.

② 태아 출산

자궁경부와 질을 통하여 태아가 이동한다. 산모의 의식적인 복근 수축으로 이 과정을 돕는 데 대개 1시간 정도 지속된다.

③ 태반 만출(후산)

아기의 분만 직후 자궁근을 두 번째 수축하는 반응은 태반을 이탈시키는 과정으로 30분 이내 완결된다. 이를 후산이라고도 하며 자궁근의 수축으로 혈관벽이 수축하여 지혈작용과 자궁의 회복과정으로 이어진다.

산모는 분만으로 심한 근육노동과 불안감 및 피로를 느끼게 되고 회복을 위한 노력이 필요하다. 호르몬의 변화는 산후 우울증으로 진행될 위험이 있다.

(4) 모유 분비

모유의 분비 과정은 많은 호르몬이 개입한다. 먼저 유선의 발달은 비임신 기간에 형성되어 있으며 대부분 지방조직과 기본도관으로 구성되어 있다. 유방의 크기는 지방조직의 양에 따라 달라지는 것이며 유즙분비와는 무관하다.

임신기에는 유즙 생성을 위한 유선의 분비샘 구조와 기능이 발달한다. 유즙 분비를 위한 유방은 작은 관이 그물처럼 얽혀 있어 소엽이 모여 이루어진 구조이다. 소엽은 상피세포로 둘러싼 포상세포 집단으로 모여 있는 조직이며 유즙 집합관을 거쳐 젖꼭지를 통해 밖으로 배출한다.

에스트로겐은 도관을 형성하게 하고 프로게스테론은 **포상세포**와 소엽 형성을 촉진한다. 뇌하수체에서는 프로락틴(prolactin)을 분비하고 태반에서는 **인체 융모막 유선 자극호르몬**(human chorionic somatomammotropin)을 분비하면서 유즙 생성을 필요한 조직 발달과 유즙합성에 기여한다.

분만과정에서 태반이 박출되면 태반성 프로게스테론과 에스트로겐의 수준이 갑자기 감소하게 되고 프로락틴이 많이 분비되어 모유에 분비를 시작한다. 모유분비 억제작용을 하는 프로게스테론이 완전히 감소되기까지 2~3일이 걸리게 되므로 소량의 모유만 분비하다가 영아가 젖을 빨게 되면 점차 모유 분비량이 증가하

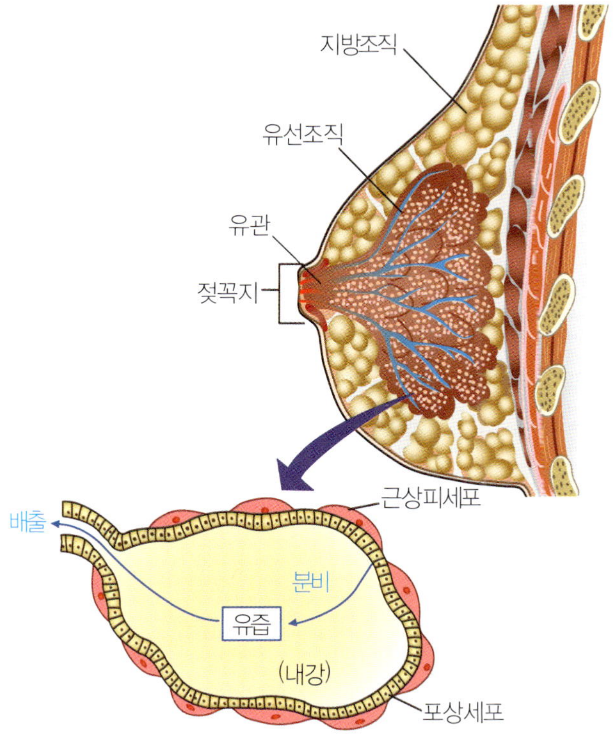

그림 11-9 유방과 모유분비샘

며 필요한 만큼 분비한다.

모유의 방출은 영아의 흡인자극으로부터 시작한다. 이 자극은 뇌 시상하부를 통해 뇌하수체 전엽으로 전달되어 프로락틴을 분비하므로 프로락틴이 모유를 분비하는 유포세포에 도달하여 모유분비세포의 성숙이 이루어진다. 또 다른 흡인자극이 뇌하수체 후엽에 전달되어 옥시토신을 분비하므로 모유 도관 주위의 근상피세포를 수축시켜 모유를 유관으로 흐르게 한다.

3. 생식의 내분비 조절

1) 남성의 내분비조절

(1) 뇌하수체와 남성의 내분비

남성의 내분비조절은 뇌하수체에서 시작한다. 정소는 뇌하수체 전엽에서 분비되는 2개의 성선 자극호르몬인 **황체형성호르몬**(LH)과 **여포 자극호르몬**(FSH)이다.

정소에는 LH와 FSH가 작용한다. 황체형성호르몬은 레이디히 세포에 작용하여 테스토스테론의 분비를 조절하여 다른 이름으로는 **간질세포 자극호르몬**(interstitial cell stimulating hormone: ICSH)이라 불린다. FSH는 정세관 중에 특히 **세르톨리 세포**에 작용하여 정자 형성을 증가시킨다. 이로써 FSH와 LH는 시상하부에서 분비하는 성선 자극호르몬 방출호르몬(GnRH)에 의해 증가한다.

정자 생성에 테스토스테론과 FSH는 세르톨리 세포에 작용하여 정자 생성에 중요한 역할을 한다. 테스토스테론은 생식세포의 유사분열과 감수분열에 관여하며 FSH는 정자세포의 이동성을 갖추는 모양 형성의 리모델링에 관여한다.

남성호르몬이 테스토스테론이고 여성호르몬이 에스트로겐으로 간주되지만 부신피질에서는 작은 양이지만 에스트로겐을 생성한다. 또한 정소에서 합성되는 테스토스테론 중 일부는 방향족화효소(aromatase)에 의해 에스트로겐으로 전환된다.

(2) 사춘기의 성선 자극호르몬 방출호르몬(GnRH) 역할

태아기에 생식기계의 남성화가 테스토스테론에 의해 이루어지지만 출생 후 사춘기 전까지 잠복기로서 분비된 작은 양의 LH, FSH는 정소의 활동을 자극하지 못한다. 이는 GnRH가 억제된 상태이다. 사춘기의 시작은 GnRH의 활성이 증가하면서 시작한다. GnRH의 활성이 높아지면 뇌하수체의 성선 자극호르몬의 분비가 증가하고 세정관(seminiferous tubule)의 성숙과 테스코스테론 분비를 자극한다. 초기에는 밤에만 분비되어 밤에 LH와 테스토스테톤은 최고치에 도달한다. 점차적인 GnRH 분비 증가는 사춘기 과정을 진행하게 한다. 이때 증가된 테스토스테론에 의해 이차 성징과 생식기 성숙이 나타난다.

사춘기의 시작 요인은 아직은 명확하지 않으나 송과산(송과선)에서 분비하는 멜라토닌(melatonine)이 주목되고 있다.

(3) 프로스타글란딘(prostaglandin)

정액에서 처음 발견된 프로스타글란딘은 전립샘에서 분비되는 물질르 간주되었으나 정낭에서 주로 분비되고 다른 생식기관에서도 분비된다. 조직에 따라 작용은 다르지만 정액에서는 정자의 이동을 촉진한다.

(4) 남성 갱년기

여성과 같이 격렬하지는 않으나 40세경 시작하여 테스토스테론 분비와 정소 기능이 느린 퇴화를 시작하는데 이는 성선 자극호르몬에 대하여 성선의 반응이 줄어든 결과로 본다. 호르몬의 감소는 성욕의 감소와 정자운동성 감스를 가져오지만 그럼에도 많은 경우 수태 능력은 지속된다.

2) 여성의 내분비조절

여성의 성선 기능은 뇌하수체 전엽에서 분비되는 FSH, LH에 의해 직접적으로 조절된다. 뇌하수체 전엽은 시상하부의 GnRH에 의해 조절되며 여성의 성선 조절은 난소주기에 따라 복잡하게 조절된다.

(1) 난포기와 난포 기능 조절

난소에서 난포가 발달하기 위하여 FSH의 자극이 필요하다. 사춘기 이후 난포의 발달을 이끌어 낼 정도의 농도가 분비되면 월경주기가 시작된다. FSH의 분비 증가는 난포 발달을 자극하고 황체호르몬과 에스트로겐 농도 감소가 뒤따른다. 이어지는 기간에 난소에서 FSH는 과립막세포에 작용하고 LH는 난포막세포에 작용한다. 에스트로겐의 분비는 난포의 두 가지 세포와 성선 자극호르몬의 합작이다.

성숙에 이른 난포 중에서 우세난포가 선정되고 우세난포는 충분한 에스트로겐을 분비하기 시작하면서 뇌하수체의 성선 자극호르몬 분비가 줄어들며 이후 배란을 위한 과정이 진행된다.

난포기 말기가 되면 혈장 에스트로겐의 농도는 하루 이틀 동안 피크가 형성되고 에스트로겐이 뇌하수체의 민감성을 높여 LH 분비를 촉진하며 LH 폭주현상이 일어난다. 이는 배란을 유도하는 일로서 배란은 월경주기의 절정이다.

(2) 황체기와 난소의 내분비 기능

LH 폭주는 배란을 유도하여 배란 후 난포에 남은 과립막 세포와 난포막 세포는 황체로 전환하게 된다. 적절한 LH는 황체 기능을 유지하게 하면서 황체호르몬을 분비하여 성선 자극호르몬의 분비를 억제하는 작용으로 설명한다. 황체호르몬은 질 상피세포의 증식을 억제하고 체온상승(0.5℃)을 가져온다. 일정기간이 지나면 황체는 퇴화하고 혈장의 황체호르몬과 에스트로겐은 감소한다.

(3) 여성에서의 안드로겐

정상 여성의 혈액에도 안드로겐이 존재하며 분비기관은 부신과 난소이다. 여성에서 안드로겐의 기능은 치모, 액모, 머리카락, 골격근의 성장을 자극한다. 그러나 과다한 안드로겐의 분비는 남성화(virilism)의 원인이 될 수 있다.

(4) 사춘기

남성보다 약간 이른 시기에 시작하는데 성선 자극호르몬 방출호르몬(GnRH)과 에스트로겐은 어린 시기에도 낮은 수준으로 분비되지만 난포의 성숙이나 월경주기는 일어나지 않는다.

사춘기의 시작은 GnRH의 분비 증가를 일으키는 뇌의 변화에서 온다. 성선 자극호르몬의 분비 증가는 난포의 발달과 에스트로겐의 분비를 자극하여 부속 성기관과 이차 성징의 변화를 이끌어 낸다.

초경(menarche)은 사춘기의 끝에 나타나는 현상이다. 지방조직 호르몬인 렙틴은 GnRH의 분비를 자극하는 것으로 알려졌으며, 사춘기의 개시는 몇 년 동안 지속적으로 느리게 성선 자극호르몬과 테스토스테론 에스트로겐의 혈장농도 증가를 말해준다.

(5) 임신기 호르몬의 변화

① 에스트로겐과 황체호르몬

임신기간을 통하여 에스트로겐과 황체호르몬의 농도는 지속적으로 증가한다. 에스트로겐은 자궁근의 성장을 자극하여 태아 분만 때 수축력을 제공한다. 황체호르몬은 자궁 수축을 억제하여 태아가 미성숙 상태로 출산되지 않게 보존한다. 황체는 태아 부분에서 분비되는 인체융모성 성선 자극호르몬(hCG) 작용으로 유지된다. 수정란이 자궁내막을 파고들어가면서 주변의 영양막 조직에서 hCG를 분비하기 시작하여 모체 순환계로 들어간다. 이 당단백질 호르몬은 LH와 유사하여 황체의 퇴화를 막고 호르몬 분비를 자극한다. 2개월 후 최고에 도달하고 빠른 감소를 이루어 3개월 이후에는 낮은 농도로 임신기 동안 지속된다. hCG의 감소로 태반은 많은 에스트로겐과 황체호르몬을 분비하기 시작한다. 황체는 3개월 후 퇴화하면서 태반의 영양막 세포는 방향족화효소의 도움으로 안드로겐은 에스트로겐으로 전환한다.

② 태반호르몬

태반은 난소와 부신피질에서 안드로겐을 공급받고 태아에서도 공급받아 방향족화효소에 의해 안드로겐은 에스트로겐으로 전환한다.

성선 자극호르몬 방출호르몬에 의해 LH, FSH의 분비는 전 임신기간 동안 태반에서 성호르몬의 분비로 낮게 억제되어 있어 임신기간 중 월경주기는 발생하지 않는다.

태반의 영양막세포는 인체 융모성 성선 자극호르몬(human chorionic gonado-tropin)과 스테로이드 생산과 함께 인체 태반 락토겐(human placental lactogen)을 분비하여 모체의 지방 이동을 자극하고 당 생성을 촉진하며 유방의 발달을 자극한다.

(6) 유즙 분비와 호르몬의 변화

임신기에는 중반기까지 유선 변화 등 유즙 분비의 능력을 갖춘다. 이후 분만 전까지 유즙 분비가 억제된 것은 에스트로겐과 프로테스테론의 영향이다. 프로락틴은 유즙 분비의 일차 자극제이다. 뇌하수체 전엽에서는 프로락틴을 분비하는데 시상하부의 도파민은 분비 억제를, 프로락틴 유리인자(PRF)는 분비 자극인자이다.

사춘기 이전에는 도파민의 억제 영향으로 프로락틴 분비는 매우 낮고 점차 분비가 증가하는데 이는 혈장 에스트로겐의 영향으로 일어난다. 임신기를 지나면서 태반에서의 분비로 높아진 에스트로겐은 분만을 통하여 에스트로겐 농도가 감소함으로써 프로락틴의 분비활동이 유방에 전달되어 영아에게 수유를 할 수 있다. 프로락틴의 폭발적 분비는 젖먹이가 빠는 자극으로 유즙 합성을 촉진하며 분비는 포상세포의 주위에 있는 근상피세포 수축으로 일어나는데, 이는 유즙배출 반사(milk ejection reflex)라 하는 반사적 유즙 분비이다.

(7) 폐경(menopause)

50세경에 여성의 월경주기는 불규칙하게 되면서 점차 멈추는데 이 멈춤을 **폐경**이라 하고 이 시기를 폐경기라 부른다.

불규칙적인 월경주기는 난소 기능 상실을 가져오며 난소는 성선 자극호르몬에 대한 반응 능력을 잃음으로써 난소의 난포와 난자는 **폐쇄**(atresia)를 통하여 기능이 사라진다.

에스트로겐의 적은 양은 이후에도 혈액에 존재하는데 이는 부신 안드로겐이 에스트로겐으로 방향족화효소에 의해 합성되는 것이다. 그 양이 매우 적어 조직은 위축되고 에스트로겐의 역할 중 하나인 뼈의 보호 기능이 줄어들어 골질이 감소하는 **골다공증**(osteoporosis)의 위험에 놓인다. 골다공증 진행과 같은 폐경 관련 증상들은 에스트로겐 투여로 줄일 수 있다.

이에 대하여 위험 여부에 대한 논란이 있으나 자궁내막암의 위험 증가는 에스트로겐과 함께 황체호르몬 제제를 투여하여 줄일 수 있다고 하며 유방암의 위험을 예방하는 영향력은 없다고 한다. 호르몬 대체요법에 대한 열망은 새로운 약제를 개발하고 있는데 이를 전체적으로 **선택적 에스트로겐 수용체 조절물질**(selective estrogen receptor modulators: SERMs)이라 부른다. 이는 일부 조직에서 에스트로겐 수용체를 활성화시켜서 골다공증을 막아주고 심근경색 등 질환에 효과가 있다고 한다.

HUMAN PHYSIOLOGY

참고문헌

강남이 · 권순영 · 김경민 · 김순미 · 이정희 · 정혜경 · 조미숙 · 최미숙(2007). 생리학컬러링북. 서울: 파워북.

강남이 · 권순형 · 김경민 · 김순미 · 정혜경 · 조미숙(2015). 뉴 영양생리학. 서울: 지구문화사.

강신성 · 안태인 · 강봉균 · 권정숙 · 김명순 · 김상훈 · 김연정 · 김옥용 · 김은희 · 민철기 민혜선 · 백상기 · 백은주 · 유병제 · 이명숙 · 이상대 · 이승교 · 이연숙 · 이정범 · 장남수 · 전혜경 · 정종문 · 조여원 · 최명숙 · 한상숙 · 황은희 역(2008). Vander's 인체생리학(제10판). 서울: 지코사이언스.

Etsuro Tanaka, 만화로 쉽게 배우는 기초생리학, 김소라-역(2019)서울 : ㈜도서출판 성안당

가와모토 히로시, 만화로 쉽게 배우는 면역학, 김선숙-역(2019), 서울 : ㈜도서출판 성안당

김선효 · 이옥희 · 이현숙 · 조준용(2007). 체중관리를 위한 영양과 운동. 서울: 파워북.

가와모토 히로시, 만화로 쉽게 배우는 면역학, 김선숙-역(2019), 서울 : ㈜도서출판 성안당

김창임 · 오성천 · 한진숙 · 김숙희(2017). 인체생리학(개정판). 서울: 도서출판 효일.

민혜선 · 장경자 · 권오란 · 이선영 · 이홍미 · 김현아(2013). 인체생리학(제2판). 경기: 양서원.

Stuart Ira Fox(2019), Human Physiology(15th ED.). 박인국 역(2020)서울 : 라이프사이어스

백은주 · 이수환 · 한희철 · 우현구 역(2013). 기본적인 인체생리학. 서울: 라이프사이언스.

세포분자면역학 교재연구회(2016). 세포 · 분자 면역학. 서울: 도서출판 효일.

윤호 · 박경환 · 이동현 · 김호정 · 박대균 · 김지희 · 정원석 · 강동원 · 예병일 · 이영일 · 윤영욱 · 장인엽 · 손현준 · 한장희 · 김대중 · 박정현(2011). 핵심해부생리학. 서울: 바이오사이언스.

이경영 · 신윤아(2012). 다이어트 운동생리학. 서울: 파워북.

이연숙 · 구재옥 · 임현숙 · 강영희 · 권종숙(2009). 이해하기 쉬운 인체생리학. 서울: 파워북.

이연숙 · 구재옥 · 임현숙 · 강영희 · 권종숙(2019). 이해하기 쉬운 인치생리학(개정 3쇄). 서울: 파워북.

이영돈 · 백은주 · 이수환(2007). 해부생리학. 서울: 라이프사이언스.

이종호, 김은미, 박유경, 박은주, 성미경, 손정민, 신동엽, 신민정, 이홍미, 한성림(2013),

임상영양치료를 위한 병태생리학박인국, 서울 : 교문사

전형주·이승림·최현숙·황혜정·도민희·박유신·권순형(2017). 식사요법. 서울: 도서출판 효일.

정은희·이승교·원향례 공역(2016). 영양학 실용과 실천. 서울: 바이오사이언스.

최명애·김주현·박미정·최스미·이경숙(2004). 생리학(제4판). 서울: 현문사.

황진아·고인송·김수연·박덩화·심유진·정은정·전혜연·황혜진(2017)). 재미있는 인체생리학. 서울: 수학사.

Albert L. Lehninger, David L. Nelson, Michael M. Cox.(1993). *Principles of biochemistry*(2nd ED.). NY: Worth Publishers.

David Moffett & Stacia Moffett(1993). *Charles Schauf. Human physiology*(2nd ED.). MIssouri: Mosby-Year Book, Inc.

박인국(2020), 생리학(제 15판), 서울 : 라이프사이어스

Robert K. Clark(2005). *Anatomy and physiology understanding the human body*. 이영돈, 백은주, 이수환 역(2007). 서울: 라이프사이언스.

Frederic H. Martini et. al.(2004). *Fundamentals of Anatomy & physiology*(6th ED.). CA: Pearson Education, Inc.

Campbell, Neil A., Reece. Jane B., & Eric J. Simon(2007). *Essential biology with physiology*. 고상균 역(2006). 서울: 월드사이언스.

저 자 소 개

박 영 현 순천향대학교 식품영양학과 명예교수

김 미 지 대구보건대학교 반려동물보건관리과 교수

김 정 연 서정대학교 식품영양과 교수

이 승 교 수원대학교 식품영양학과 명예교수

이 승 림 상지대학교 식품영양학과 교수

한 인 화 충남대학교 식품영양학과 교수

2판

인체생리학

초 판 1쇄 발행 2017년 8월 25일
제2판 1쇄 발행 2022년 2월 25일

지 은 이 | 박영현 · 김미지 · 김정연 · 이승교 · 이승림 · 한인화
펴 낸 이 | 김기섭
책임편집 | 이윤미 · 이현남
펴 낸 곳 | 창지사 www.changjisa.com
08589 서울시 금천구 가산디지털 1로 83 파트너스타워 1차 9층
전화(02) 719-2211~3
팩스(02) 701-9386
등 록 | 1977년 4월 28일 · 제1-421호

ISBN 978-89-426-1506-3 (93510)

값 19,000원